哆啦A夢科學任意門

DORAEMON SCIENCE WORLD special

無敵點心製造機

哆啦A夢科學任意門special

無敵點心製造機

目錄

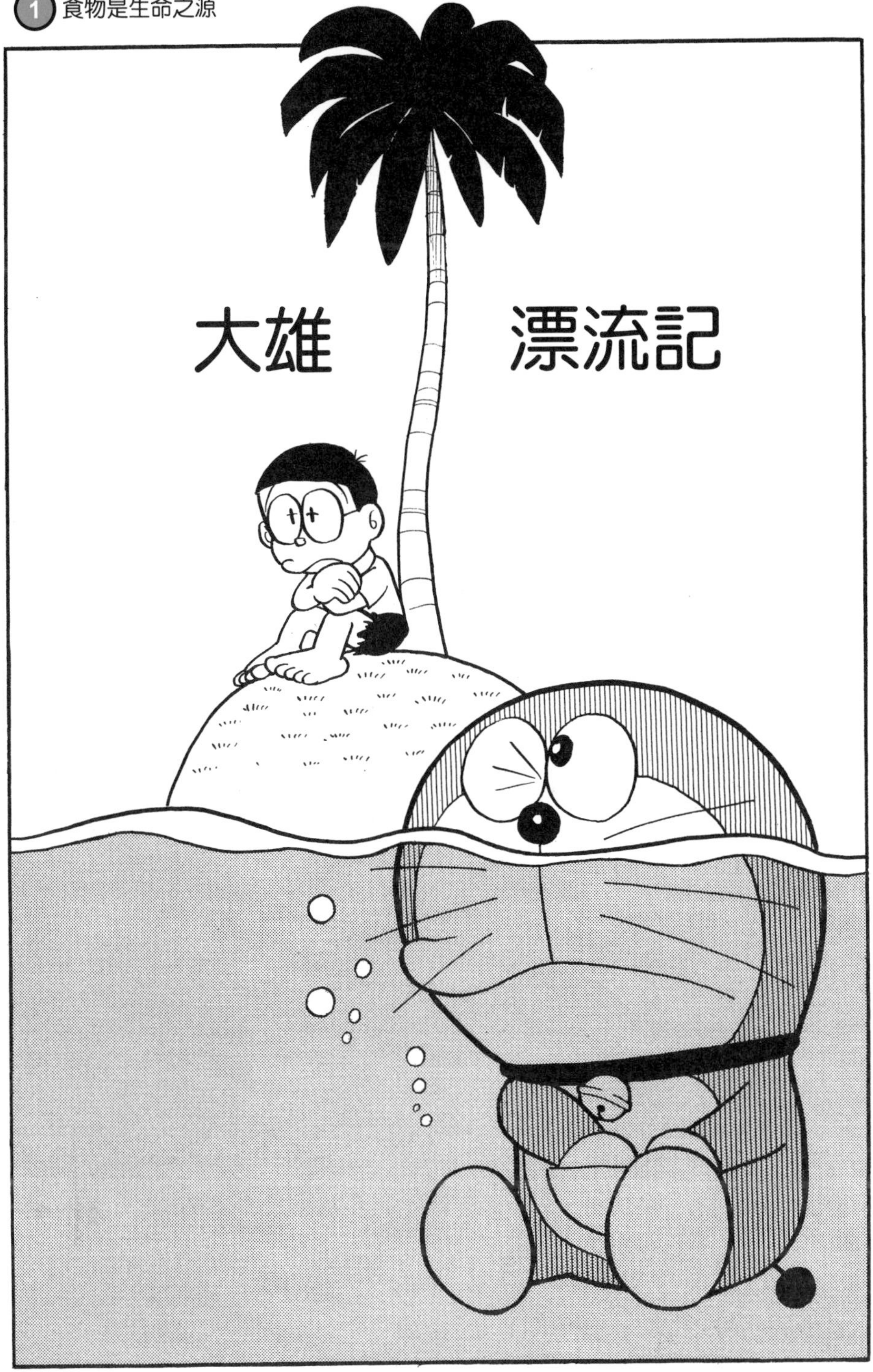
大雄 漂流記

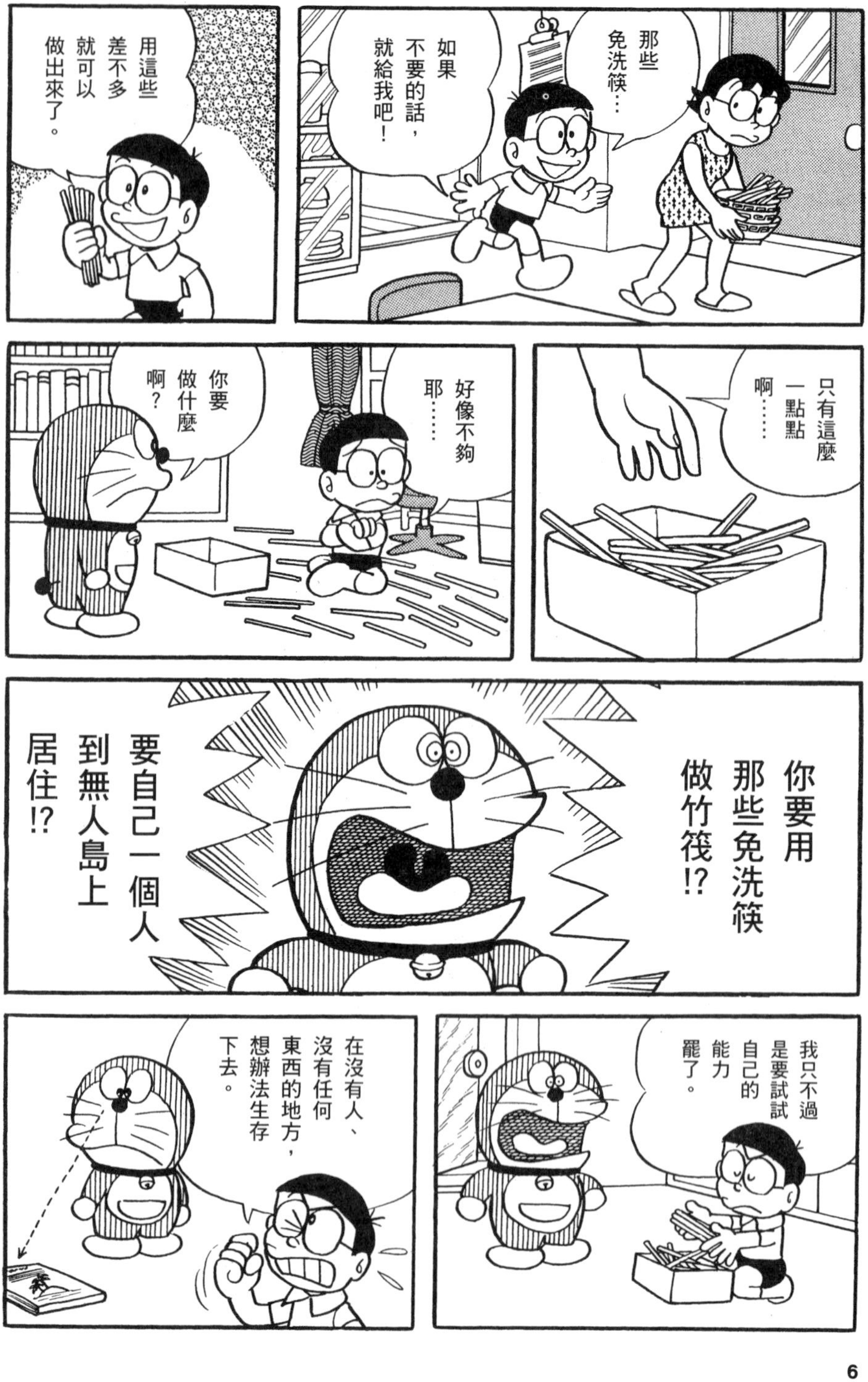
那些免洗筷…
如果不要的話，就給我吧！
用這些差不多就可以做出來了。
只有這麼一點點啊……
好像不夠耶……
你要做什麼啊？
你要用那些免洗筷做竹筏!?
要自己一個人到無人島上居住!?
我只不過是要試試自己的能力罷了。
在沒有人、沒有任何東西的地方，想辦法生存下去。

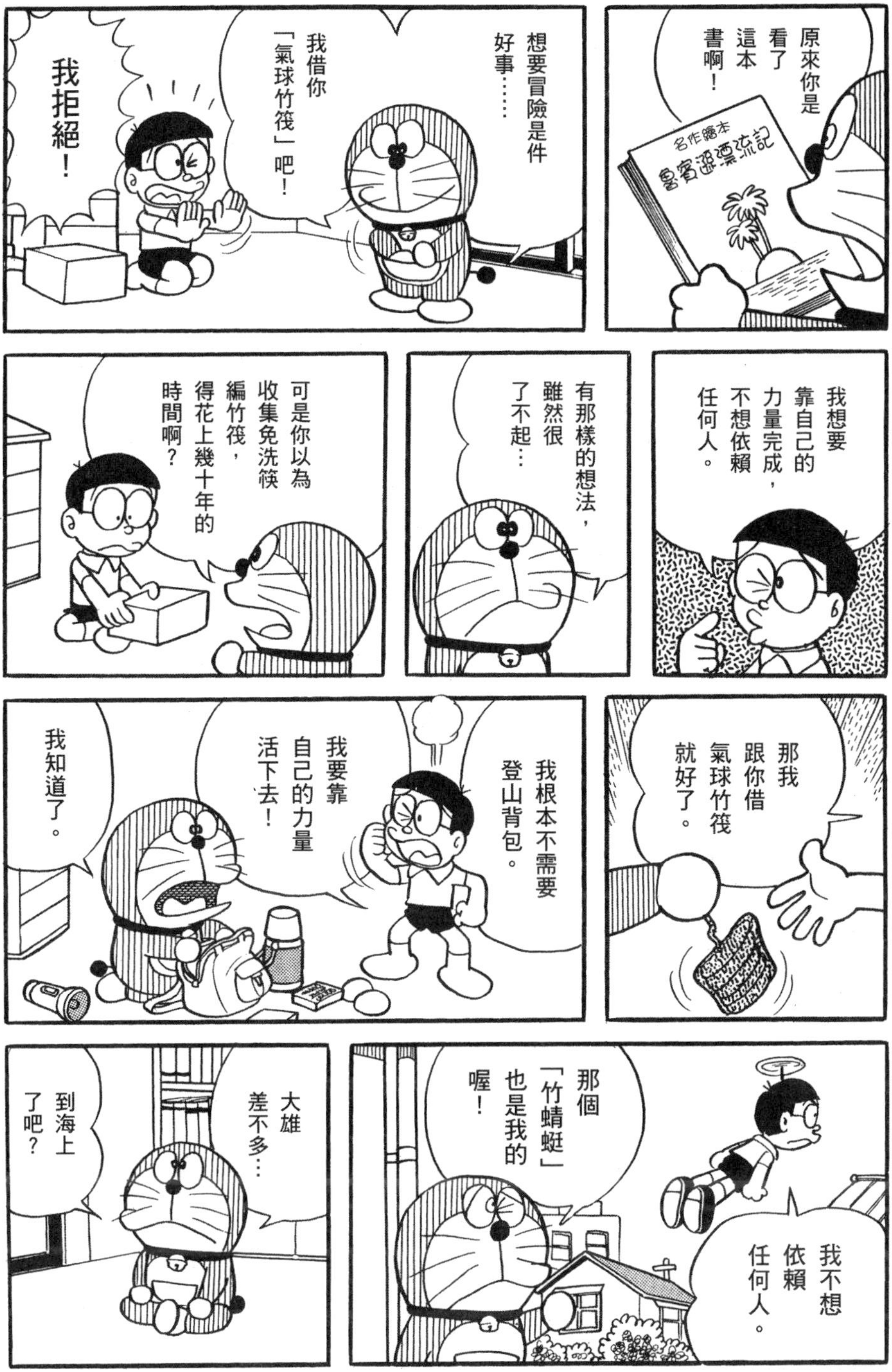
原來你是看了這本書啊！
名作繪本 魯賓遜漂流記
想要冒險是件好事……
我借你「氣球竹筏」吧！
我拒絕！
我想要靠自己的力量完成，不想依賴任何人。
有那樣的想法，雖然很了不起…
可是你以為收集免洗筷編竹筏，得花上幾十年的時間啊？
那我跟你借氣球竹筏就好了。
我根本不需要登山背包。
我要靠自己的力量活下去！
我知道了。
我不想依賴任何人。
那個「竹蜻蜓」也是我的喔！
大雄差不多…
到海上了吧？

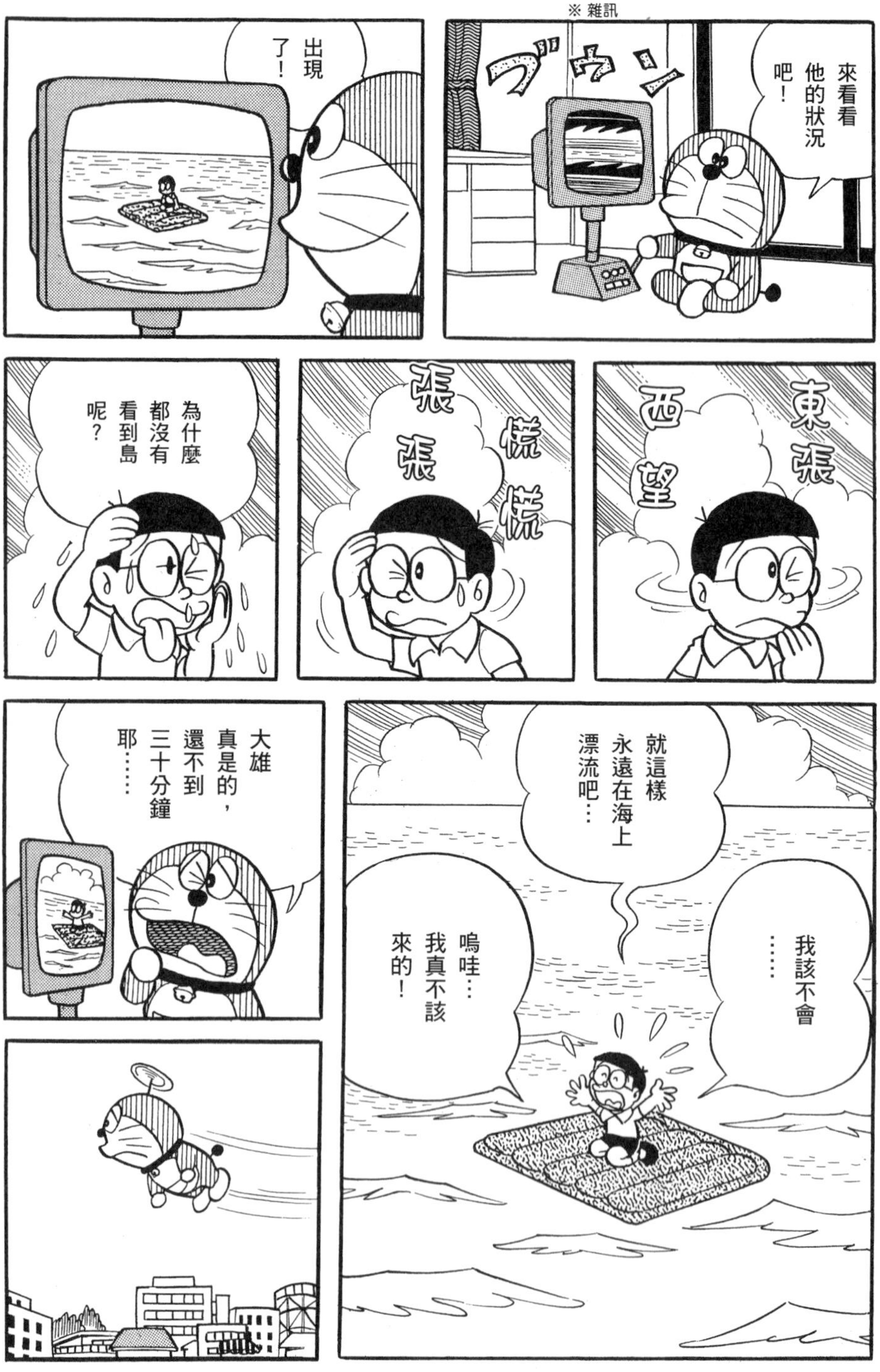
※雜訊
ヴゥン
來看看他的狀況吧！
出現了！
東張西望
慌慌張張
為什麼都沒有看到島呢？
我該不會……
就這樣永遠在海上漂流吧……
嗚哇……我真不該來的！
大雄真是的，還不到三十分鐘耶……

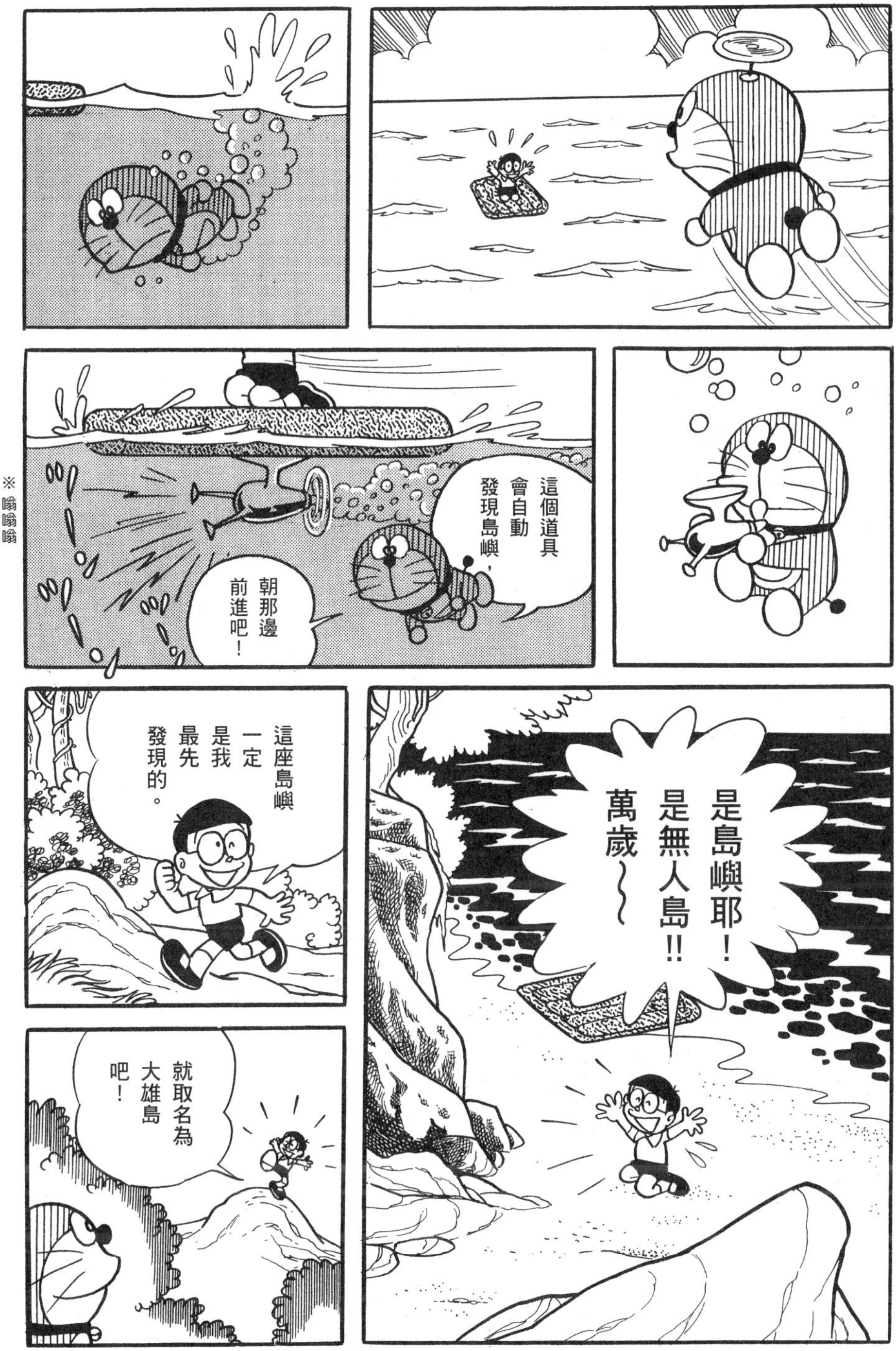
※嗡嗡嗡
這個道具會自動發現島嶼，
朝那邊前進吧！
是島嶼耶！是無人島!!萬歲～～
這座島嶼一定是我最先發現的。
就取名為大雄島吧！

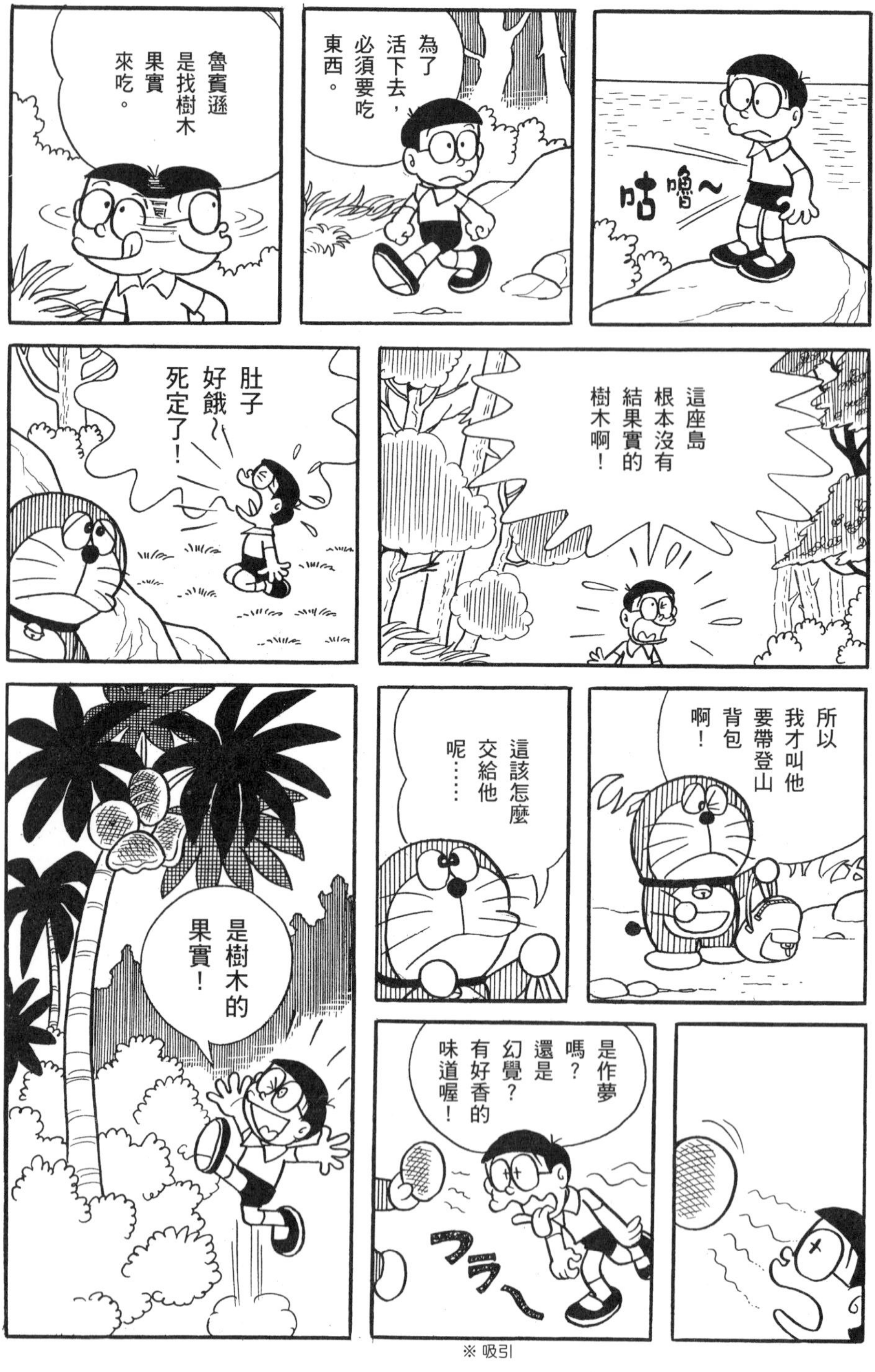
咕嚕～
為了活下去，必須要吃東西。
魯賓遜是找樹木果實來吃。
這座島根本沒有結果實的樹木啊！
肚子好餓～死定了！
所以我才叫他要帶登山背包啊！
這該怎麼交給他呢……
是樹木的果實！
是作夢嗎？還是幻覺？有好香的味道喔！
フラ～

※吸引

※ 嘩啦

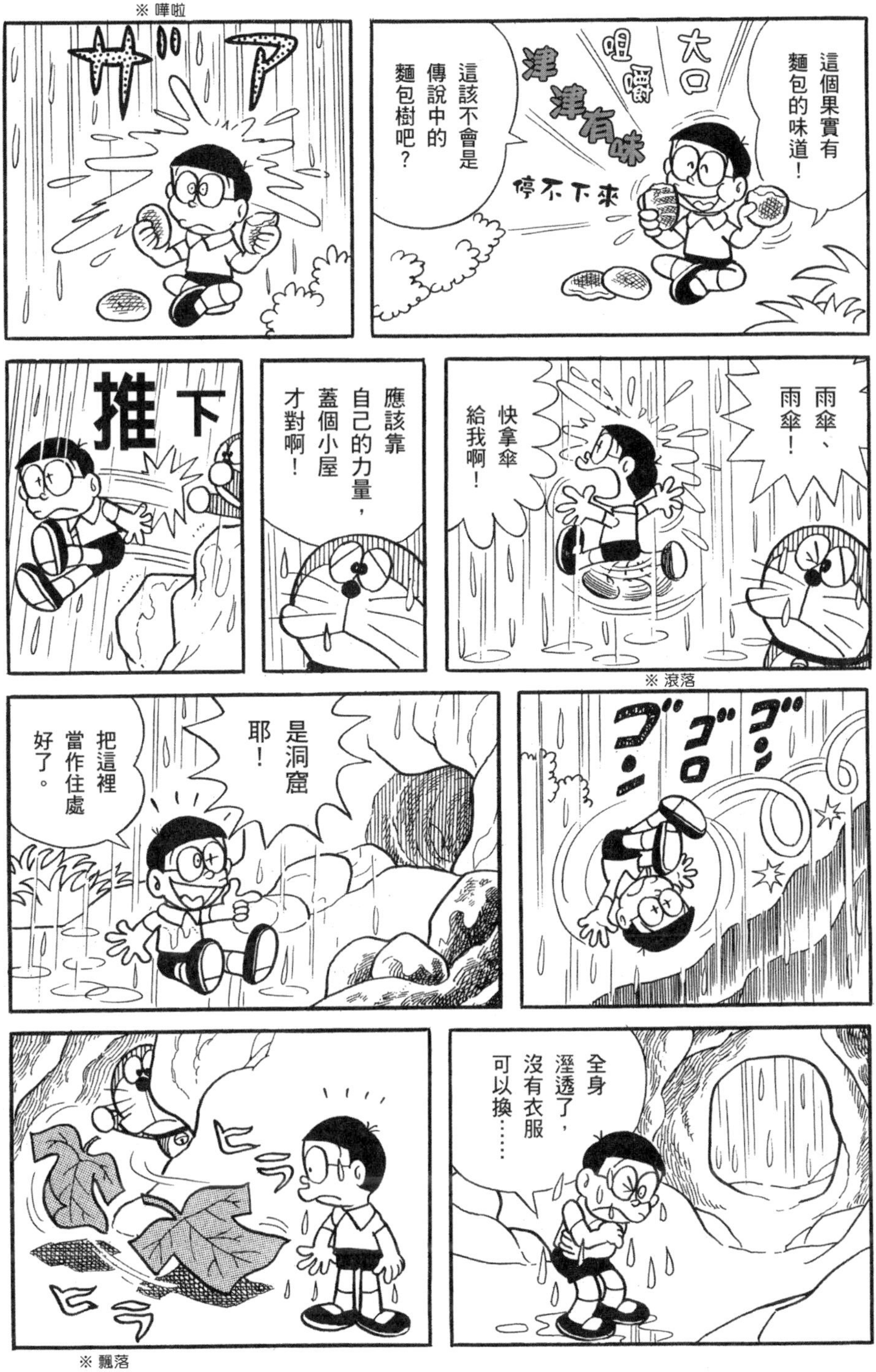
這個果實有麵包的味道！
大口
咀嚼
津津有味
停不下來
這該不會是傳說中的麵包樹吧？
ザァ
雨傘、雨傘！
快拿傘給我啊！
應該靠自己的力量，蓋個小屋才對啊！
推下
ゴン ゴロ ゴン
是洞窟耶！
把這裡當作住處好了。
全身溼透了，沒有衣服可以換……
ヒラ
ヒラ

※ 滾落

※ 飄落

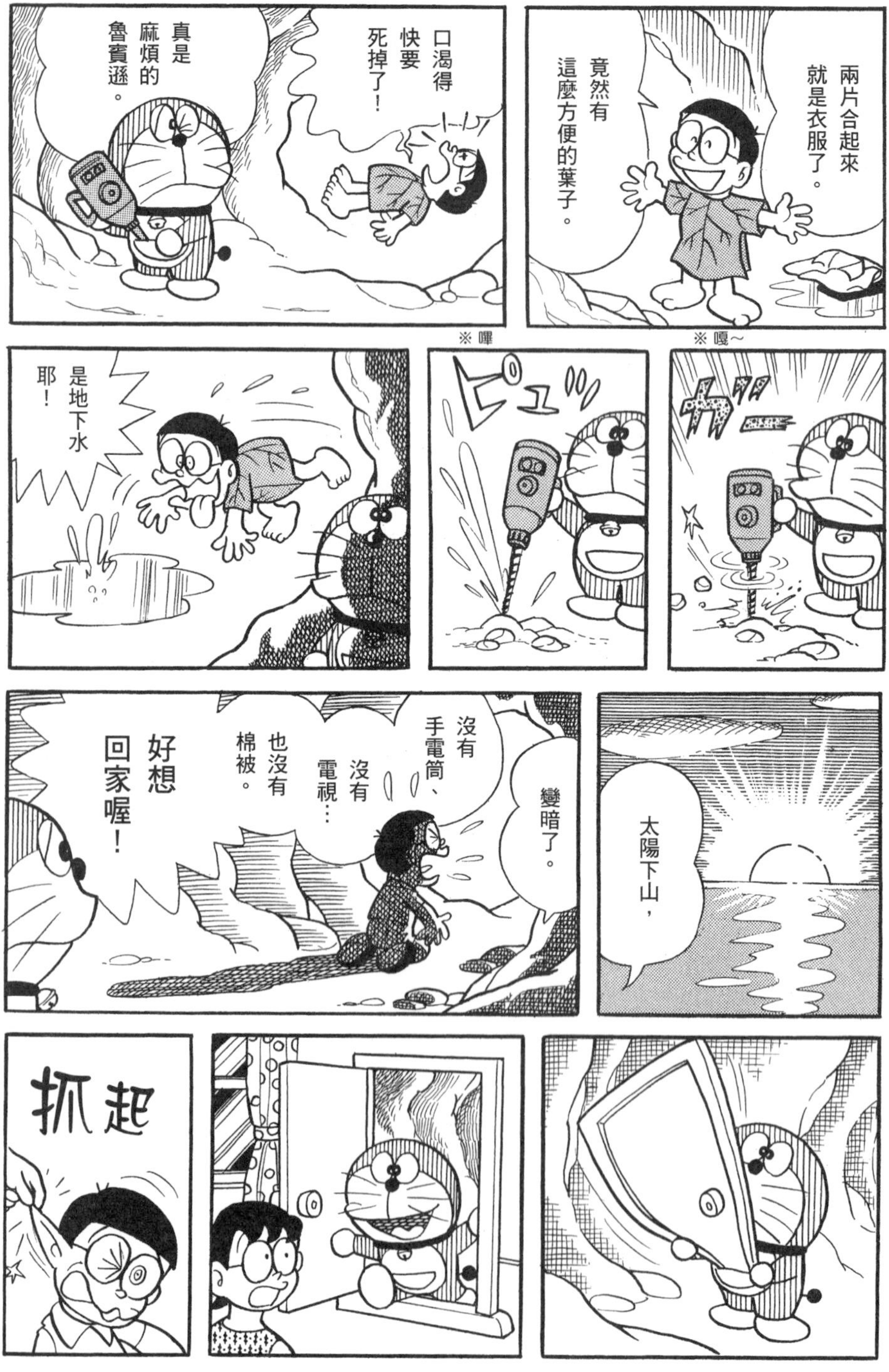
兩片合起來就是衣服了。
竟然有這麼方便的葉子。
口渴得快要死掉了！
真是麻煩的魯賓遜。
ガー
※嘎~
ピュッ
※嗶
是地下水耶！
太陽下山，
變暗了。
沒有手電筒、
沒有電視…
也沒有棉被。
好想回家喔！
抓起

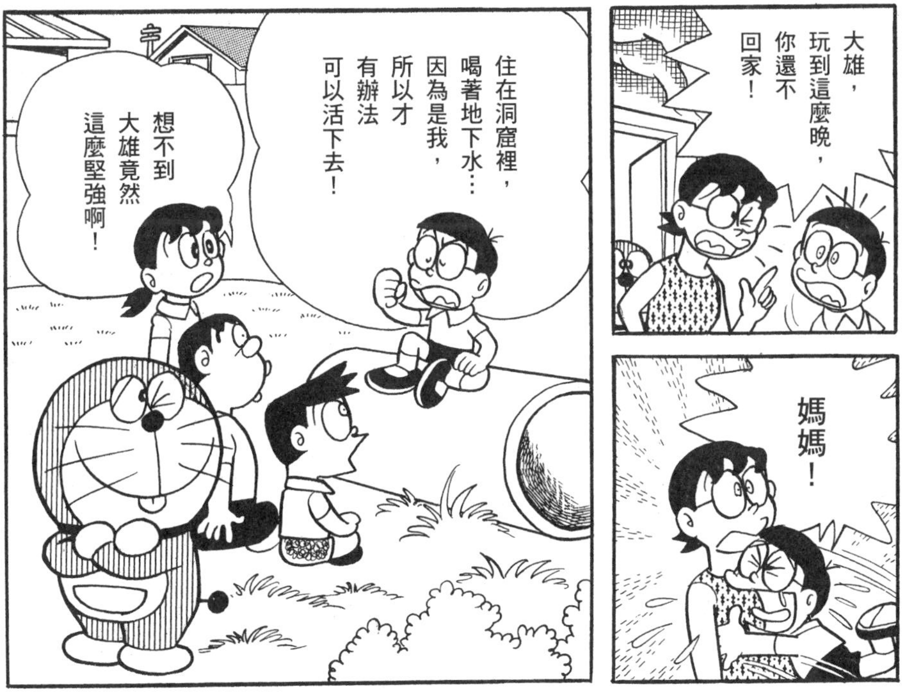
住在洞窟裡，喝著地下水……因為是我，所以才有辦法可以活下去！
想不到大雄竟然這麼堅強啊！
大雄，玩到這麼晚，你還不回家！
媽媽！

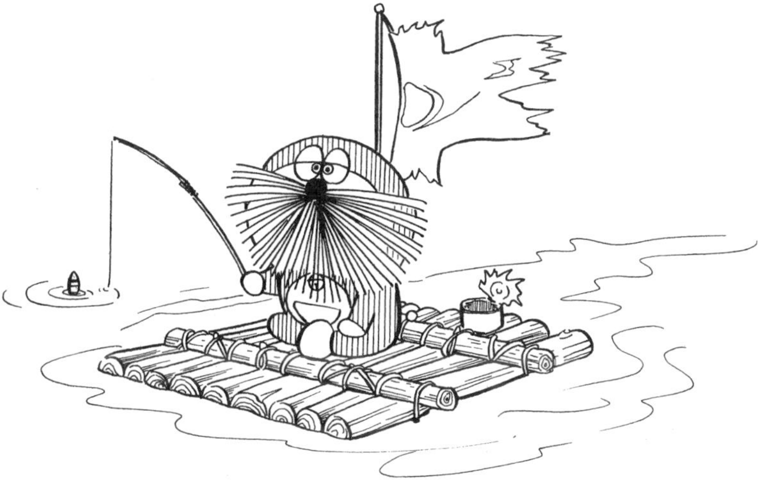

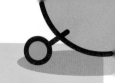

不吃不喝為什麼會沒有辦法生存？

從食物中獲得的營養會轉化成能量與構成身體的基礎

到達無人島的大雄做的第一件事情就是找食物吃，食物是頭腦和身體獲取營養的來源。就好比車子與汽油、鬧鐘與電池一樣，人也需要吃東西才能活動。當然這些食物也是建構身體所必須的原料，骨頭、血液、肌肉、皮膚、頭髮等等，都是把食物吃下肚後再製造出來的喔！

如果只把飯和麵包放在身體上，而不是吃進肚子裡的話，是沒辦法提供身體能量和製造肌肉的。

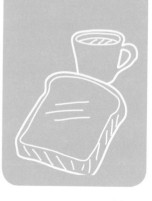

知識小百科

「一日三餐」是有根據的！

食物進到身體時，胃腸等眾多消化器官會像工廠一樣開始工作。但是在吃太多或是不吃的情況下，則會帶給消化器官負擔，也會不容易運輸養分給身體。「一日三餐」是為了均衡攝取營養的生活節奏。

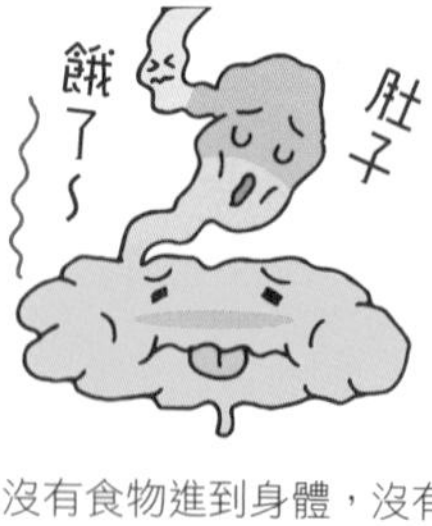

▲沒有食物進到身體，沒有辦法提供能讓身體行動的養分。

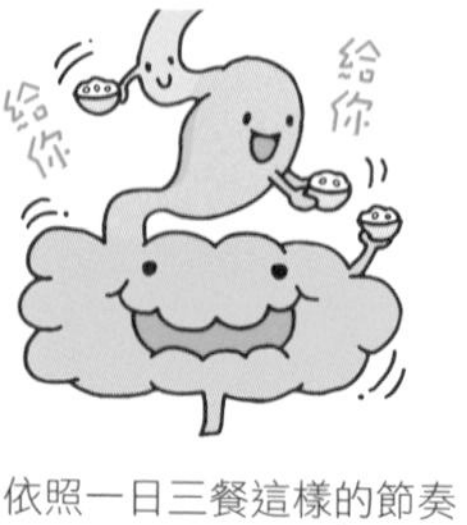

▲依照一日三餐這樣的節奏吃飯，身體的消化工廠會非常有精神的工作喔！

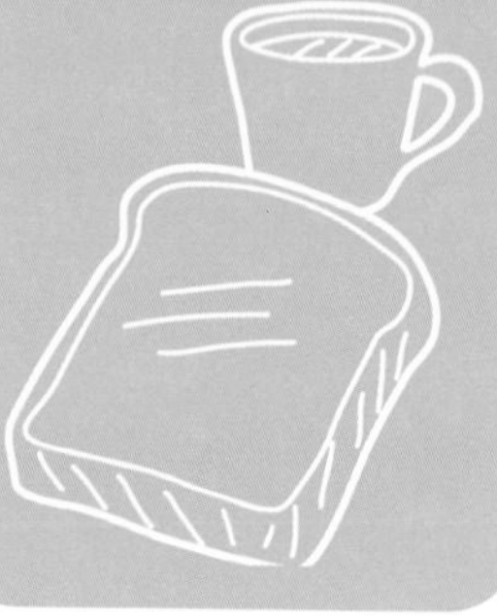

沒有吃進肚子消化並吸收，就沒有辦法產生能量和身體所需原料。其他食物也不例外。

你是不是一看見好吃的食物，就會自然的分泌出唾液呢？這是來自身體「現在要消化食物，準備吸收養分」的訊號。肚子發出「咕嚕！」聲也是同樣的訊號。另外，你知道食物開始消化的時候，胃也會發出小小的聲音嗎？

所以有時候只是看到食物，身體就會擅自發出聲音。嘴巴、胃和身體的各個部位，都會為了吸收從食物得來的養分而非常活躍。

感到心情和身體狀況都很好，其實是從食物獲得營養的證明

今天早上吃早餐了嗎？早餐沒吃的話，頭腦會得不到養分，心情會變得煩躁並且覺得全身無力。雖然有些孩子習慣不吃早餐或是暴飲暴食，但對於吸收養分，身體是有一定的節奏的。「一日三餐」就是以規律的節奏來吸收和使用養分。

而且，只吃喜歡的食物會造成營養不均衡、容易生病。例如只吃蛋糕和冰淇淋的人，為了讓身體保持一定的溫度，生理機能會混亂，原本該從身體排出去的廢物也會無法排出。許多營養素都分別有重要的功能，所以吃下由許多不同食材做成的料理，對身體才是好的喔！

● 看到好吃的食物時…

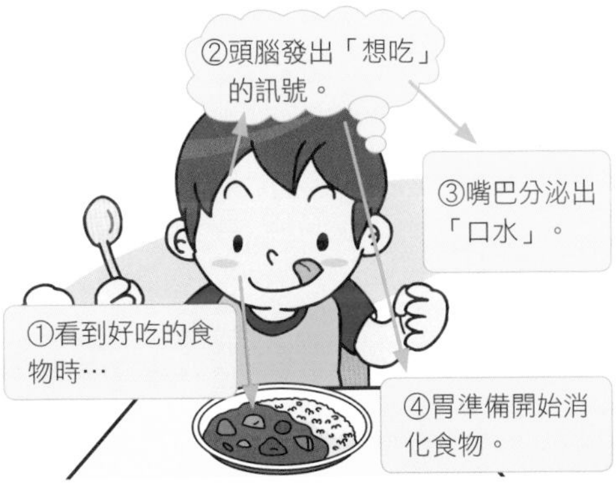
①看到好吃的食物時…
②頭腦發出「想吃」的訊號。
③嘴巴分泌出「口水」。
④胃準備開始消化食物。

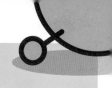

讓食物變好吃的方法是誰想出來的呢？

好吃食物的背後，是人類在食物上下過許多工夫的足跡

說起來真是令人不可思議呢！例如大家都喜歡的日式漢堡排，原本也只是牛肉和豬肉，到底是誰想出漢堡排和炸豬排等這麼美味的料理呢？看到雞肉和蝦子的時候，是如何想到雞塊和炸蝦的呢？

稻米也是原本生長在地上的稻子種子。把本來非常堅硬且無法直接食用的一粒粒稻米碾成白米煮熟後，才是我們現在所吃的柔軟白米飯。能夠想到這個的人真的是天才！

巧克力和豆腐我們也都是理所當然的吃進肚子裡，然而這兩種食物的原料分別是可可豆和黃豆喔！

正因為有這些人，除了思考要怎麼煮才會好吃之外，還考慮到是否能吸收到許多營養，我們每天才會有美味的食物可以吃。下一章將開始介紹這些好吃料理原料的由來。

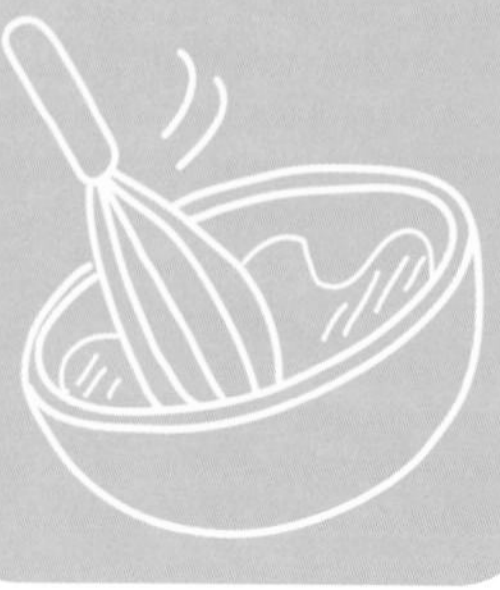

● 你知道這些食物的主原料嗎？

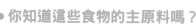

①在味噌湯中加入的「麵筋」，它的原料是什麼？
（答案在第 89 頁）

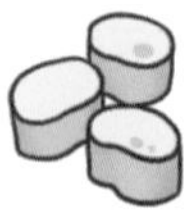

②仙貝是用什麼做成的呢？
（答案在第 77 頁）

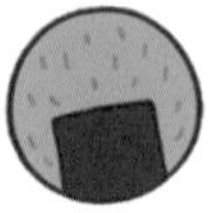

在令人不可思議的食物世界中，了解越多會越覺得有趣

平時吃飯的時候，仔細想想也是有很多不可思議的事。為什麼把牛肉烤過、蝦子煮熟之後顏色會變呢？水煮蛋也有半熟全熟等不同凝固方式，這又是為什麼？

麵粉沒有辦法直接食用，但是在世界上的許多料理中都會用到它，例如麵包、烏龍麵和義大利麵等料理的原料中都有用到。把麵粉加水，混合均勻後揉一揉、捏一捏，加熱後就可以和肉或魚組合成一道美味的料理。當初是誰想出來這些並且一一嘗試的呢？

為什麼只要開始吃洋芋片就會停不下來？又為什麼感到疲勞的時候就會想吃甜食？當你開始思考這些問題時，就會覺得好多食物真是神奇！

● 光是烹調的方式就有這麼多種！

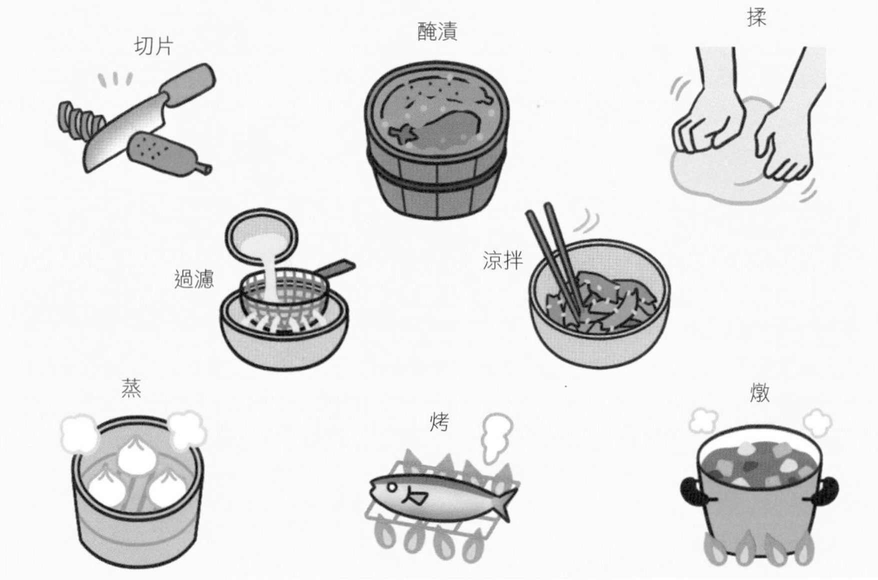

靜香心中的祕密

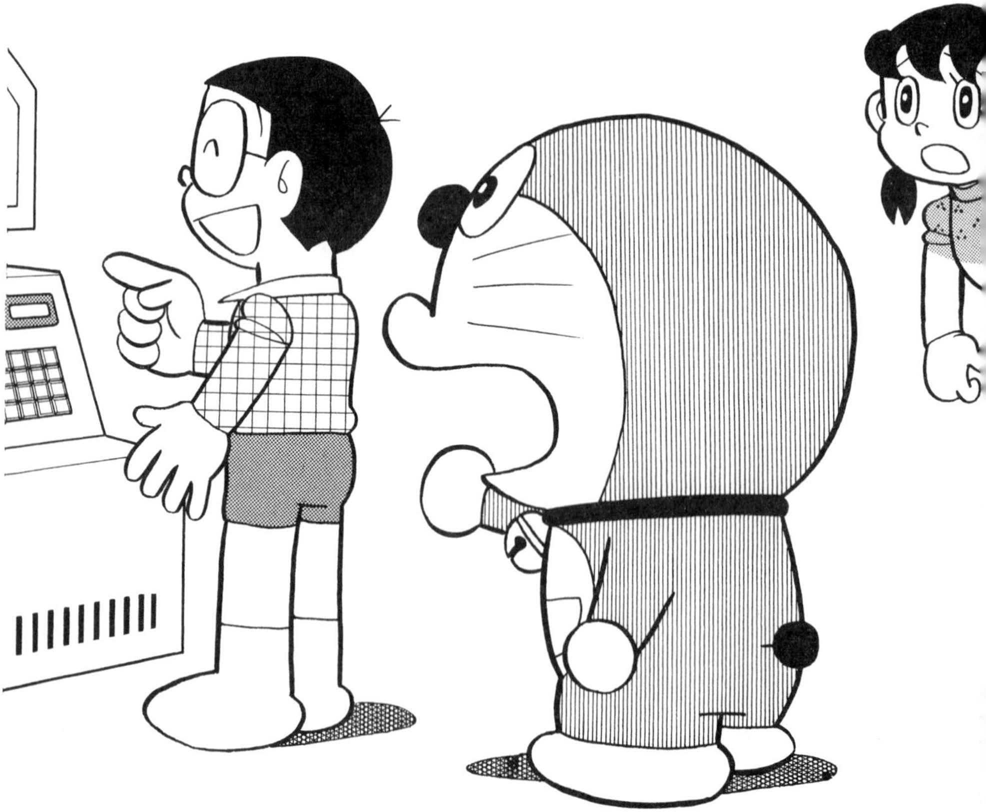

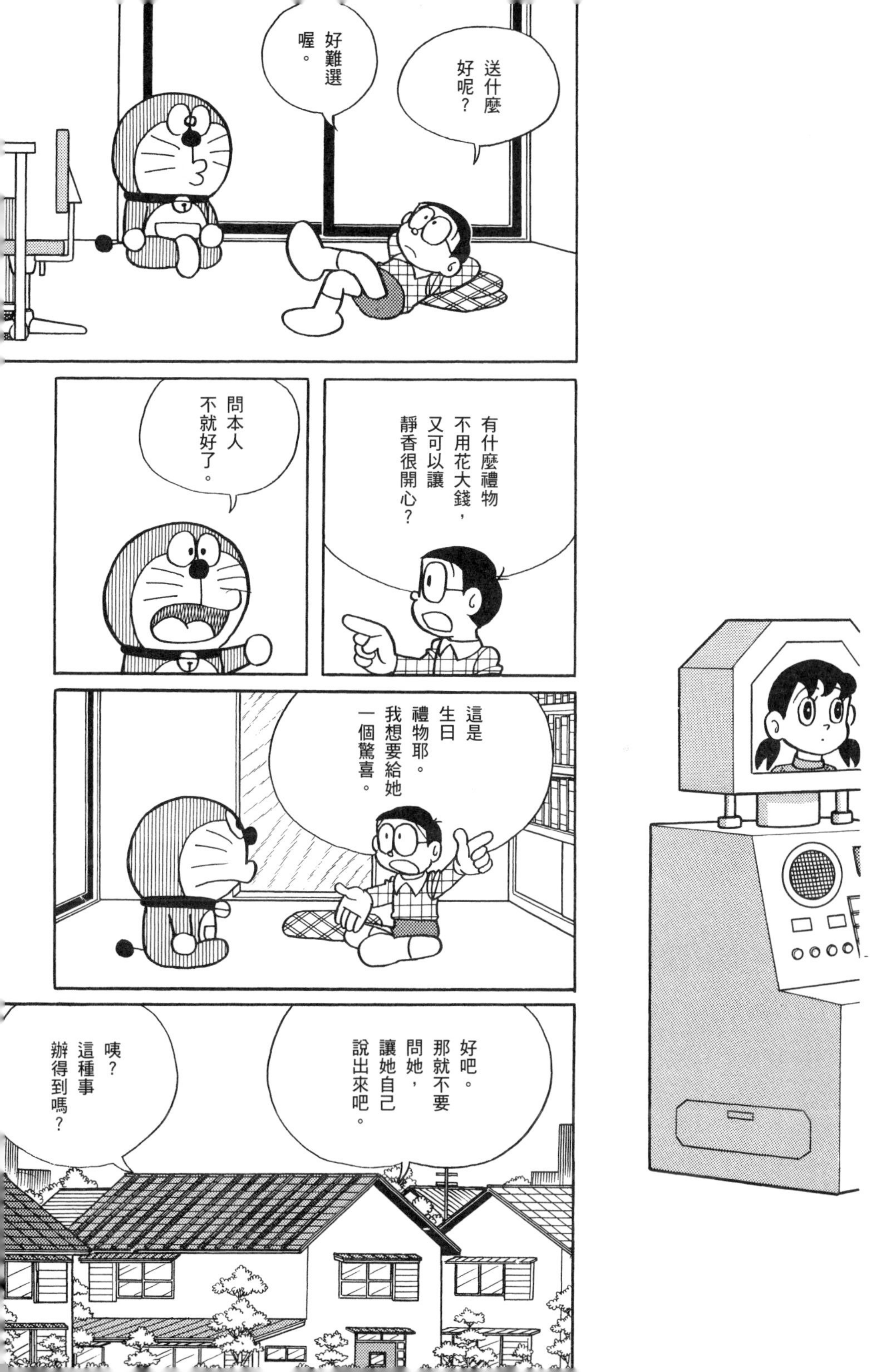
送什麼好呢？
好難選喔。
有什麼禮物不用花大錢，又可以讓靜香很開心？
問本人不就好了。
這是生日禮物耶。我想要給她一個驚喜。
好吧。那就不要問她，讓她自己說出來吧。
咦？這種事辦得到嗎？

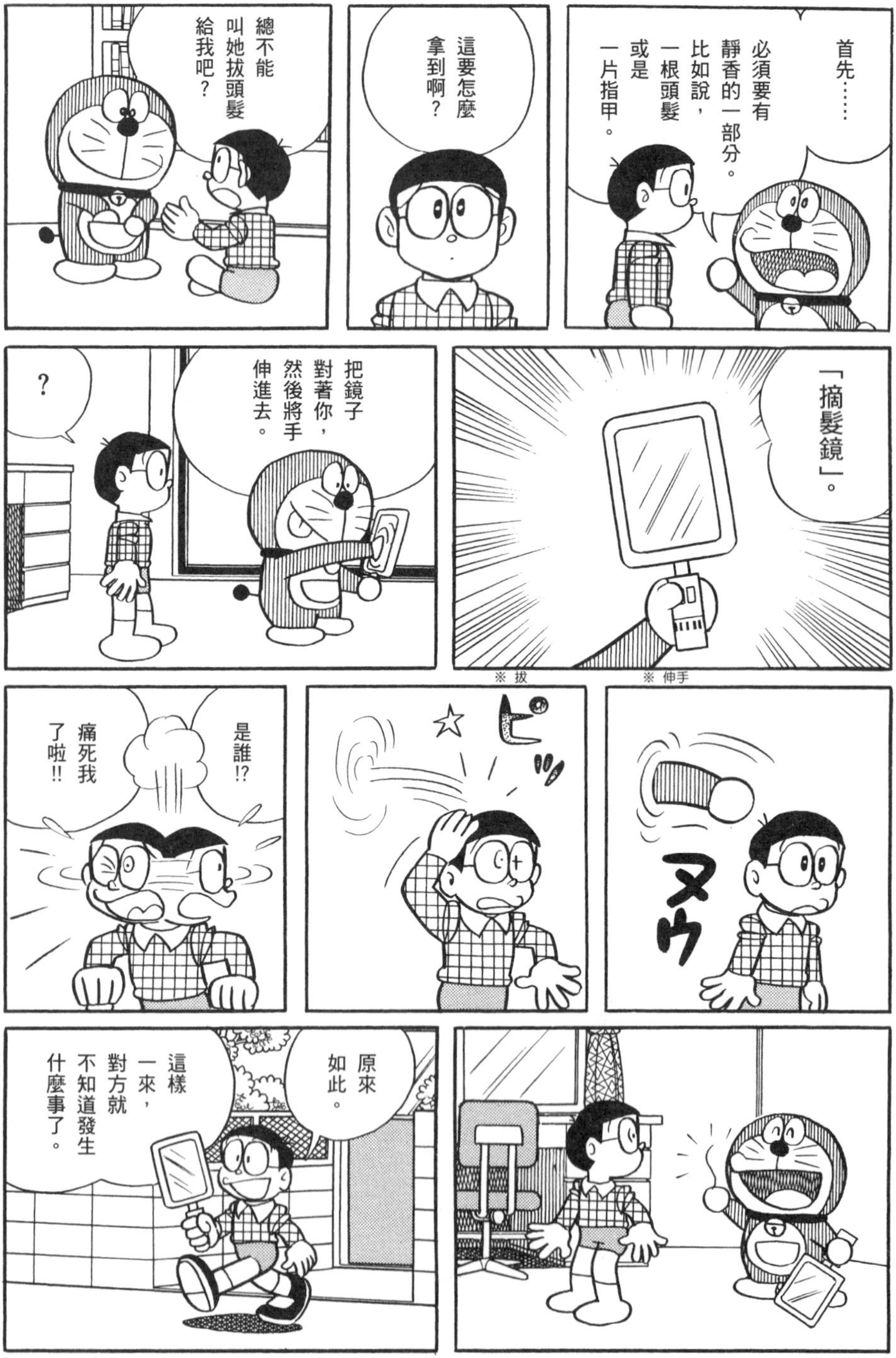
首先……
必須要有靜香的一部分。
比如說，一根頭髮或是一片指甲。
這要怎麼拿到啊？
總不能叫她拔頭髮給我吧？
「摘髮鏡」。
把鏡子對著你，然後將手伸進去。
？
ヌウ
※ 伸手
ピッ
※ 拔
是誰!?
痛死我了啦!!
原來如此。
這樣一來，對方就不知道發生什麼事了。

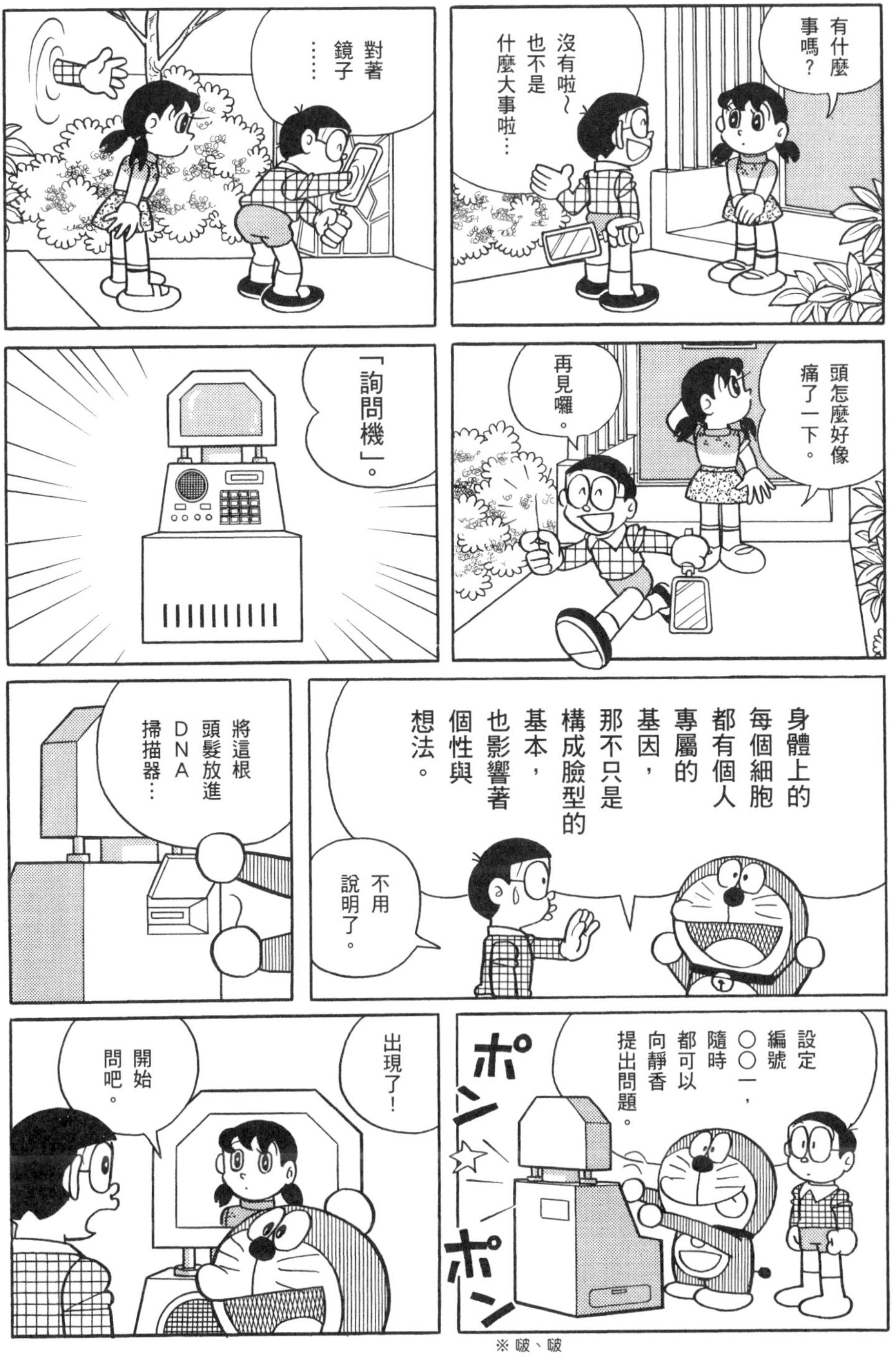
有什麼事嗎？
沒有啦～也不是什麼大事啦……
對著鏡子……
頭怎麼好像痛了一下。
再見囉。
「詢問機」。
身體上的每個細胞都有個人專屬的基因，那不只是構成臉型的基本，也影響著個性與想法。
不用說明了。
將這根頭髮放進DNA掃描器……
設定編號○○一，隨時都可以向靜香提出問題。
ポン
ポン
出現了！
開始問吧。

※ 啵、啵

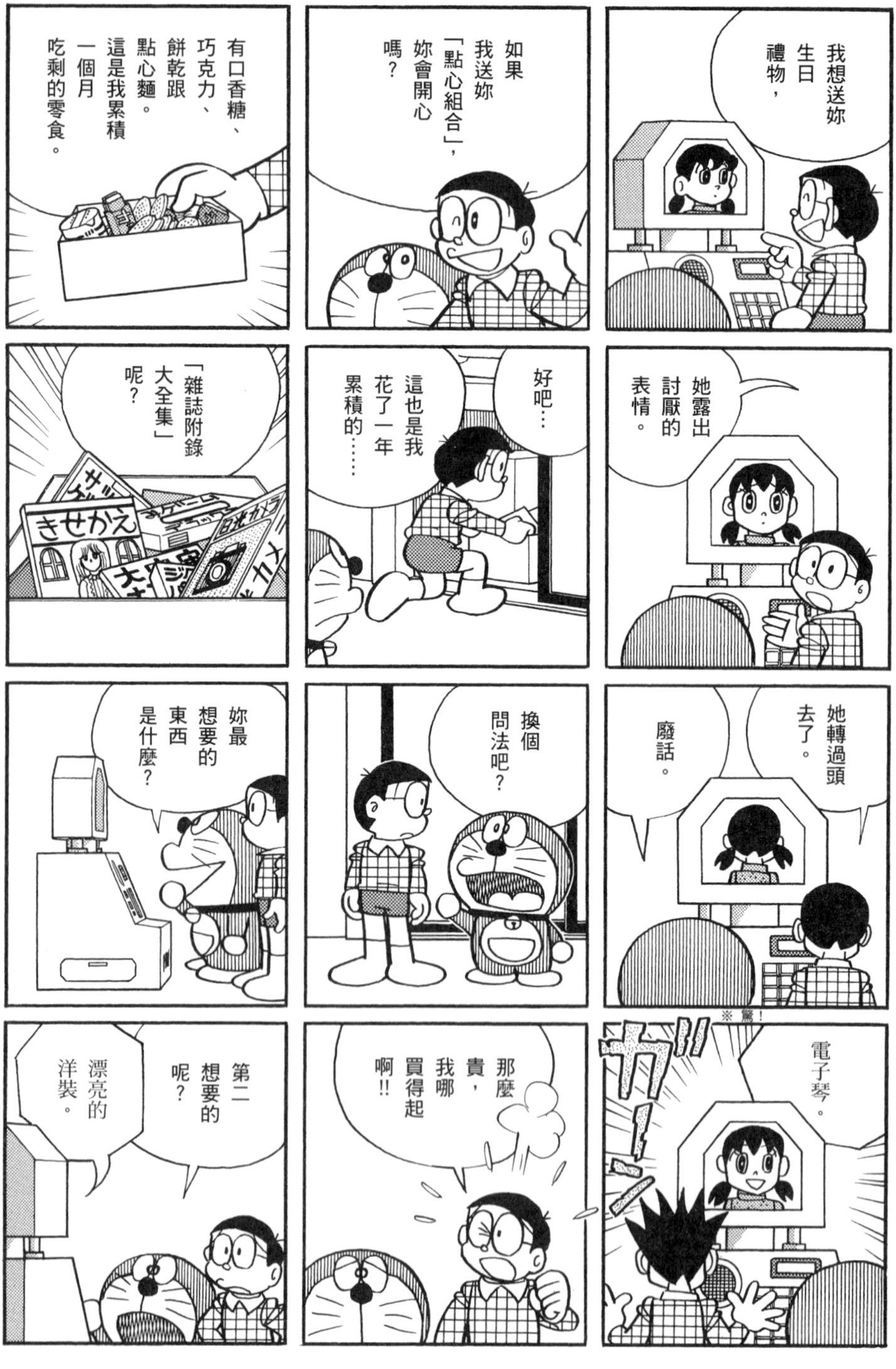

我想送妳生日禮物，
如果我送妳「點心組合」，妳會開心嗎？
有口香糖、巧克力、餅乾跟點心麵。這是我累積一個月吃剩的零食。
她露出討厭的表情。
好吧……
這也是我花了一年累積的……
「雜誌附錄大全集」呢？
きせかえ
她轉過頭去了。
廢話。
換個問法吧？
妳最想要的東西是什麼？
※驚！
電子琴。
那麼貴，我哪買得起啊!!
第二想要的呢？
漂亮的洋裝。

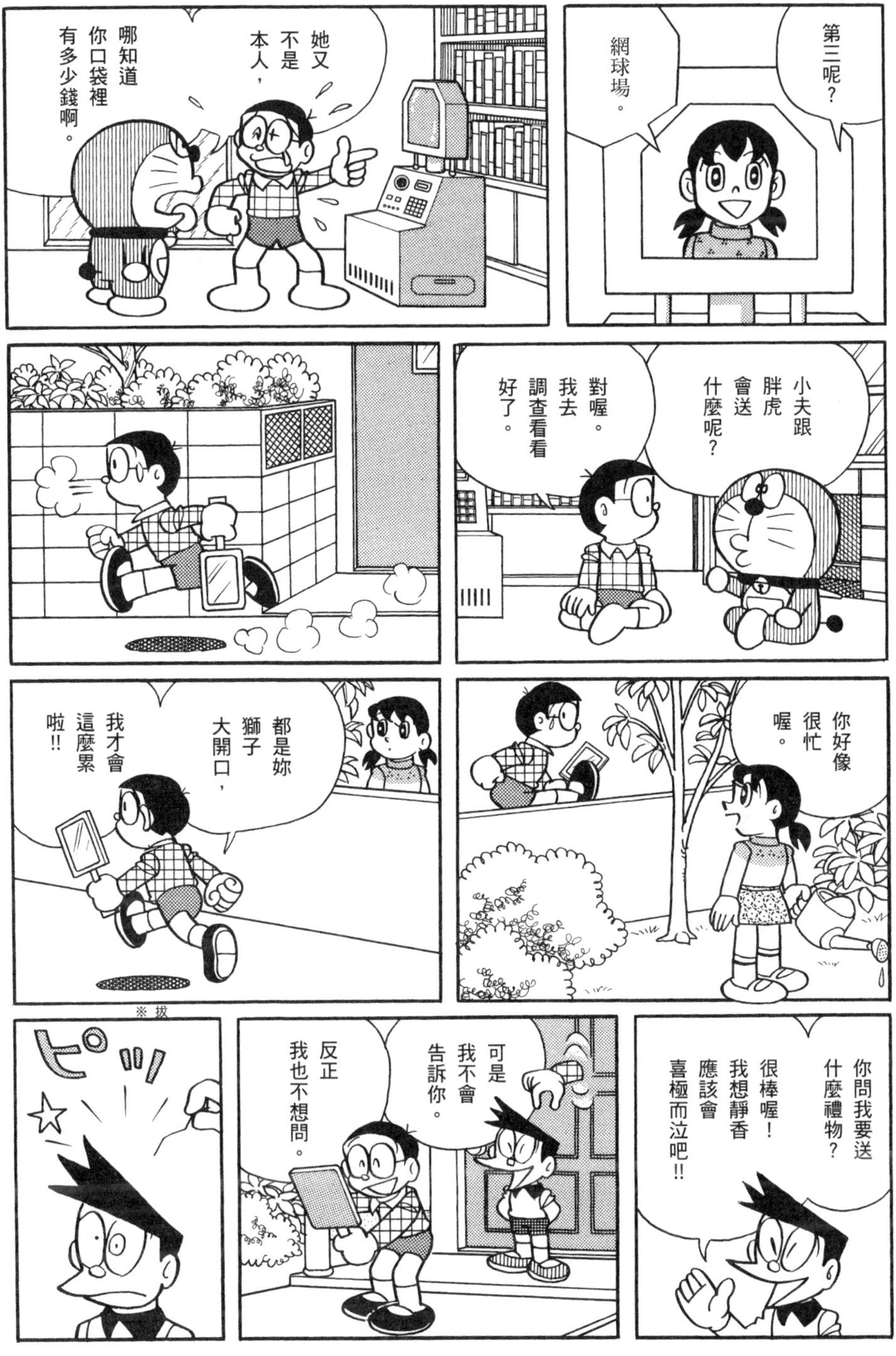
第三呢？
網球場。
她又不是本人，
哪知道你口袋裡有多少錢啊。
小夫跟胖虎會送什麼呢？
對喔。我去調查看看好了。
你好像很忙喔。
都是妳獅子大開口，我才會這麼累啦!!
你問我要送什麼禮物？
很棒喔！我想靜香應該會喜極而泣吧!!
可是我不會告訴你。
反正我也不想問。
※拔
ピッ!

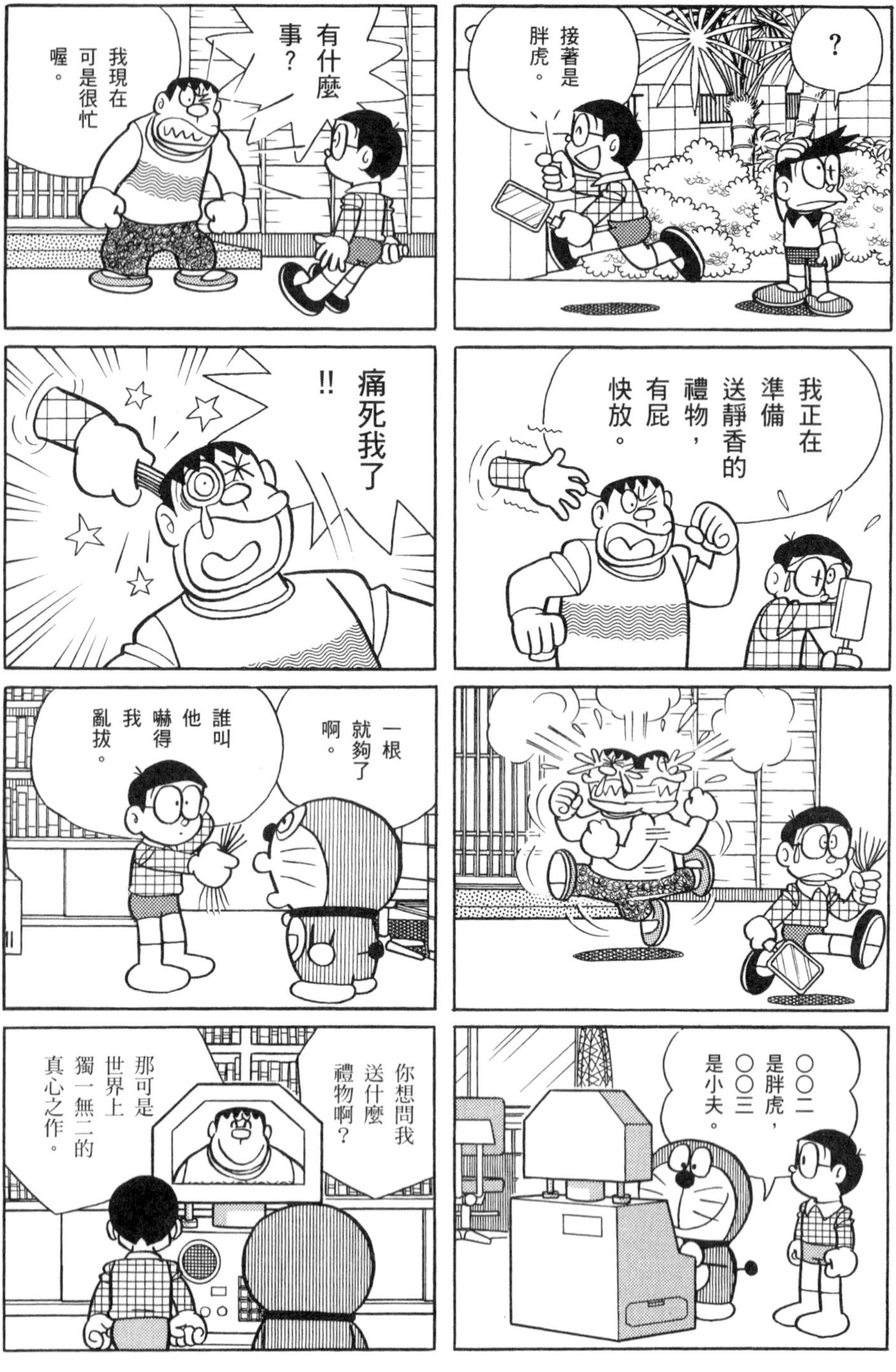

接著是胖虎。
？
有什麼事？
我現在可是很忙喔。
我正在準備送靜香的禮物，有屁快放。
痛死我了!!
一根就夠了啊。
誰叫他嚇得我亂拔。
〇〇二是胖虎，〇〇三是小夫。
你想問我送什麼禮物啊？
那可是世界上獨一無二的真心之作。

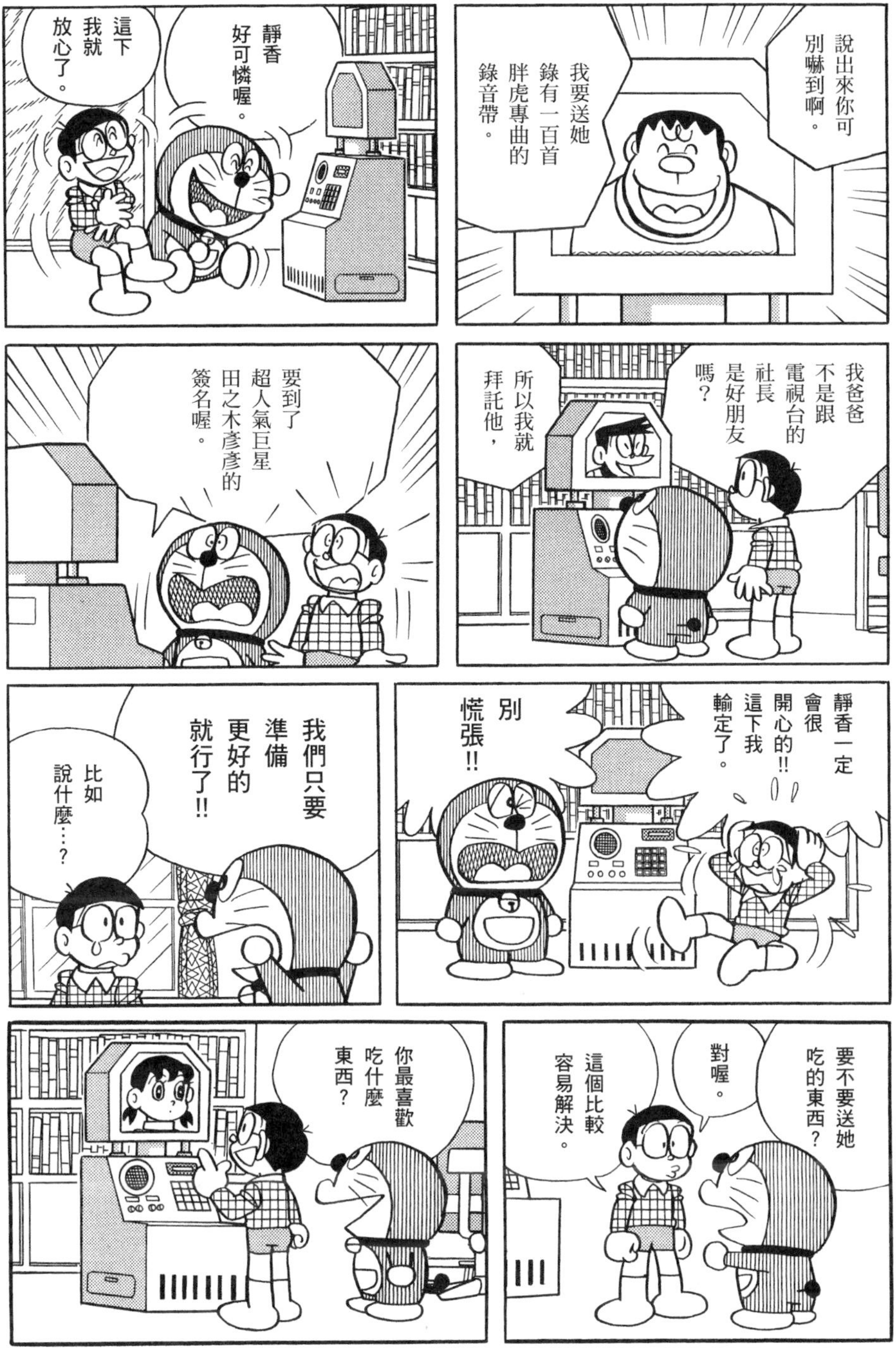
說出來你可別嚇到啊。
我要送她錄有一百首胖虎專曲的錄音帶。
靜香好可憐喔。
這下我就放心了。
我爸爸不是跟電視台的社長是好朋友嗎？
所以我就拜託他，
要到了超人氣巨星田之木彥彥的簽名喔。
靜香一定會很開心的!!這下我輸定了。
別慌張!!
我們只要準備更好的就行了!!
比如說什麼…？
要不要送她吃的東西？
對喔。
這個比較容易解決。
你最喜歡吃什麼東西？

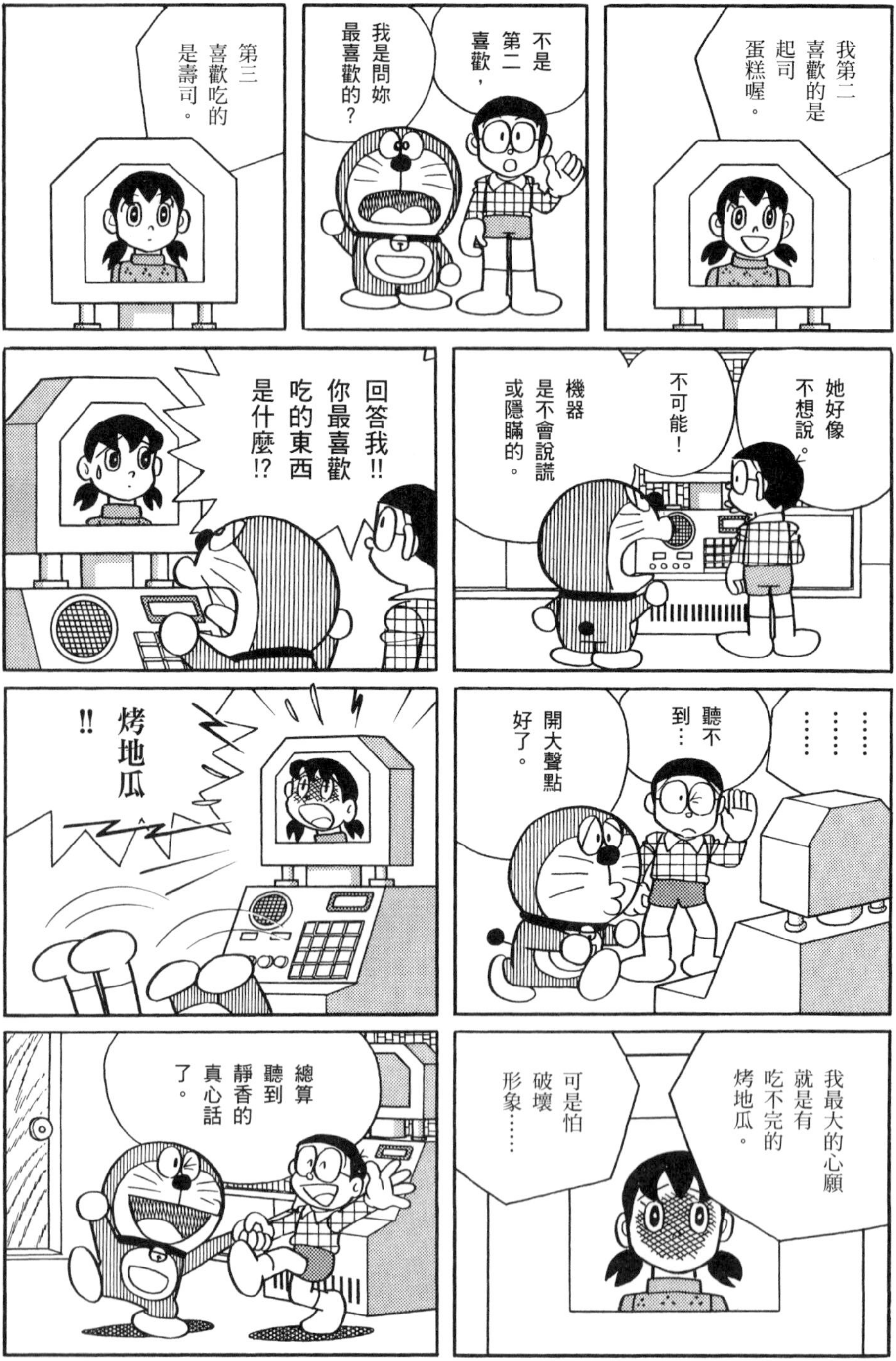
我第二喜歡的是起司蛋糕喔。
不是第二喜歡，
我是問妳最喜歡的？
第三喜歡吃的是壽司。
她好像不想說。
不可能！
機器是不會說謊或隱瞞的。
回答我!!你最喜歡吃的東西是什麼!?
……
……
……
聽不到…
開大聲點好了。
烤地瓜!!
我最大的心願就是有吃不完的烤地瓜。
可是怕破壞形象……
總算聽到靜香的真心話了。

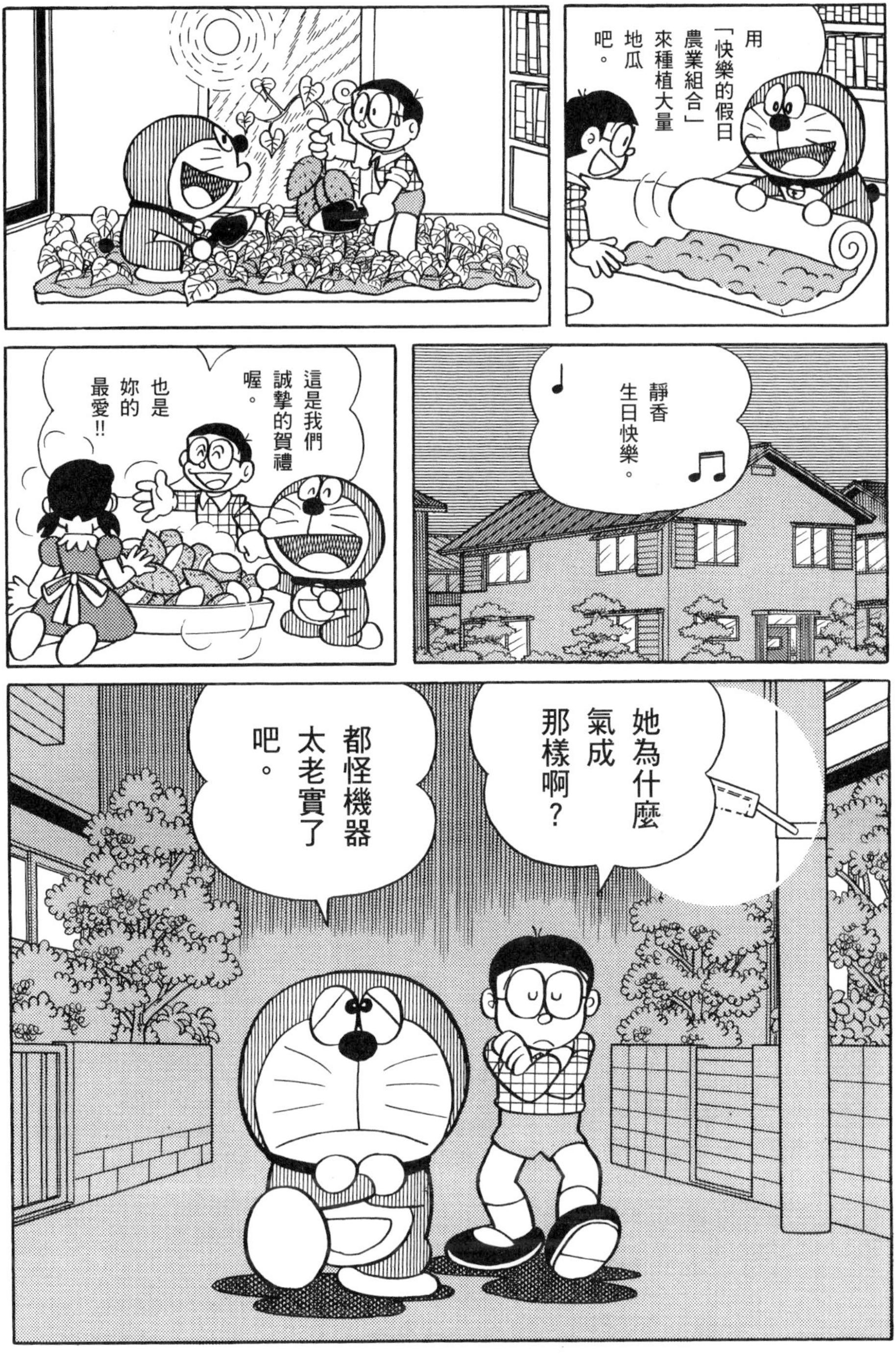
用「快樂的假日農業組合」來種植大量地瓜吧。
靜香生日快樂。
這是我們誠摯的賀禮喔。
也是妳的最愛!!
她為什麼氣成那樣啊?
都怪機器太老實了吧。

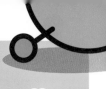

為什麼會覺得「好吃」和「難吃」呢？

看、吃、聞、聽、摸，好吃會由這5種「感官」感受到喔！

大家在早、中、晚吃飯或吃點心的時候，總是會對食物產生「好吃！」和「難吃！」的感覺吧？我們是如何在眾多的食物中分辨「好吃」和「難吃」的呢？

例如靜香最喜歡吃的食物栗子地瓜，外皮是紫色、形狀圓滾滾且稍呈長條狀。用手剝開後裡頭會冒煙，金黃色的果肉非常漂亮。味道香甜、香氣濃郁，咬下去瞬間的蓬鬆感和綿密感，剝開時「啵」的一聲也是「好吃」的象徵。就像這樣，人在吃東西的時候，不只有「吃（味覺）」，還有「看（視覺）」、「聞（嗅覺）」、「聽（聽覺）」和「摸（觸覺）」等，透過五種感官來感受味道。

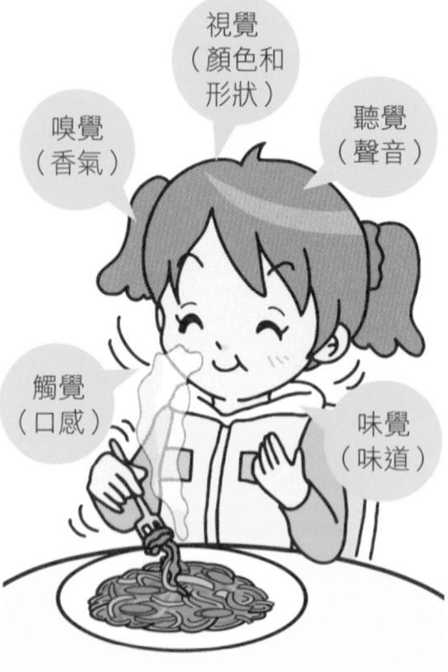
視覺（顏色和形狀）
聽覺（聲音）
嗅覺（香氣）
觸覺（口感）
味覺（味道）

▲好吃和難吃是綜合「五種感官」判斷出來的喔！

「好吃」與「難吃」會被經驗和記憶所影響

每天都想吃好吃的食物，但感冒鼻塞的時候，為什麼連好吃的東西都感覺不到美味呢？這是因為感冒的時候，嗅覺會變得遲鈍，對既有的味道感受會減弱。所以，想要感受到「好吃」，保持健康也是很重要的喔！

另外，看到燒焦的烤魚和冷掉的咖哩上頭的浮油，也會讓人覺得不好吃。這是因為頭腦會透過過去的經驗判斷，好的就歸類在「好吃」，不好的就歸類在「難吃」。焦黑↓苦、冷掉的咖哩↓油膩等就是在吃下肚之前的判斷。

影響食慾的因素不只食物，也會受到跟誰在一起吃的記憶影響。例如一邊被人責罵一邊吃下肚的食物，後來會非常討厭，這就是一個受記憶影響的例子。所以和家人朋友一起快樂的吃飯，營造好的環境是很重要的喔！

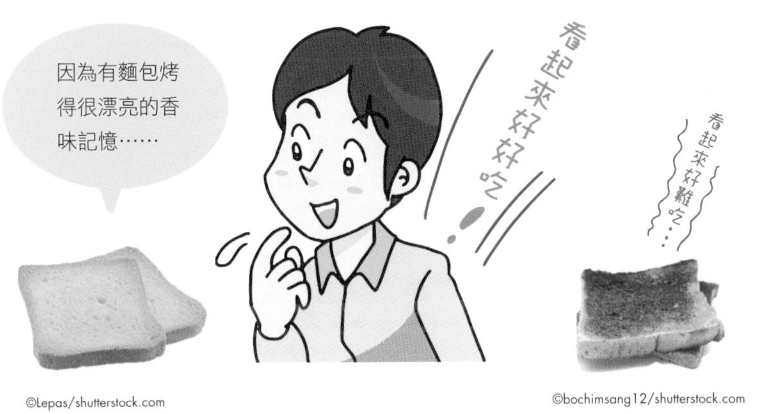
因為有麵包烤得很漂亮的香味記憶……
看起來好好吃
看起來好難吃……
©Lepas/shutterstock.com
©bochimsang12/shutterstock.com

▲人的味覺在吃下肚前會被大腦既有的經驗資訊影響。

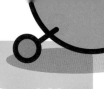

構成人體並讓身體能夠活動的營養素是哪些？

食物中富含了人體必要的營養素

食物中富含了每天身體活動所必需的「營養素」。食物在體內消化、吸收，構成人體並讓身體能夠活動，就是透過「營養」的運作，而運作的源頭就是「營養素」。其中最重要的「五大營養素」，分別是「碳水化合物」、「脂肪」、「蛋白質」、「礦物質（無機物）」和「維生素」。五大營養素會各自在身體中依照接下來介紹的順序工作喔！

①**碳水化合物：**身體活動的熱量來源，讓頭腦活動的醣類和負責腸子清潔的膳食纖維，都是碳水化合物的一員。成員之一的澱粉則是在稻米或小麥等全穀雜糧類中含量較多。

②**脂肪：**除了提供熱量來源之外，也對構成人體組織有很大的幫助。

③**蛋白質：**是構成人體組織的要素，例如肌肉、皮膚、內臟、頭髮、指甲和牙齒等等。蛋白質也是調整身體賀爾蒙與製造消化食物酵素的來源。含有較多好蛋白質的食物分別是魚、肉、蛋和牛奶等動物性食品，還有黃豆及其加工食品。

④**礦物質（無機物）：**組成身體，調節身體機能。

鈣質在牛奶、起司、優格、小魚乾、海藻和菠菜等食物中含量較多，攝取不足的話，骨頭會變脆弱並且容易蛀牙。肝臟和油菜等食物富含的鐵質，可以補充紅血球中的血色素，預防貧血。

知識小百科

什麼是好的蛋白質？

蛋白質是由大約 20 種胺基酸組合而成，當中有 9 種是身體無法製造出來的「必需胺基酸」，如果沒有從食物或飲料中攝取的話，身體會無法維持正常機能。好的蛋白質需要擁有均衡的「必需胺基酸」才算合格。

必需胺基酸是什麼？

必需胺基酸包括構成肌肉所需要的纈胺酸、白胺酸、異白胺酸，以及神經活動所需要的苯丙胺酸和色胺酸等等。

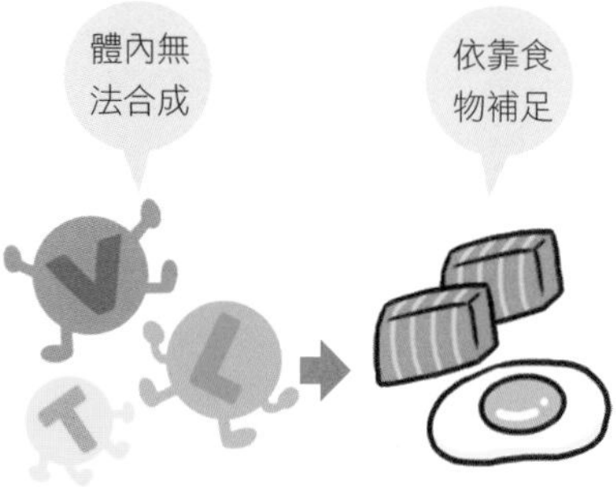
體內無法合成
依靠食物補足

⑤維生素：負責調節身體機能。綠、黃色蔬菜中富含的胡蘿蔔素會在身體吸收後，轉換成維生素A，預防感染疾病和提高免疫力。另外，蔬菜、水果和根莖類中所富含的維生素C對於保持皮膚和骨頭的健康，以及加速傷口癒合都有加分效果。

就像這樣，五大營養素幫助我們身體的成長，不斷的運作著，以維持我們的身體健康。

● 富含五大營養素的食品範例圖

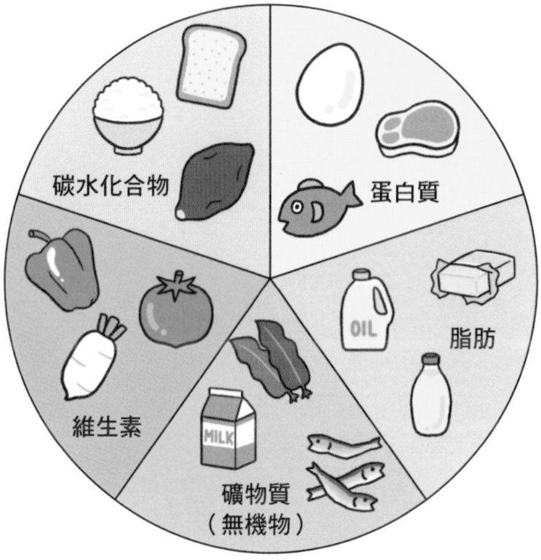
碳水化合物
蛋白質
脂肪
OIL
維生素
MILK
礦物質
（無機物）

為什麼要「仔細咀嚼後再吞」、「烤熟了再吃」呢？

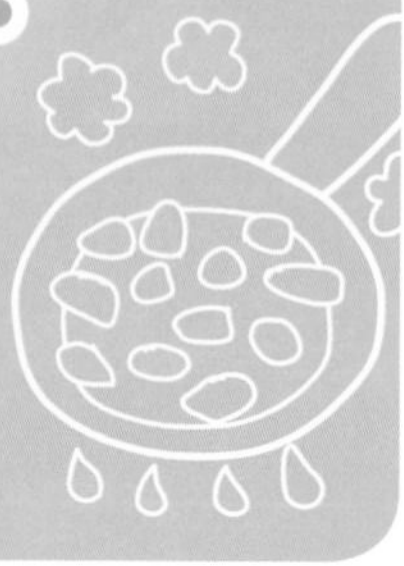

仔細咀嚼後再吞下去會更容易消化，且較快得到飽足感

如果因為喜歡而只吃某項食物的話，有可能會因為沒有補充到足夠的營養，導致身體狀況不好、沒有活力，而且還會對正在成長的身體造成阻礙。所以均衡飲食，攝取各種營養素，才能建構出健康的身體喔！

吃飯的時候還有一點要特別注意，那就是要細嚼慢嚥。在口中把食物嚼碎、混合、移動等動作稱為「咀嚼」。當我們在「咀嚼」的時候，不只會用到牙齒，下巴和舌頭也會一起運用到，時常咀嚼的話，下顎骨會比較發達，牙齒也會變得堅固。咀嚼時會大量分泌唾液，讓食物的消化變好，食慾也跟著增加。而且，細嚼慢嚥會比較快感受到飽足感，可以防止自己吃下太多食物，也就比較不會變胖。有這麼多的好處，所以吃飯時一定記得要細嚼慢嚥喔！

● 唾液裡居然藏了這麼厲害的成分在裡面！

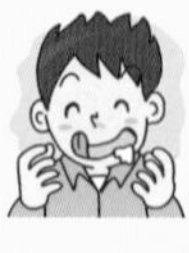

- ●幫助消化…澱粉酶和脂肪酶等
- ●殺死細菌…乳鐵蛋白和溶菌酶等
- ●促進肌肉和骨頭生長…腮腺素等

人類在 1 天內所分泌的唾液量有 1 公升以上喔！

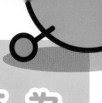

為了吃得健康，還有一個重點——安全性

食物中蘊藏的營養素除了構成身體外，也擔任著維持身體正常機能的重要角色，而在這裡希望大家都能注意的是，食物的安全性。為了守護健康，選擇安全的食物是非常重要的。但沒有一項食物是百分之百安全的，我們應該要注意什麼呢？

雖然肉眼看不到，但有時食物中會藏著細菌和黴菌，造成食物中毒。為了不讓這樣的事情發生，負責製作與販售食物的人會以將食物清洗乾淨、加熱等方法來消滅細菌與黴菌。所以當大家在家裡使用火及其他加熱方式來烹調食物時，並不只是為了讓食物變得更好吃，也是為了消滅隱藏在食物中的大量細菌，做好安全與衛生的管控。

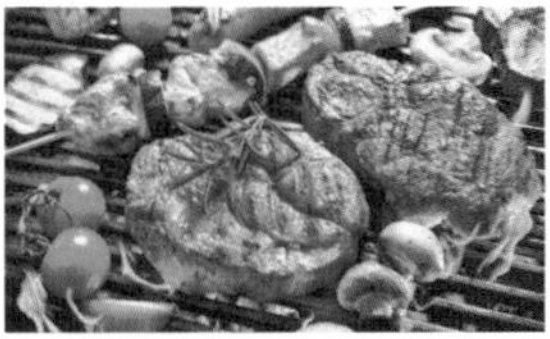

▲並不只是為了好吃才將魚、肉烤熟後才吃的。

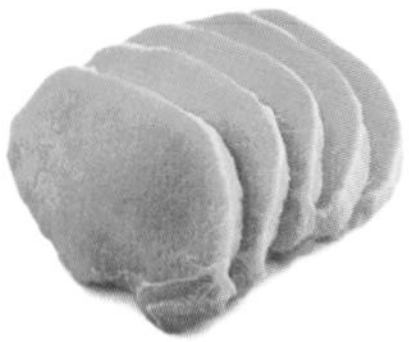

▲豬肉和雞肉比牛肉更容易被細菌感染，所以最好煮熟了才吃。

為什麼肉不能生吃呢？

肉如果沒有經過加熱的話，容易把藏在肉裡的細菌、病毒和寄生蟲吃進肚子。病原體進入身體後會先造成食物中毒現象，再接著破壞身體。

但是，附著在肉上的病原體非常不耐熱，只要將內外都煮熟就沒問題了。另外，附著在生肉上的病原體也容易沾到其他食物，要注意別讓生肉與其他熟食放在一起。

學會判斷食物的安全性吧！

到商店裡採買食材的時候，試著確認一下自己所買的蔬菜、水果、肉、魚等生鮮食品吧！仔細看看食材的外表有無撞傷？變色？盛裝食品的容器是否有毀損？在購買時通通都確認一下會比較好喔！標示在食品上的保存期限（食物可以食用的安全期限）也不要忘記確認喔！而且，對特定食物有過敏問題的人，更是應該要確認清楚成分。

還有，千萬不要認為食物放在冰箱裡就完全沒問題了，在吃之前還是應該要觀察食物的狀態和顏色、聞一聞味道，只要覺得有一點怪怪的就最好不要吃喔！

只要按照這樣的方法，就可以自己判斷食物的安全性，這是非常重要的喔。

知識小百科

製造安全好喝的牛奶

剛從健康的牛隻擠下來的牛奶通常呈現無菌狀態，不過因為擔心經由空氣或容器讓細菌滋生，所以會加熱殺菌，以保持牛奶在食用上的安全性。日本的牛奶幾乎都是採用高溫瞬間殺菌（超高溫瞬間殺菌法：120~130℃，2~3 秒），歐洲各國則都是運用超高溫瞬間殺菌法製造保久乳，每天喝的鮮乳採用的是低溫且長時間殺菌的生產方式（低溫長時間殺菌法：62~65℃，30分鐘，又稱巴氏殺菌法），因此對生乳的審查特別嚴格。如果想比較兩種方式生產的牛奶有什麼差別的話，可以試著找找看包裝上標示有「低溫殺菌牛奶」或「巴氏殺菌牛奶」的鮮乳吧！

●在喝到牛奶前

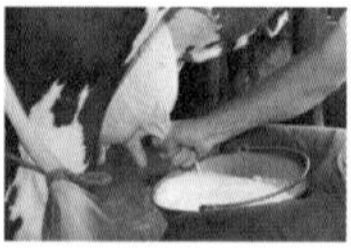
從乳牛身上擠出來的乳汁就是生乳。

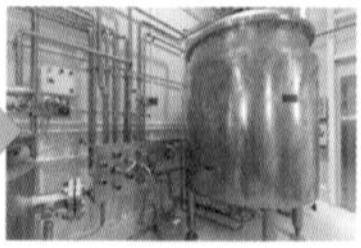
生乳會在乾淨的工廠裡加熱殺菌。

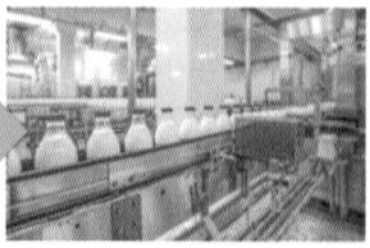
殺菌完成的牛奶會分裝在紙盒或瓶子裡再運送出去。

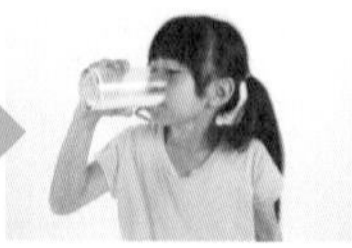
我要喝囉！

胖虎的料理

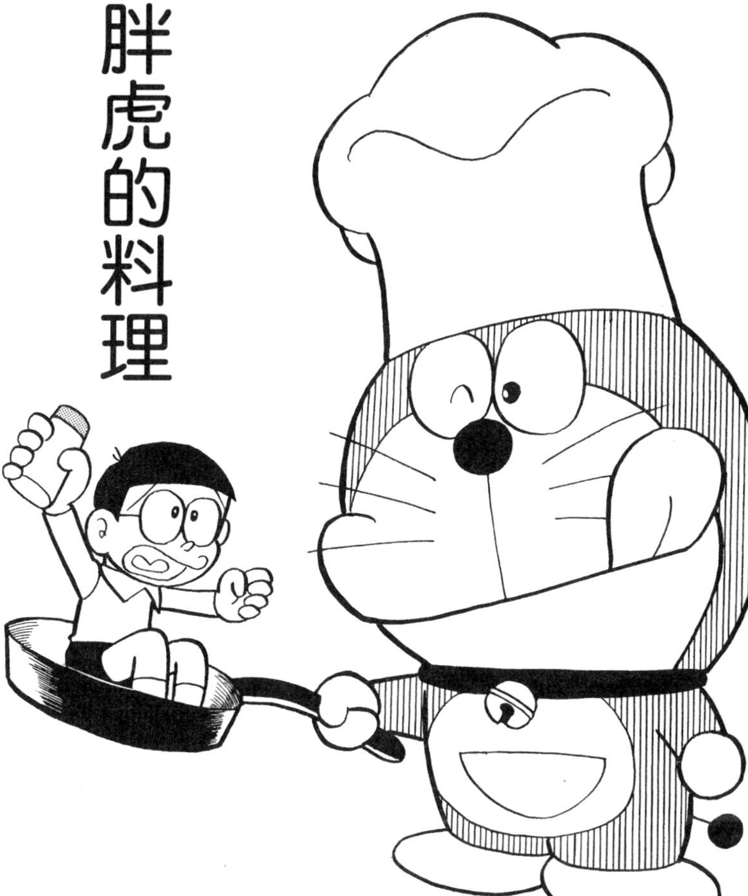

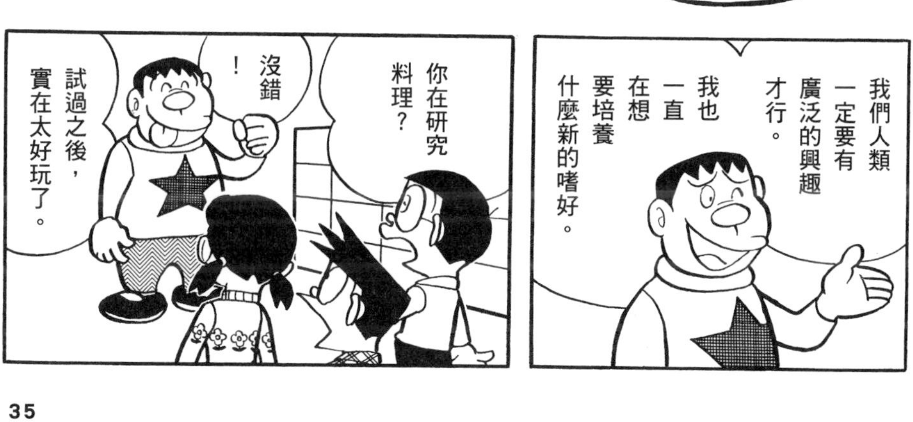
我們人類一定要有廣泛的興趣才行。
我也一直在想要培養什麼新的嗜好。
你在研究料理？
沒錯！
試過之後，實在太好玩了。

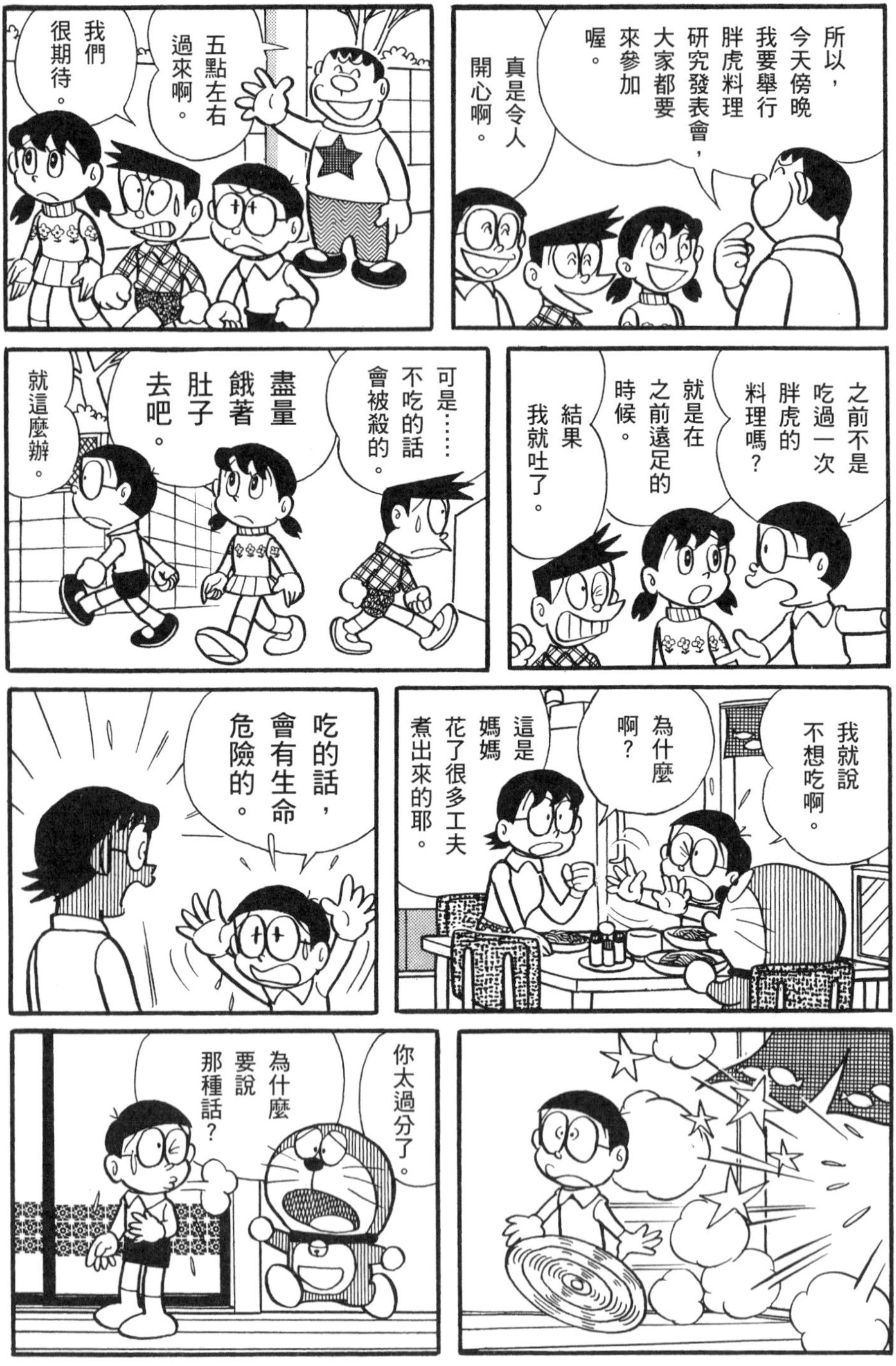
所以，今天傍晚我要舉行胖虎料理研究發表會，大家都要來參加喔。
真是令人開心啊。
五點左右過來啊。
我們很期待。
之前不是吃過一次胖虎的料理嗎？
就是在之前遠足的時候。
結果我就吐了。
可是……不吃的話會被殺的。
盡量餓著肚子去吧。
就這麼辦。
我就說不想吃啊。
為什麼啊？
這是媽媽花了很多工夫煮出來的耶。
吃的話，會有生命危險的。
你太過分了。
為什麼要說那種話？

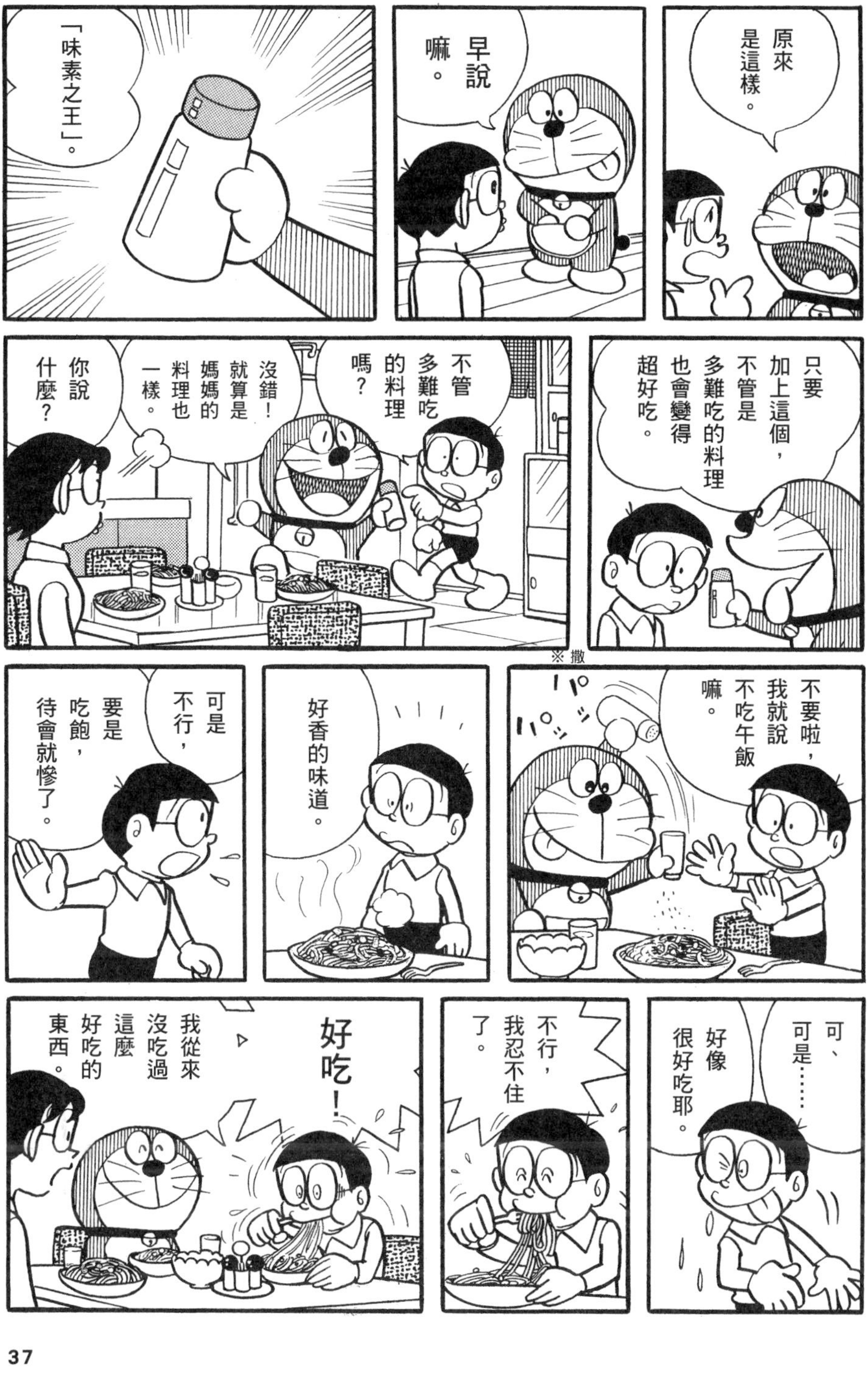
原來是這樣。
早說嘛。
「味素之王」。
只要加上這個，不管是多難吃的料理也會變得超好吃。
不管多難吃的料理嗎？
沒錯！就算是媽媽的料理也一樣。
你說什麼？
※撒
不要啦，我就說不吃午飯嘛。
好香的味道。
可是不行，要是吃飽，待會就慘了。
可、可是……好像很好吃耶。
不行，我忍不住了。
好吃！
我從來沒吃過這麼好吃的東西。

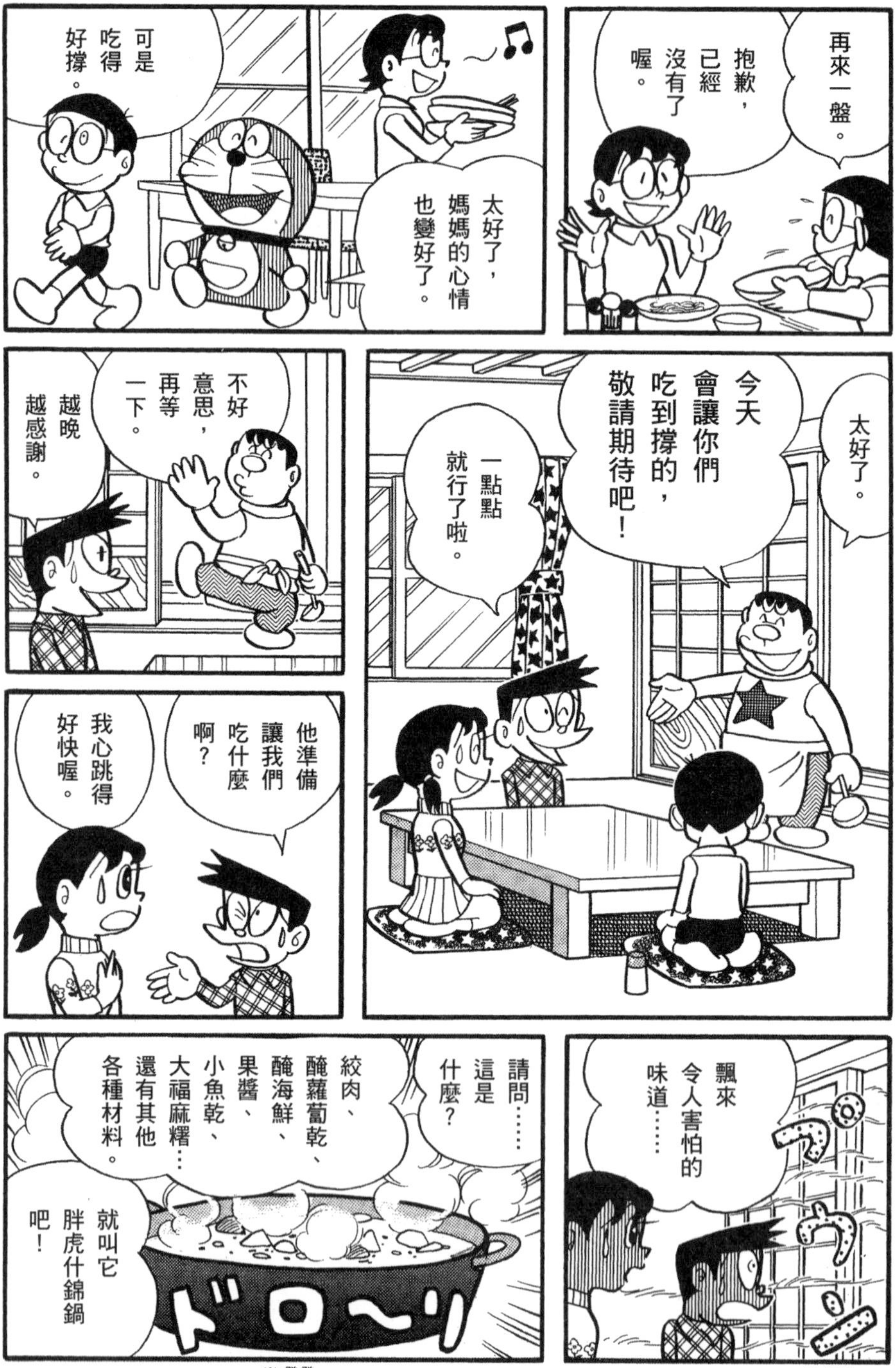
再來一盤。
抱歉，已經沒有了喔。
太好了，媽媽的心情也變好了。
可是吃得好撐。
太好了。
今天會讓你們吃到撐的，敬請期待吧！
一點點就行了啦。
不好意思，再等一下。
越晚越感謝。
他準備讓我們吃什麼啊？
我心跳得好快喔。
飄來令人害怕的味道……
請問……這是什麼？
絞肉、醃蘿蔔乾、醃海鮮、果醬、小魚乾、大福麻糬……還有其他各種材料。
就叫它胖虎什錦鍋吧！
ドロ〜リ

※ 登登

※ 飄出

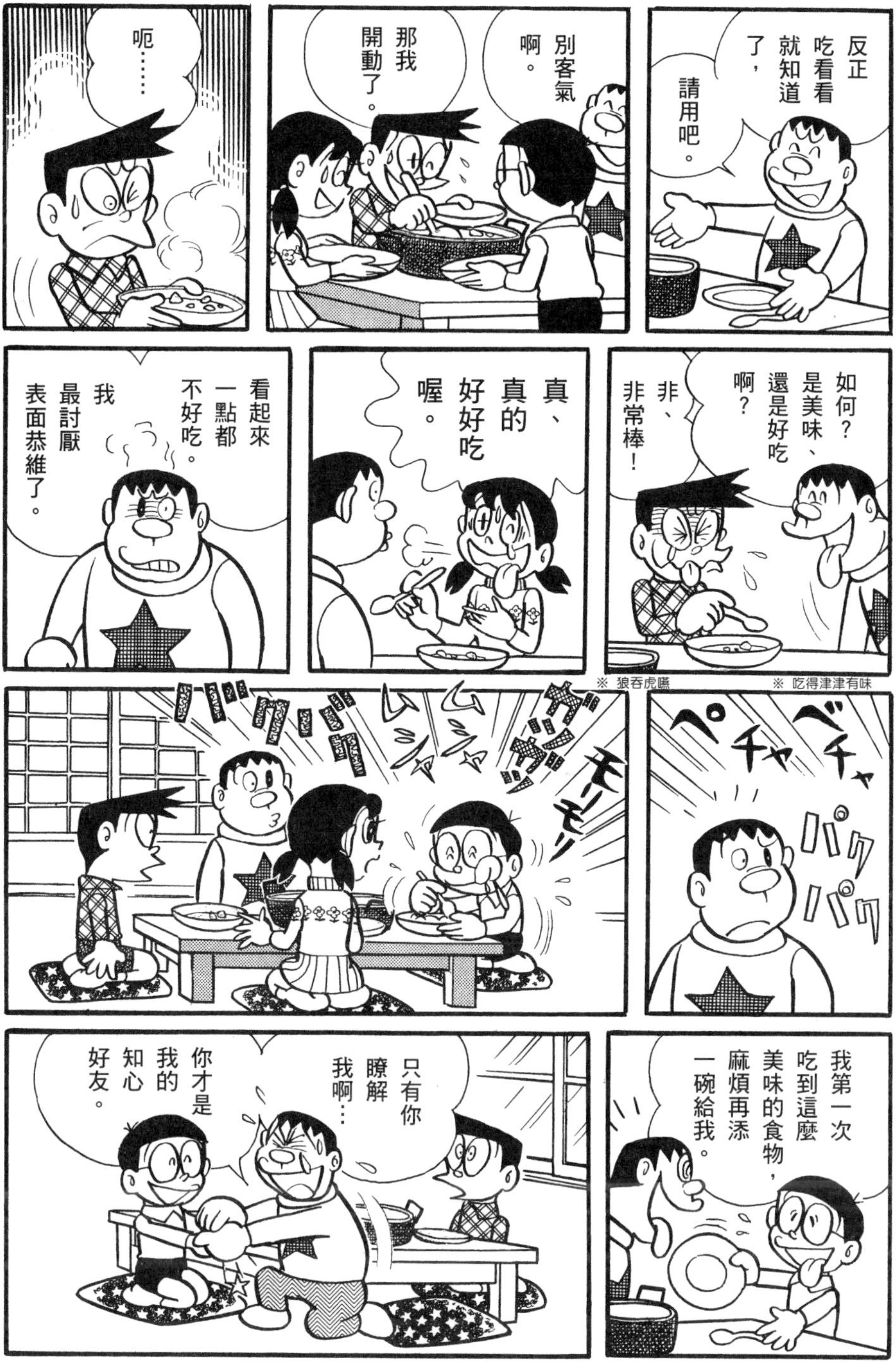
反正吃看看就知道了，
請用吧。
別客氣啊。
那我開動了。
呃……
如何？是美味、還是好吃啊？
非、非常棒！
真、真的好好吃喔。
看起來一點都不好吃。
我最討厭表面恭維了。
※ 狼吞虎嚥
※ 吃得津津有味
ムシャムシャ
パクパク
我第一次吃到這麼美味的食物，麻煩再添一碗給我。
只有你瞭解我啊……
你才是我的知心好友。

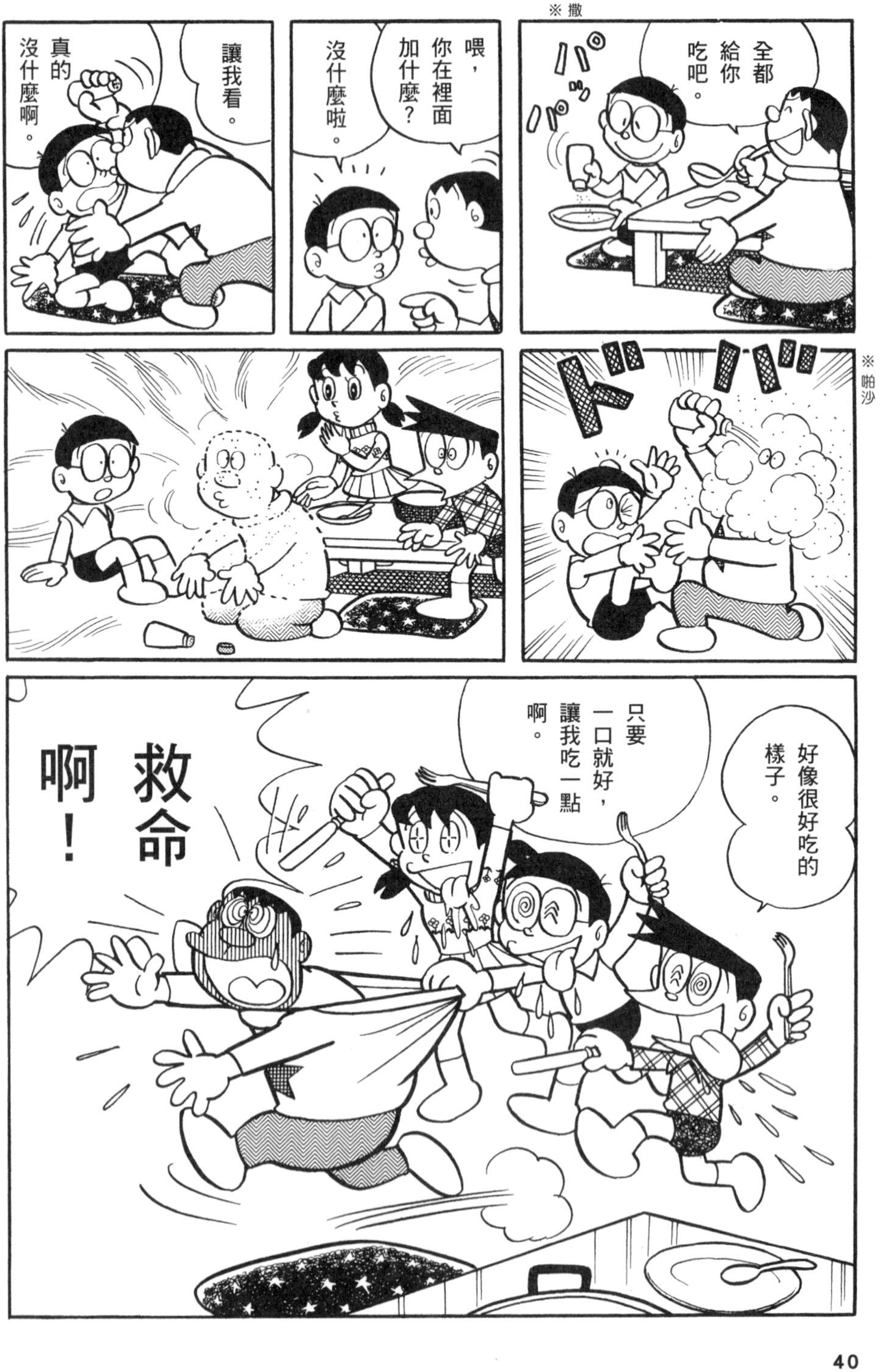
※撒
全都給你吃吧。
喂，你在裡面加什麼？
沒什麼啦。
讓我看。
真的沒什麼啊。
※啪沙
好像很好吃的樣子。
只要一口就好，讓我吃一點啊。
救命啊！

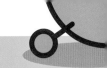

什麼是酸、甜、苦、鹹？

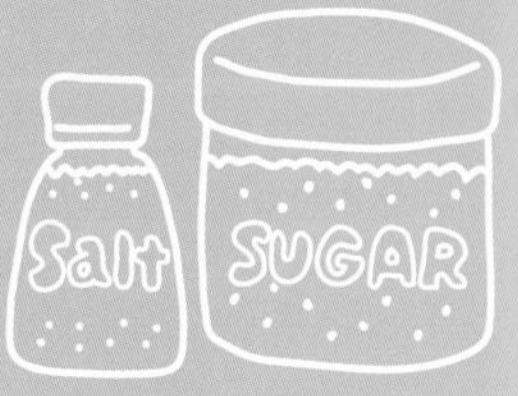

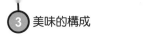

酸、甜、苦、鹹和鮮味是五種基本味道

基本味道分成五種，「酸味」、「甜味」、「苦味」、「鹹味」和「鮮味」。酸味（酸）除了可以促進養分吸收，加快排出廢物之外，也是告訴我們食物腐敗的信號。甜味（甜）因為是身體能量的來源，所以疲累的時候，會想要吃點甜的東西提振精神。感受到苦味（苦），通常是吃了像苦瓜那樣的食物或藥品，實際上是有毒的信號。鹹味（鹹）是為了保持身體水分的平衡，運送需要的礦物質。甜味、鹹味、鮮味是組成身體組織必要的味道，酸味和苦味則主要是提醒此物有害的警告。鮮味主要是提供身體組織的營養素（胺基酸等）。詳情請看第四十五頁。

● 人類分類出來的「5 種基本味道」

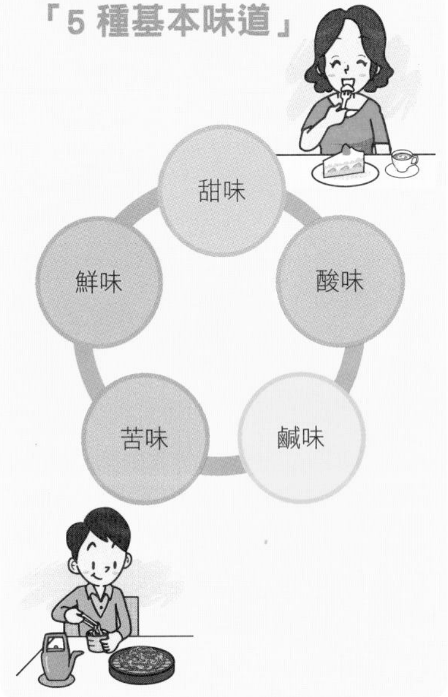

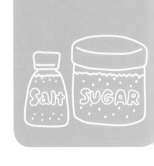

由五種基本味道搭配在一起就是我們現在吃的食物，其他還有鈣味和脂肪味，有關味覺的研究現在還在持續中。

能夠感受到味道的不只有舌頭

仔細觀察舌頭的表面，是否有看到上頭有很多白色小小的突起？在這些白色突起的根部，有著近似花蕾形狀的就是「味蕾」。「味蕾」裡有味覺細胞，可以辨別溶解在水分和唾液中的食物成分，大腦再根據味覺細胞所傳送的訊息，在五種味道中決定是「酸」、「甜」、「苦」、「鹹」還是「鮮」？

但是，味道不單只靠舌頭在感受，上顎和喉嚨也有作用，咬碎食物後吞下去，整個口腔都會感受到味道。

據說成人擁有大約一萬個「味蕾」，不過實際上擁有最多味蕾的是嬰兒。剛出生的嬰兒就能夠感受到甜味和苦味，長大成人後連苦的東西都能夠吃下去的原因，其實是「味蕾」數量減少的緣故。

喝茶時會感覺到澀味，其實是由口中的黏膜所接收的訊息，而能感受到咖哩和泡菜等較辛辣的味道，則是因為舌頭和口腔受到刺激，並不是由味覺細胞感受到味道。

● 味覺感受的構造

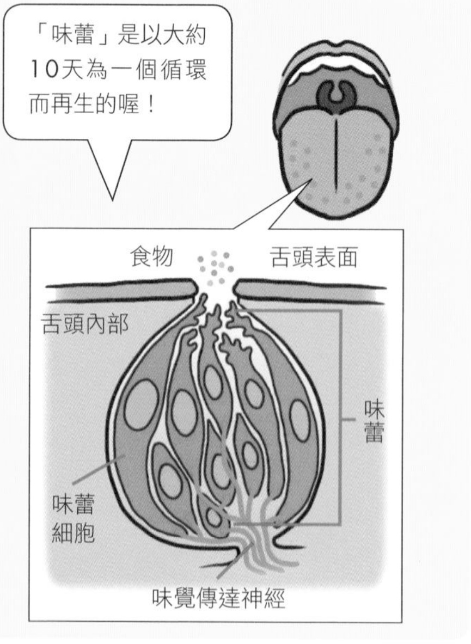
「味蕾」是以大約10天為一個循環而再生的喔！
食物
舌頭表面
舌頭內部
味蕾
味蕾細胞
味覺傳達神經

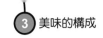

5 種基本味道與代表食品

味道種類	代表食物	特徵
酸味	醋 酸梅 檸檬 葡萄柚等等 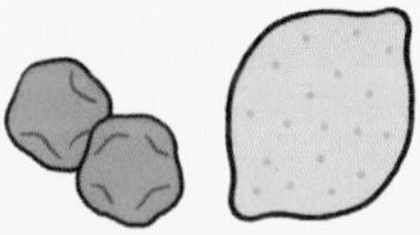	殺菌作用 消除疲勞 腐敗警告
甜味	砂糖 巧克力 蛋糕 饅頭 冰淇淋等等 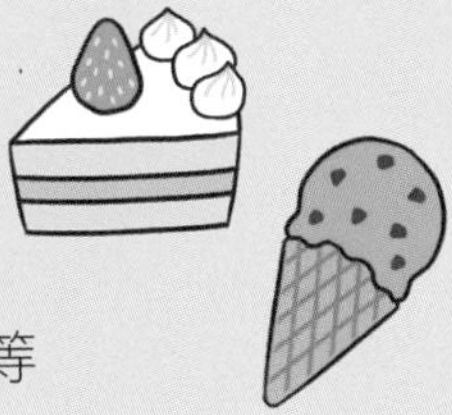	力量來源 能量源 消除疲勞
苦味	咖啡 苦瓜 青椒 香芹 芹菜等等 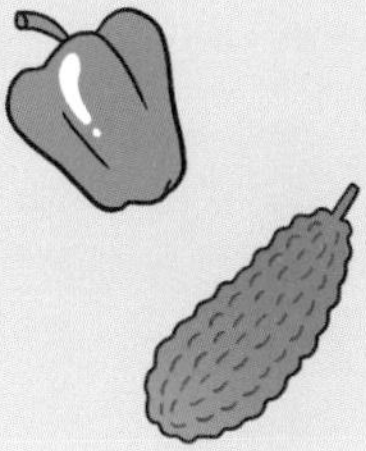	可透過學習而喜歡 毒物警告
鹹味	鹽 醬油 明太子 洋芋片等等 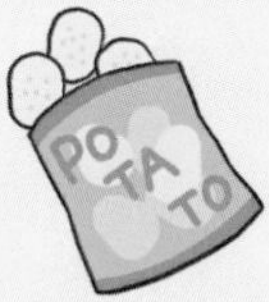	供應平衡體內水分所需的礦物質
鮮味	昆布 柴魚片 乾香菇 小魚乾等等 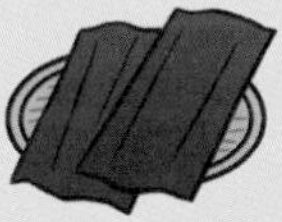	生物不可或缺的胺基酸， 供給核酸 增進食慾

最先發現「鮮味」的是日本人，這是真的嗎？

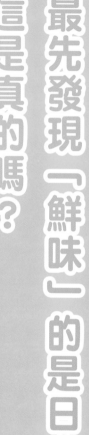

由三位日本科學家所發現的「鮮味」

日本人每天都在喝的味噌湯以及每天吃的燉菜等日本料理所不可或缺的「湯頭」中，富含最多「鮮味」的是昆布、柴魚片、小魚乾和乾香菇。

實際上，發現這個「鮮味」的是日本的科學家，東京帝國大學（現在的東京大學）的池田菊苗博士。一九〇八年，池田博士從昆布高湯的美味得到啟發，從昆布中萃取出「麩胺酸」，並將其命名為「鮮味」。之後，於一九一三年小玉新太郎博士則是從柴魚片萃取出「肌苷酸」。一九六〇年，國中明博士確認乾香菇中的鮮味成分來源是來自「鳥苷酸」。這些極具代表性的鮮味全都是由日本科學家發現的，而日本的飲食文化也被稱為「鮮味的文化」。

影像提供／味之素株式會社

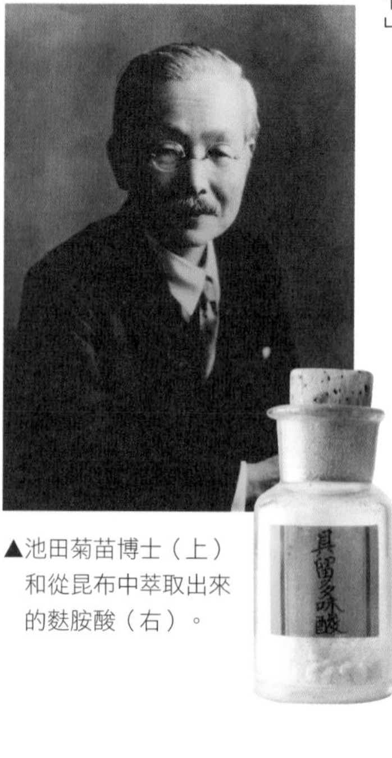

▲池田菊苗博士（上）和從昆布中萃取出來的麩胺酸（右）。

受到世界矚目的「鮮味」是什麼？

「麩胺酸」是構成人體的其中一種胺基酸。「肌苷酸」和「鳥苷酸」是身體成長不可或缺的核酸，而這些就是「鮮味」的真面目。「鮮味」藏在各種食物中，日本人利用不同方法提出「鮮味」，進一步升級料理。

基本味道（酸味、甜味、苦味和鹹味）本來分成這四種，由於「鮮味」的發現而成為第五種。日本人覺得最好吃的味道「鮮味」，目前在世界上大都以其日文的音譯「UMAMI」為大家所用。

現今世界各地的廚師也開始注意到「鮮味」，將其應用在許多料理上。特別是亞洲各國，很常用到日本製的「鮮味調味料」商品。

富含麩胺酸的食物

- 乾燥昆布
- 大白菜
- 綠茶
- 番茄
- 紫菜

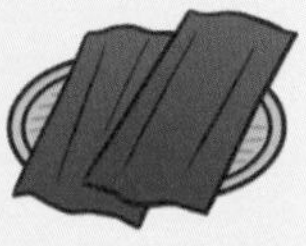

富含肌苷酸的食物

- 小魚乾（日本鯷）
- 柴魚片
- 鯖魚
- 鯛魚
- 豬肉

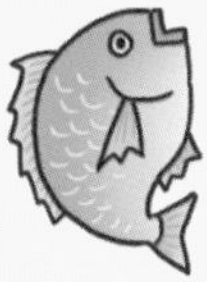

富含鳥苷酸的食物

- 乾香菇
- 金針菇（加熱時）

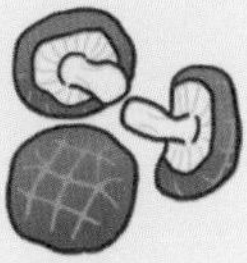

知識小百科

料理中的「高湯」指的是什麼？

日本料理中使用的高湯通常以「昆布和柴魚片」、「昆布和乾香菇」等組合為主。會這樣組合的原因是因為在各種食材中所富含的「麩胺酸」、「肌苷酸」和「鳥苷酸」，互相組合會比單一個使用更容易引出鮮味。

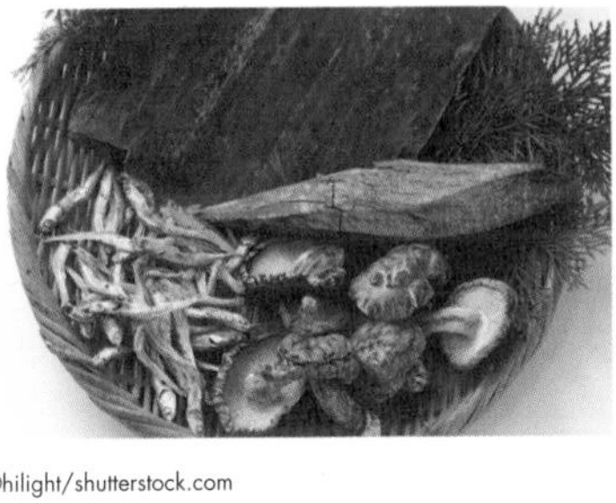

◀日本料理的高湯中常會用到的代表性食品，圖中以順時針順序分別為昆布、柴魚片、乾香菇和小魚乾（日本鯷）。

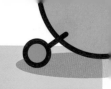

為什麼會挑食？

就算有討厭的食物也沒關係！

在小朋友討厭的食物排行榜中，占據前面幾名的大多是青椒、芹菜、苦瓜，以及蔥、薑、山葵和芥末等刺激性較強的食物。其他還有檸檬和柚子等酸性的食物，也有許多小朋友不喜歡。而這是為什麼呢？

苦味和酸味會像是毒物和腐敗食物一樣，被身體當成有害物質，這一點在第四十一頁時有說明過對吧！實際上小孩比成人擁有更多的「味蕾」，味覺較敏感，所以只要感受到稍微的酸味和苦味，就會本能的閃避。長大成人後，因為了解苦味不等於毒物，也就開始能夠享受咖啡等有苦味的食物了！

挑食的原因主要是不好吃與不符合小朋友喜歡的味道，其他的大概就是因為沒有吃過不想吃、沒有吃過就先討厭，以及以前沒有吃過的經驗所造成的影響。

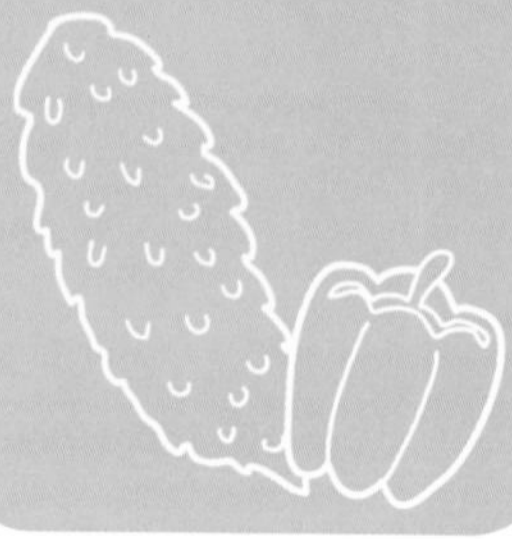

● 我們擁有很多對身體好處多多的營養素喔！

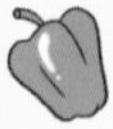

青椒

富含維生素 A、C、E，維生素 C 是檸檬的 2 倍，番茄的5倍。

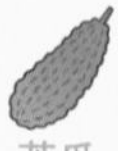

苦瓜

有豐富的β胡蘿蔔素（維生素 A）和膳食纖維。

芹菜

有豐富的維生素 C，β胡蘿蔔素和礦物質。

請告訴我怎麼克服挑食！

如果一直吃不喜歡的食物，多吃幾次之後就會漸漸習慣……大家都有這樣的經驗吧！在小時候就嘗試過各種不同食物的小朋友，長大之後對「好吃」的接受範圍也會比較廣，就算是蒸青椒也能吃得津津有味。不同的料理方法和調味可以讓苦味減低，想克服挑食的人可以挑戰看看喔！

其實稍微挑食對身體不會有什麼太大的影響，不足的營養可以透過其他食物獲取，但如果只吃零食和肉類的話就不好囉。另外，感冒或受傷的時候都會想要能快點好起來吧？所以如果想讓感冒和傷口早一點復原的話，均衡飲食是非常重要的喔。而且如果要提升免疫力避免感冒，飲食的均衡更是重要喔！

知識小百科

原本被大家討厭的食物，瞬間變得超受歡迎 !?

壽司是最近才開始在世界上大受歡迎的日本料理。因為美洲和歐洲的部分國家並沒有食用生魚的習慣，所以一開始對壽司敬而遠之。但是在對日本料理漸漸的有較深的了解，以及近年來重視身體健康的趨勢後，日本料理瞬間翻身，變得大受歡迎！原本不敢吃生魚的人，吃了壽司後也開始覺得好吃。

©doma/shutterstock.com

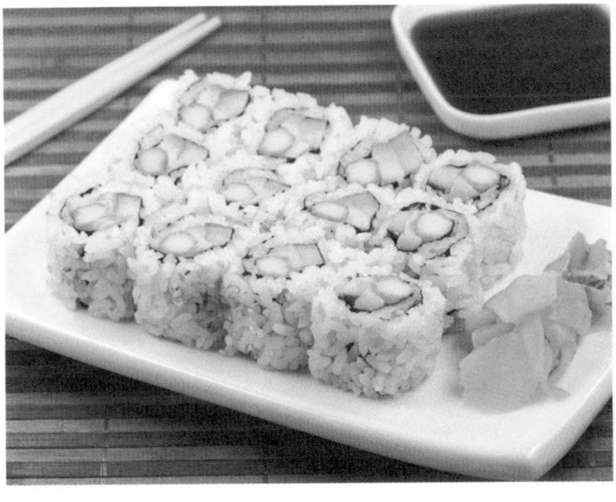

▲ 餡料先用海苔捲起來，外側再以飯捲起來的加州捲。這個想法是日本的壽司師傅，看到美國人會將壽司捲的海苔剝掉的舉動而製作的。

眼睛也可以像嘴一樣吃東西

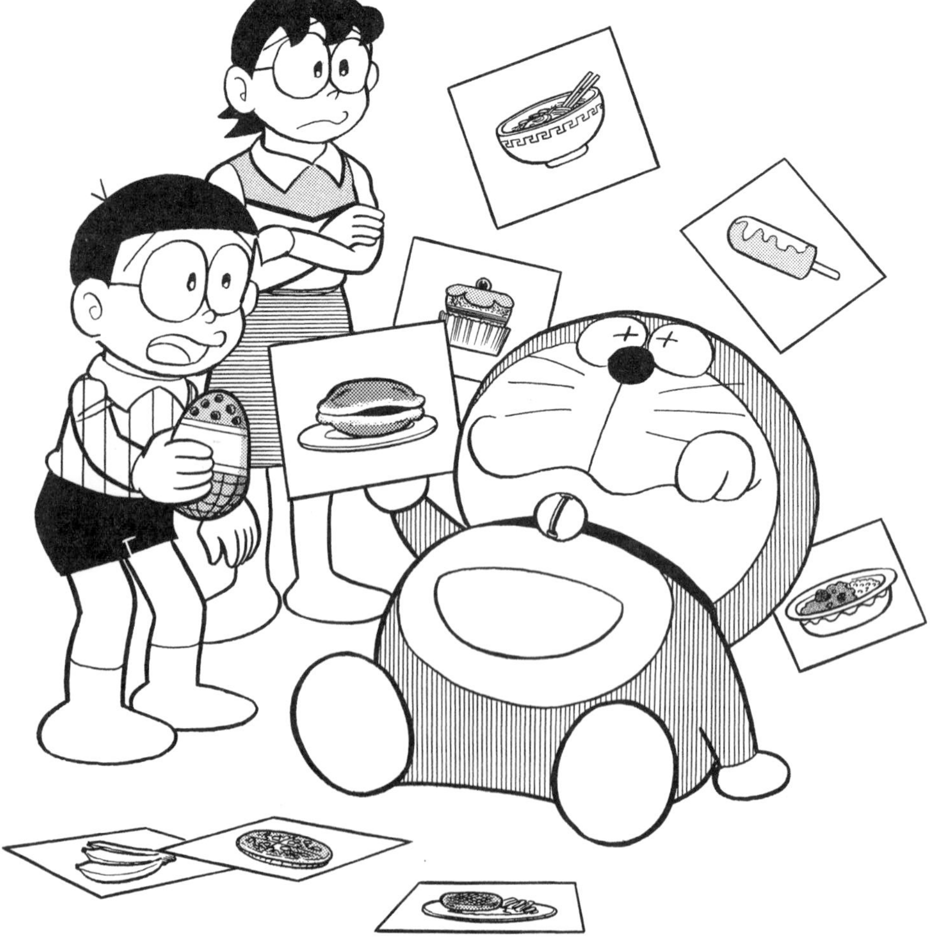

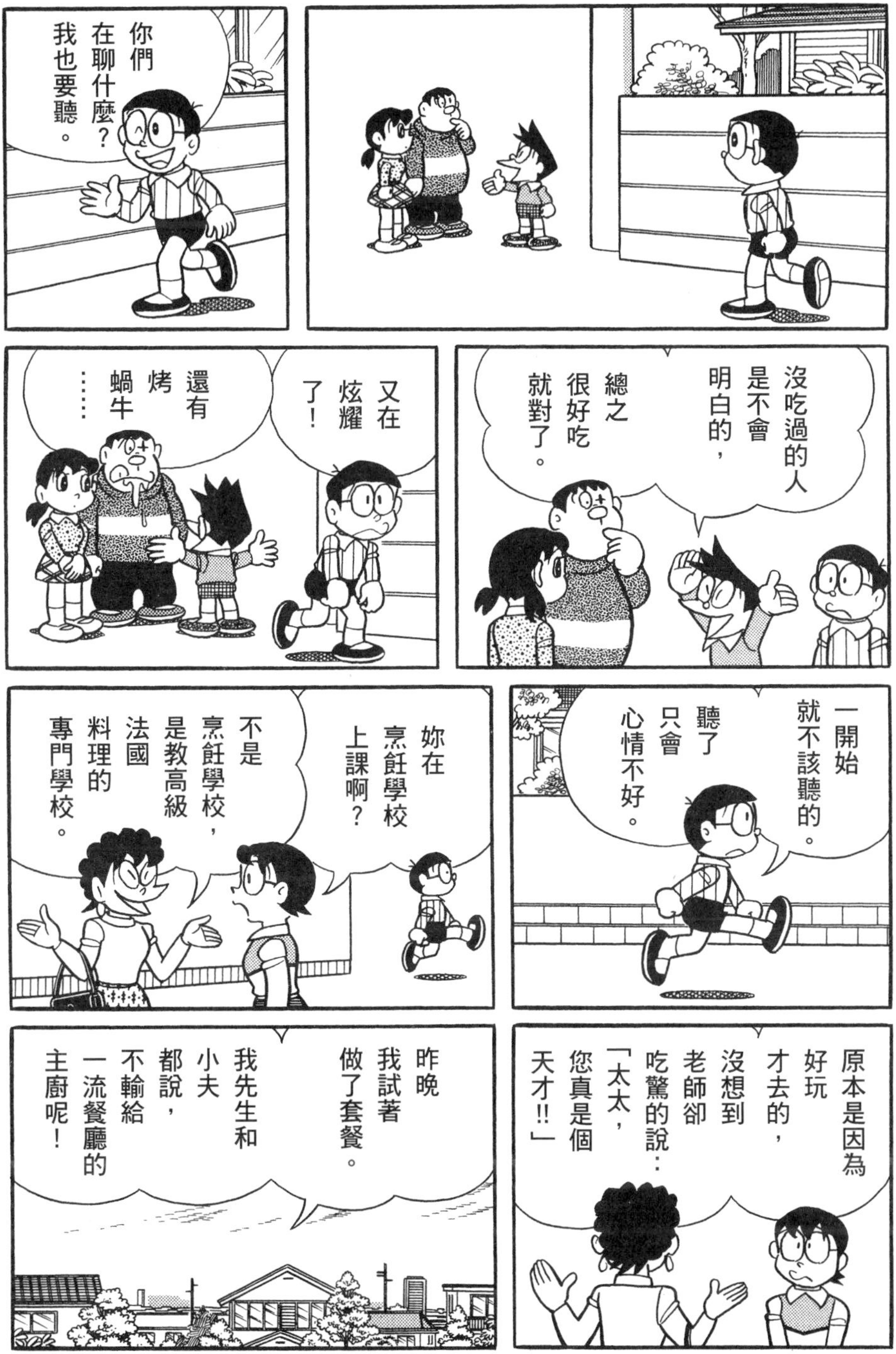
你們在聊什麼？我也要聽。
沒吃過的人是不會明白的，總之很好吃就對了。
又在炫耀了！
還有烤蝸牛……
一開始就不該聽的。聽了只會心情不好。
妳在烹飪學校上課啊？
不是烹飪學校，是教高級法國料理的專門學校。
原本是因為好玩才去的，沒想到老師卻吃驚的說：「太太，您真是個天才!!」
昨晚我試著做了套餐。
我先生和小夫都說，不輸給一流餐廳的主廚呢！

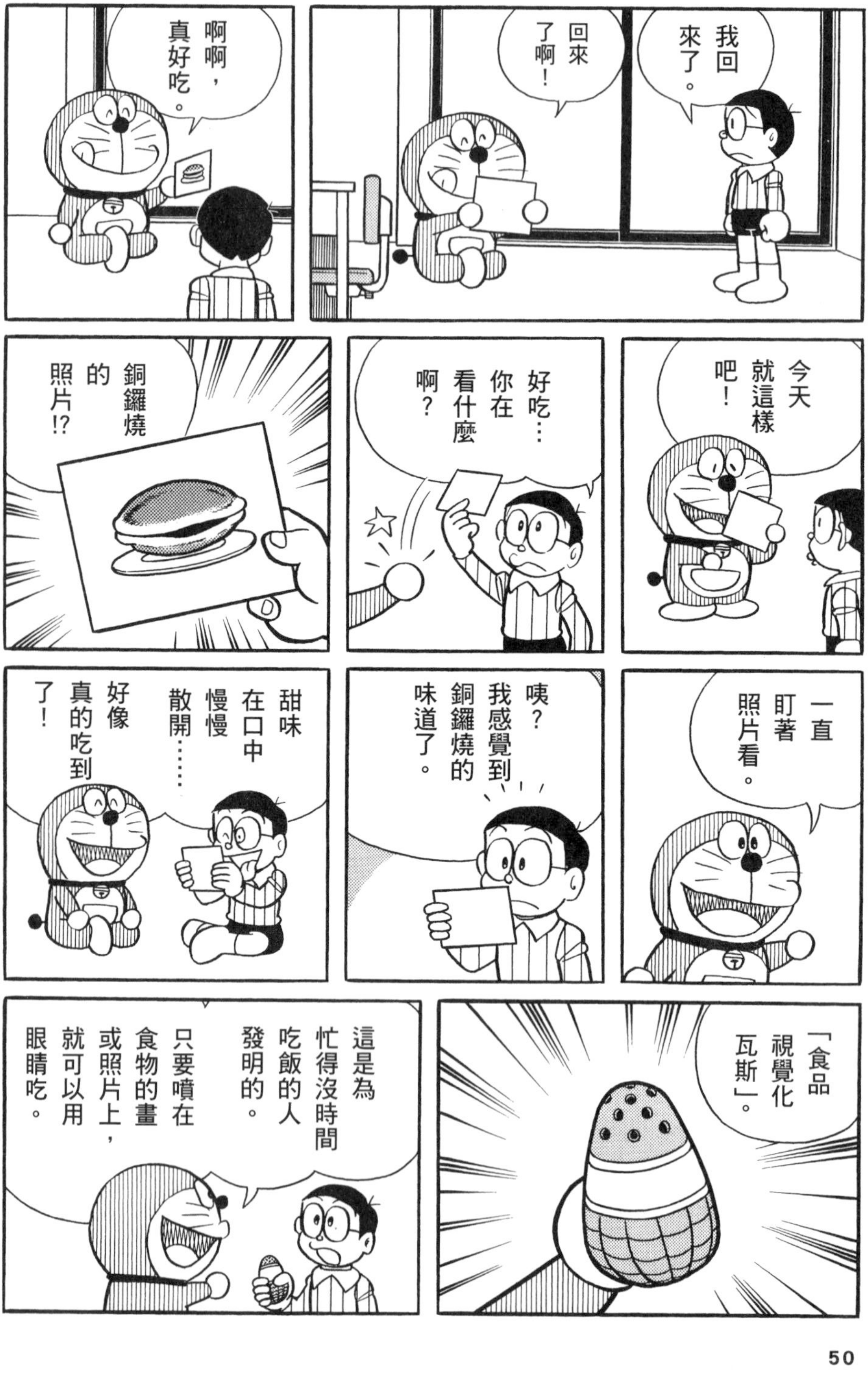
我回來了。
回來了啊！
啊啊，真好吃。
今天就這樣吧！
好吃…你在看什麼啊？
銅鑼燒的照片!?
一直盯著照片看。
咦？我感覺到銅鑼燒的味道了。
甜味在口中慢慢散開……好像真的吃到了！
「食品視覺化瓦斯」。
這是為忙得沒時間吃飯的人發明的。只要噴在食物的畫或照片上，就可以用眼睛吃。

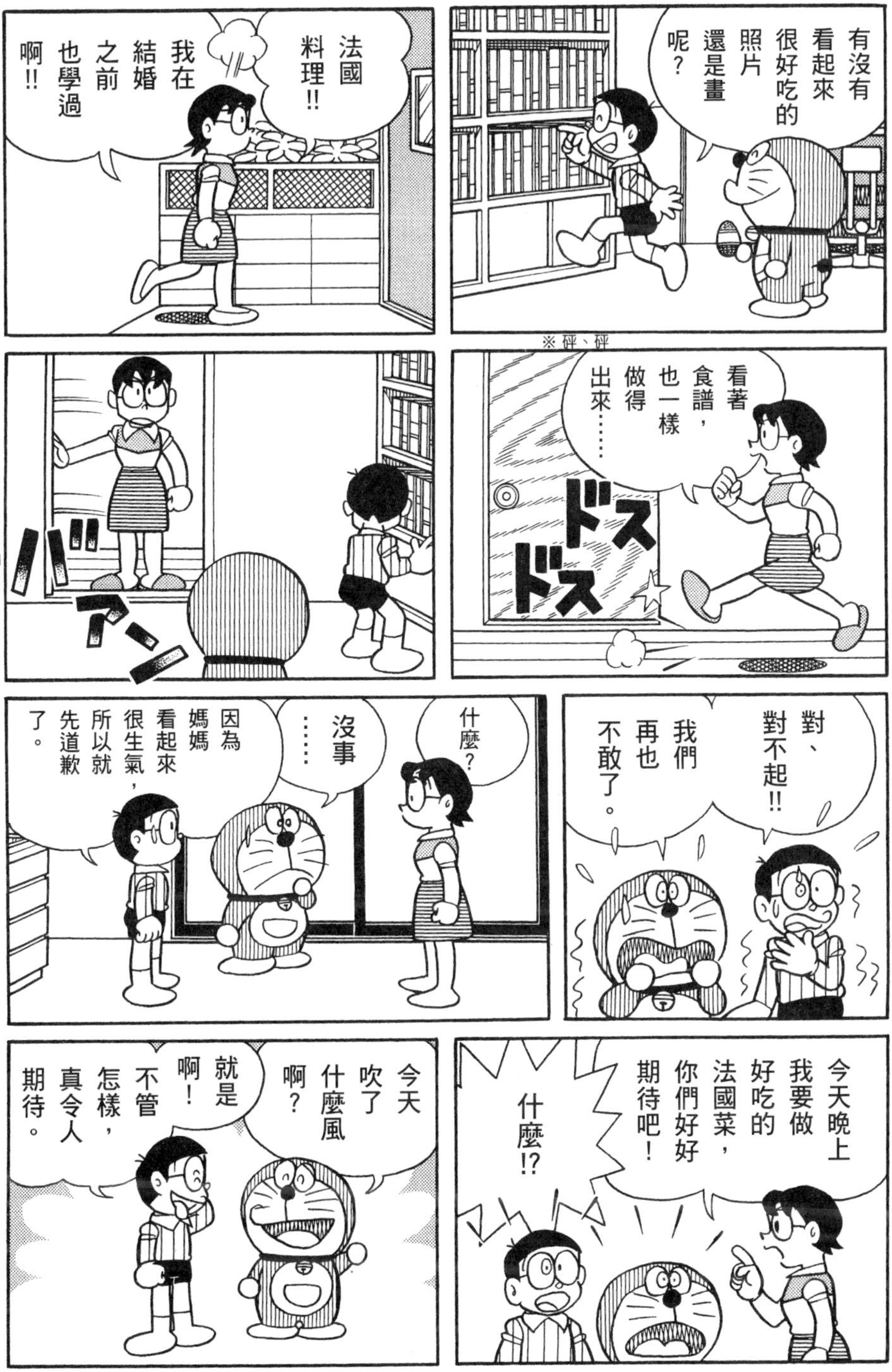
有沒有看起來很好吃的照片還是畫呢？
法國料理!!
我在結婚之前也學過啊!!
※砰、砰
看著食譜，也一樣做得出來……
ドス
ドス
※啪
對、對不起!!
我們再也不敢了。
什麼？
沒事……
因為媽媽看起來很生氣，所以就先道歉了。
今天晚上我要做好吃的法國菜，你們好好期待吧！
什麼!?
今天吹了什麼風啊？
就是啊！
不管怎樣，真令人期待。

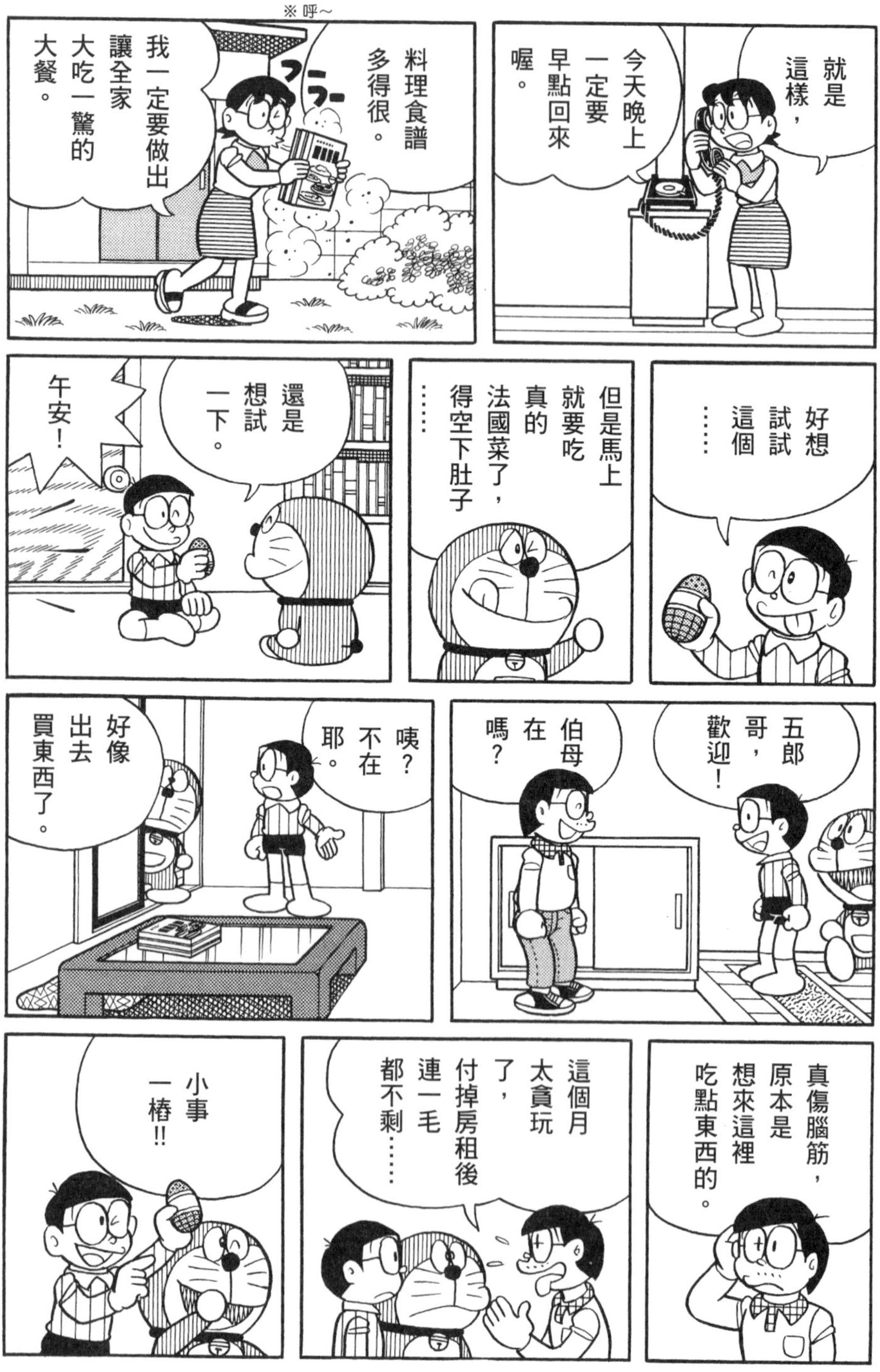
就是這樣，
今天晚上一定要早點回來喔。
料理食譜多得很。
フーフー
※呼~
我一定要做出讓全家大吃一驚的大餐。
好想試試這個……
但是馬上就要吃真的法國菜了，得空下肚子……
還是想試一下。
午安！
五郎哥，歡迎！
伯母在嗎？
咦？不在耶。
好像出去買東西了。
真傷腦筋，原本是想來這裡吃點東西的。
這個月太貪玩了，付掉房租後連一毛都不剩……
小事一樁!!

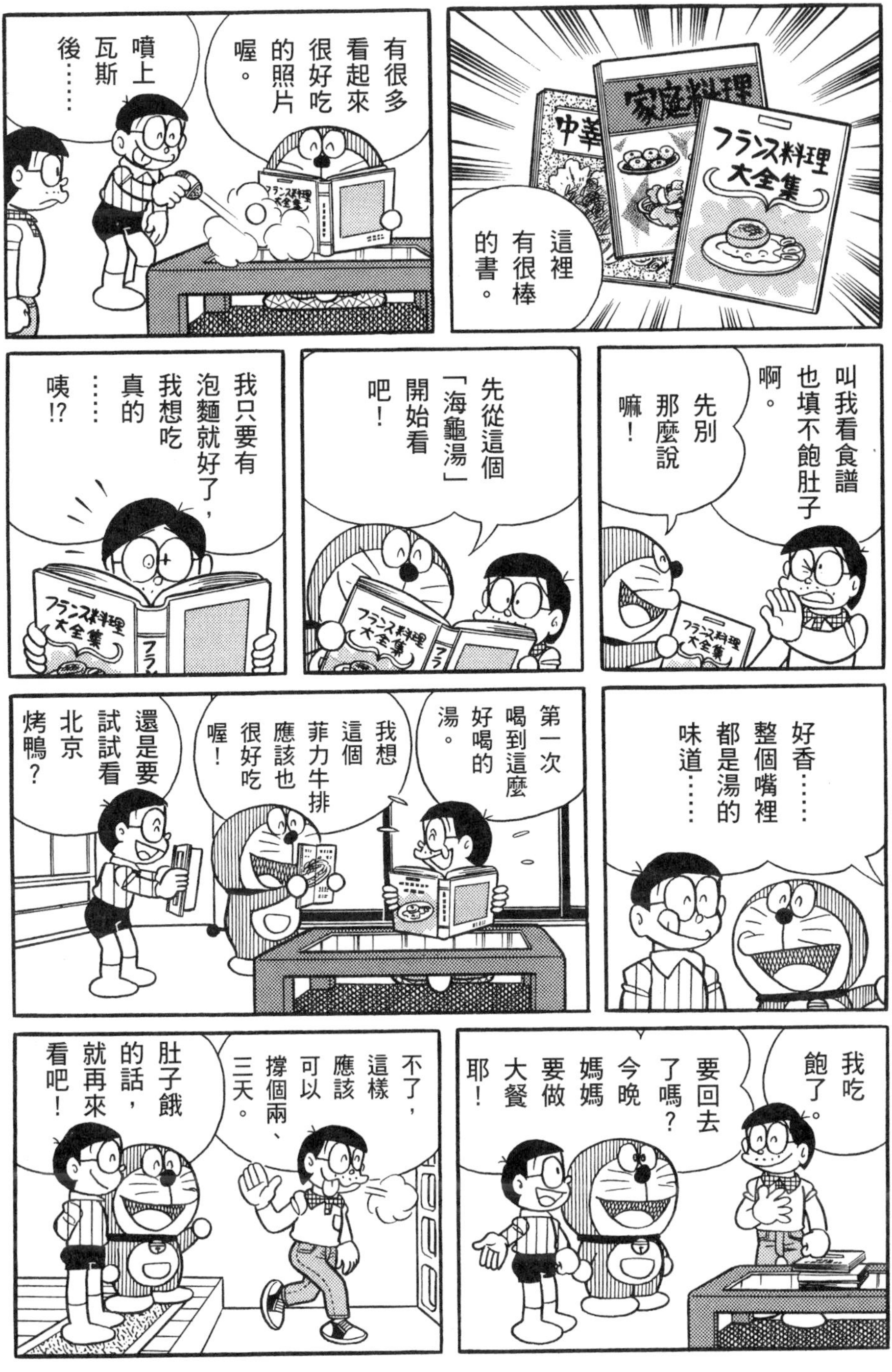
中華
家庭料理
フランス料理大全集
這裡有很棒的書。
有很多看起來很好吃的照片喔。
噴上瓦斯後……
叫我看食譜也填不飽肚子啊。
先別那麼說嘛！
フランス料理大全集
先從這個「海龜湯」開始看吧！
フランス料理大全集
我只要有泡麵就好了，我想吃真的……
咦!?
フランス料理大全集
好香……整個嘴裡都是湯的味道……
第一次喝到這麼好喝的湯。
我想這個菲力牛排應該也很好吃喔！
還是要試試看北京烤鴨？
我吃飽了。
要回去了嗎？今晚媽媽要做大餐耶！
不了，這樣應該可以撐個兩、三天。
肚子餓的話，就再來看吧！

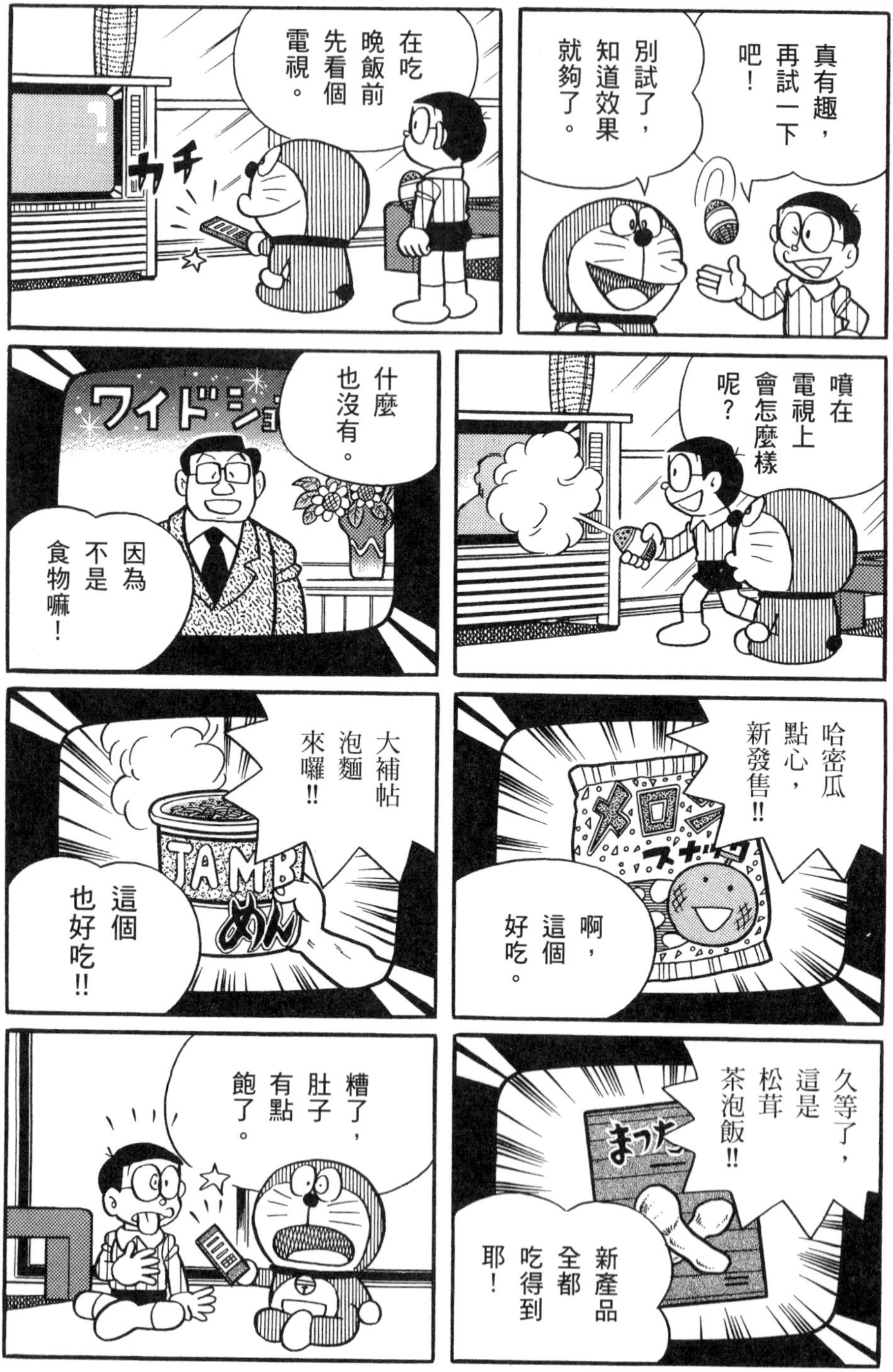
真有趣，再試一下吧！
別試了，知道效果就夠了。
在吃晚飯前先看個電視。
カチ
噴在電視上會怎麼樣呢？
ワイドショ
什麼也沒有。
因為不是食物嘛！
哈密瓜點心，新發售!!
啊，這個好吃。
大補帖泡麵來囉!!
TAMB
めん
這個也好吃!!
久等了，這是松茸茶泡飯!!
まつた
新產品全都吃得到耶！
糟了，肚子有點飽了。

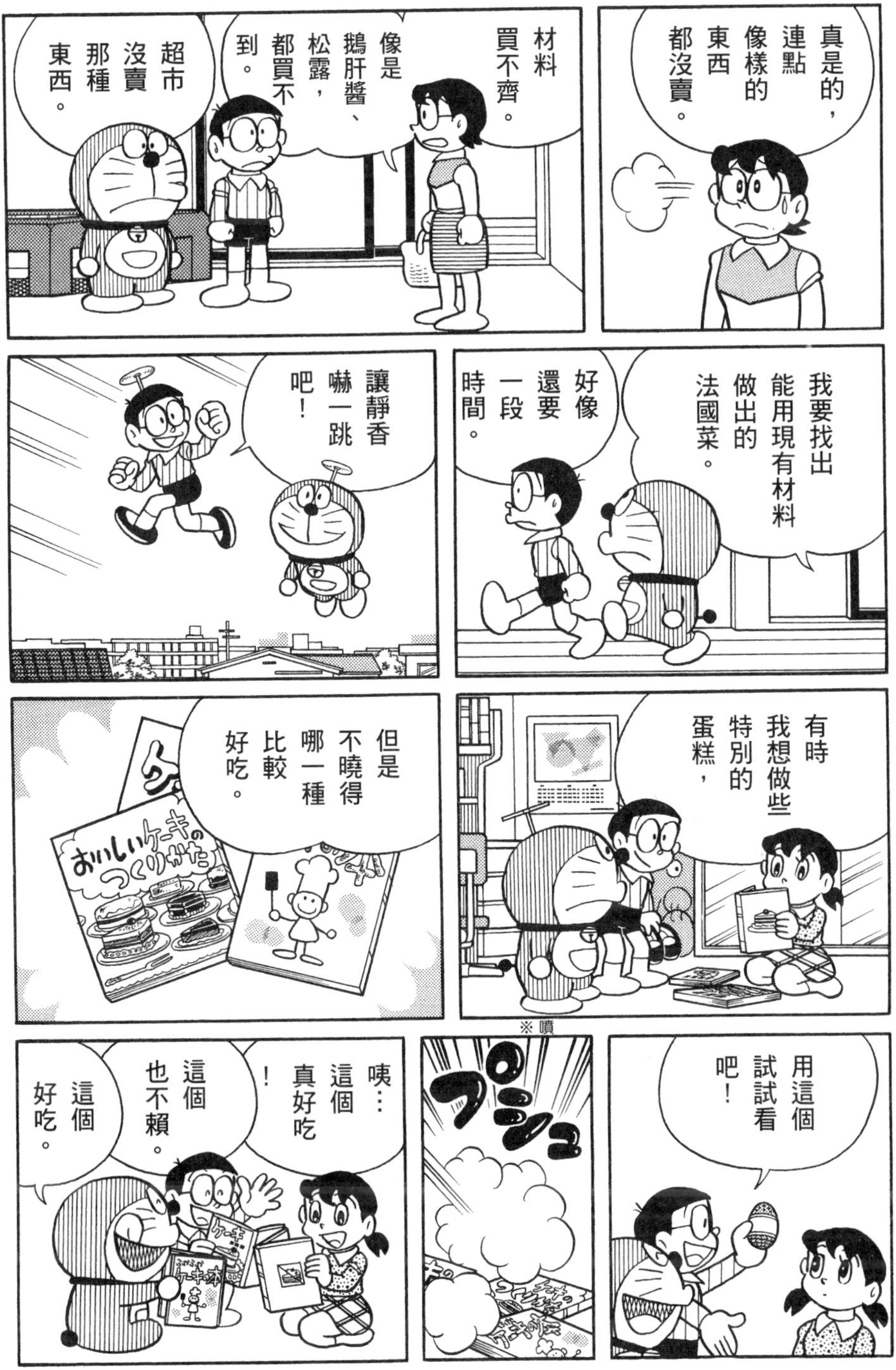
真是的，連點像樣的東西都沒賣。
材料買不齊。
像是鵝肝醬、松露，都買不到。
超市沒賣那種東西。
我要找出能用現有材料做出的法國菜。
好像還要一段時間。
讓靜香嚇一跳吧！
有時我想做些特別的蛋糕，
但是不曉得哪一種比較好吃。
おいしいケーキのつくりかた
用這個試試看吧！
※噴
咦…這個真好吃！
這個也不賴。
這個好吃。
ケーキ

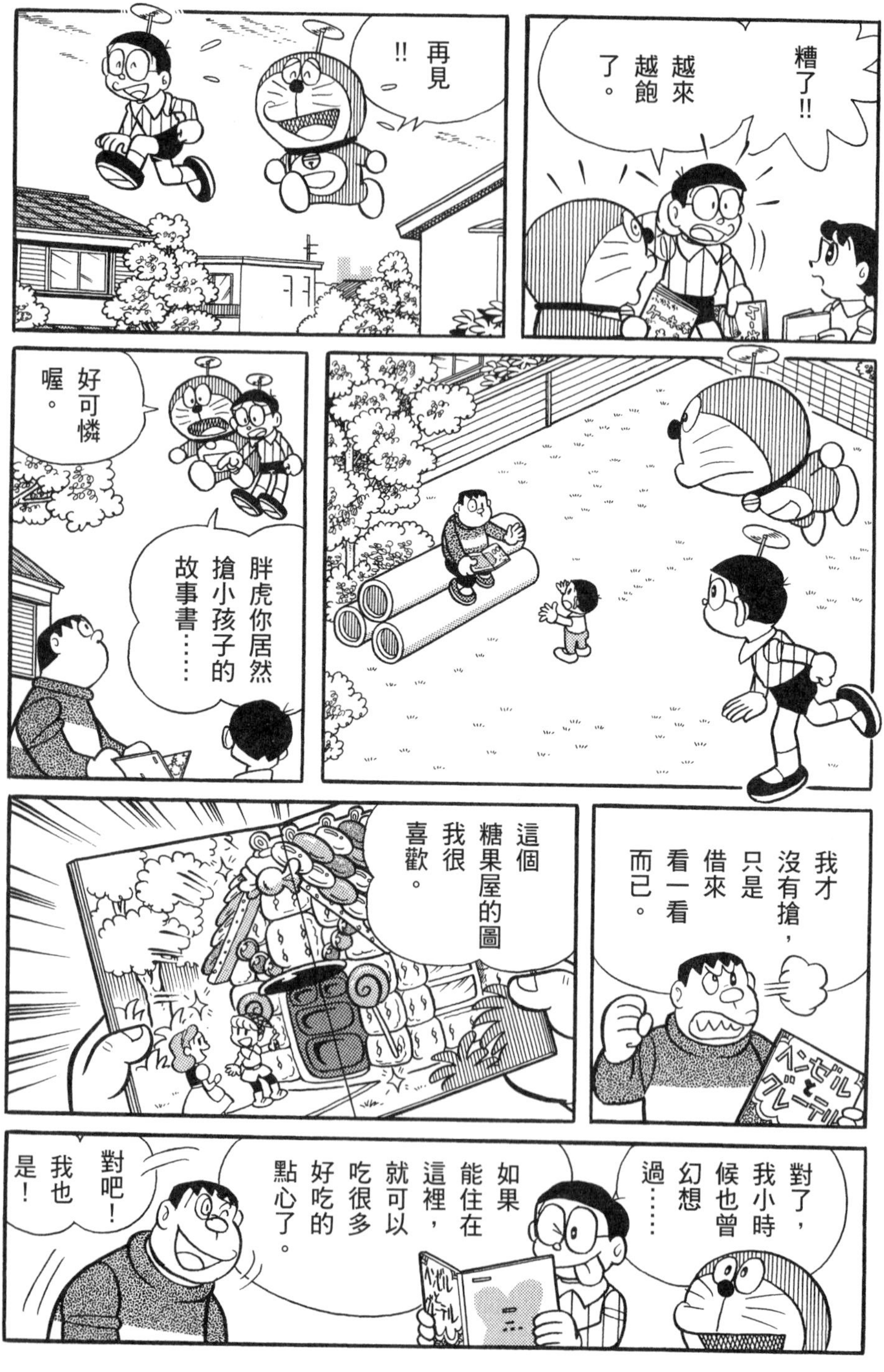
糟了!!越來越飽了。
再見!!
好可憐喔。
胖虎你居然搶小孩子的故事書……
我才沒有搶，只是借來看一看而已。
ヘンゼルとグレーテル
這個糖果屋的圖我很喜歡。
對了，我小時候也曾幻想過……
如果能住在這裡，就可以吃很多好吃的點心了。
對吧！我也是！

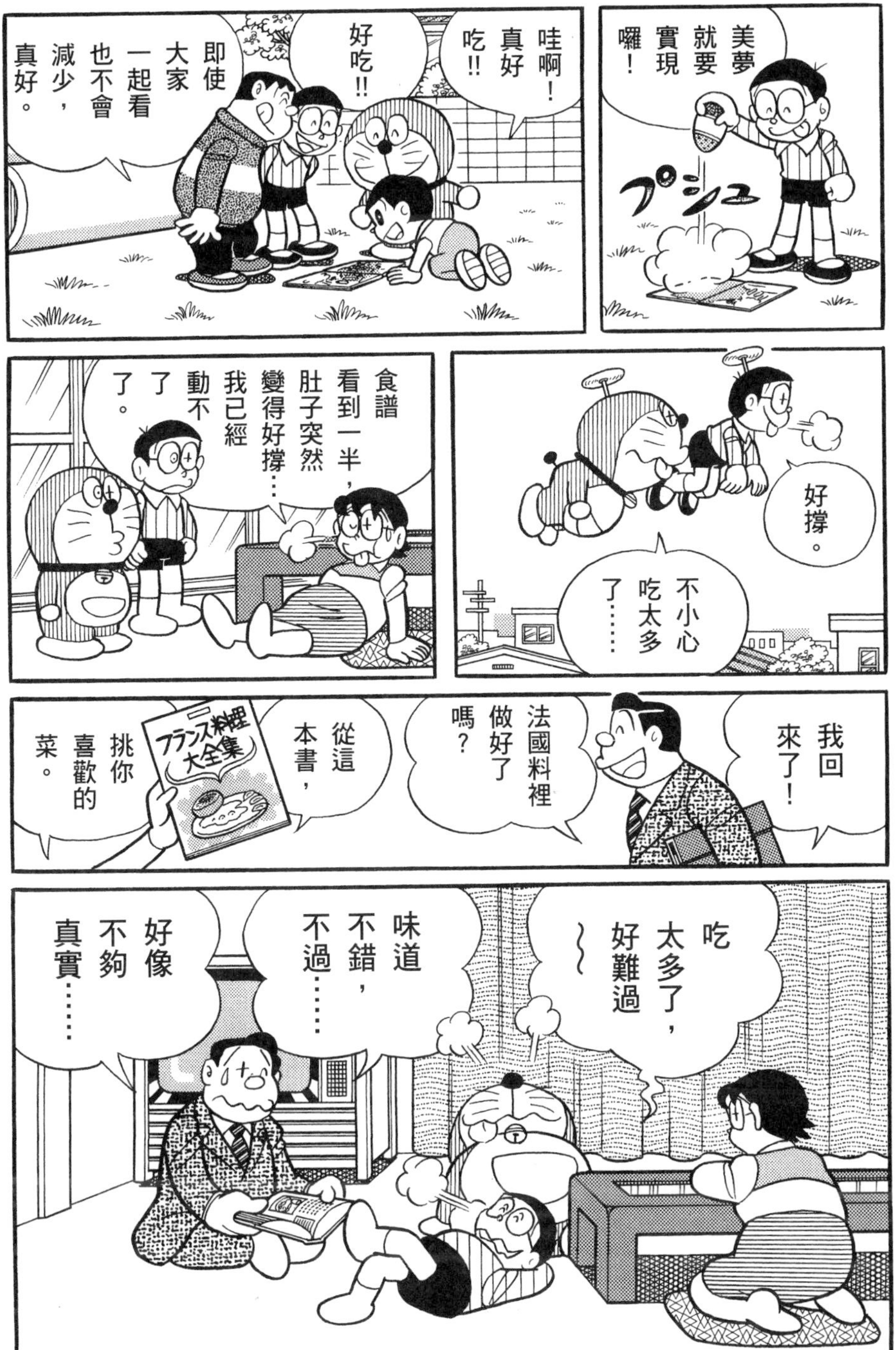
美夢就要實現囉！
プシュ
哇啊！真好吃!!
好吃!!
即使大家一起看也不會減少，真好。
好撐。
不小心吃太多了……
食譜看到一半，肚子突然變得好撐……
我已經動不了了。
我回來了！
法國料裡做好了嗎？
從這本書，
フランス料理大全集
挑你喜歡的菜。
吃太多了，好難過～
味道不錯，不過……
好像不夠真實……

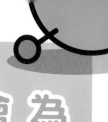

為什麼肉和蝦子加熱後會變成褐色和紅色呢？

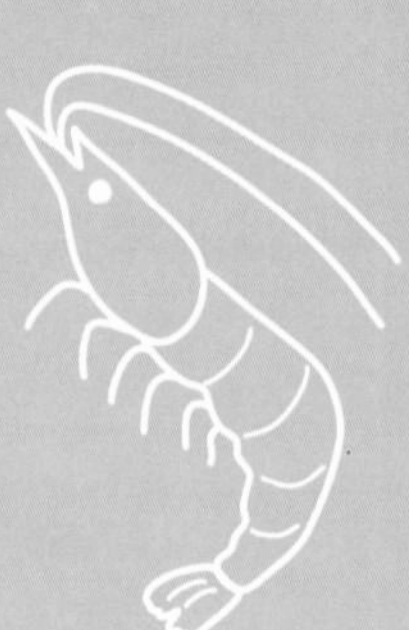

把食物加熱後會變好吃喔！

當「使用火」的想法出現後，人類的生活就發生了非常大的變化，尤其是針對不能吃下去的食物都因為加熱後變得可以食用這點。最初的加熱方法是「火烤」，血腥且咬不斷的生肉或樹上的堅硬果實就是因為烤過才變得可以吃！之後，漸漸的出現了「蒸」、「煮」和「炸」等加熱方法，吃法也變得越來越多樣。所以，加熱是做料理的開端。

另外，透過加熱還可以讓食物中的營養素變得容易消化和吸收，也能殺死造成食物中毒的細菌等等，製作出安全、衛生又好吃的食物。

●各種加熱方法

烤

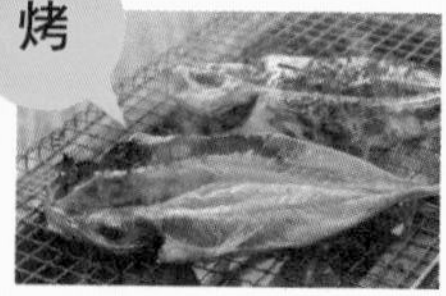

不透過油、水直接加熱，或是透過加熱平底鍋讓食物中心熟透的料理方法就稱為「烤」。

煮

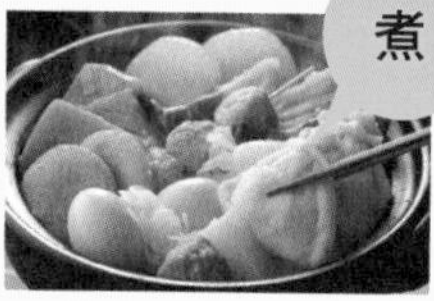

利用加熱高湯，讓食物入味的料理方法稱為「煮」。透過水加熱食物則稱為「水煮」。

蒸

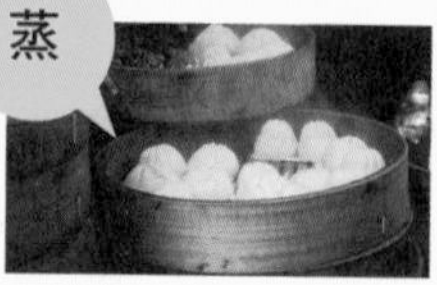

用 100℃ 沸騰的水蒸氣加熱食物的方法就稱為「蒸」。肉包和燒賣就是用這樣的料理方法喔！

炸

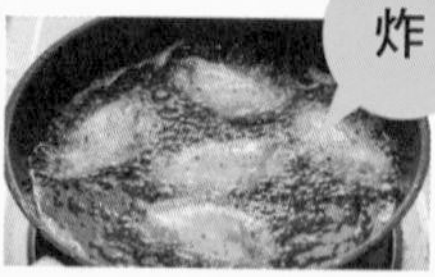

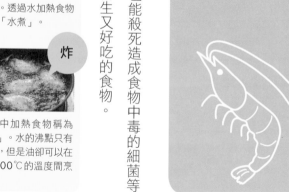

在熱油中加熱食物稱為「油炸」。水的沸點只有 100℃，但是油卻可以在 150~200℃的溫度間烹調。

肉烤熟後會變成褐色，蝦子煮熟後則會變紅色

烤肉的時候飄散出的香味，總是讓人覺得又香又好吃，其實那香味是因為肉的表面出現了「梅納反應」，那些看起來像燒焦一樣的褐色部分就是讓肉類好吃的關鍵。包覆在肉類細胞外的膠質，在烤熟後會轉化成明膠，讓肉更好咀嚼。但是烤太久的話肉又會變硬，所以肉類要烤得好吃的話，火候的掌控是很重要的喔！

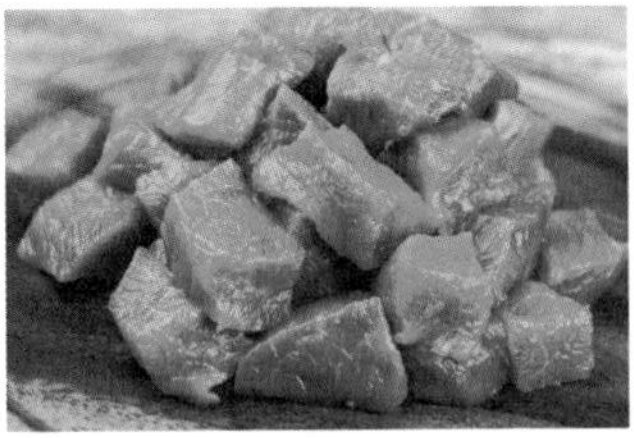

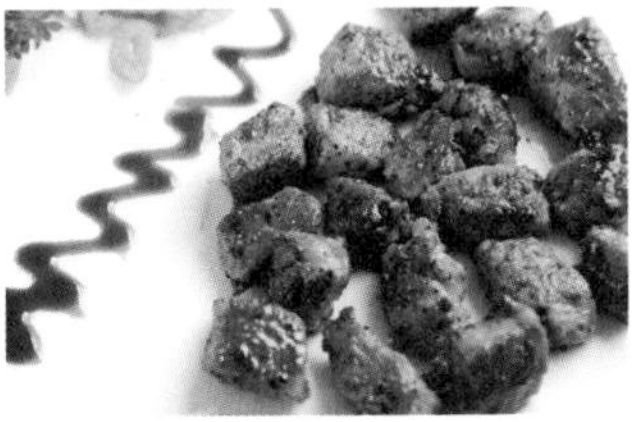

糖（碳水化合物）和胺基酸加熱後，發生化學反應變成褐色，並且出現香味就是梅納反應。

©gresei/shutterstock.com, ©otc/shutterstock.com

那麼，原本青綠色的蝦子為什麼在煮熟之後會變成紅色的呢？這是因為還原蝦紅素的緣故，還原蝦紅素在和蛋白質連接時是青綠色，加熱後和蛋白質分開後就變回原來的紅色了。

知識小百科

蘋果的切面
為什麼會變褐色呢？

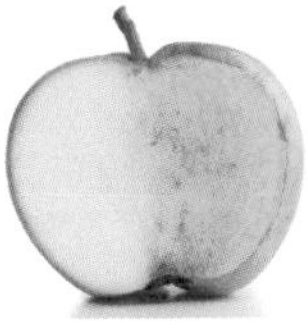

食物除了因為加熱之外，也有其他的原因會導致變色喔！例如：你知道如果把蘋果切開放置一段時間後，切口會變成褐色嗎？這是蘋果中所蘊含的多酚和空氣中的氧氣產生化學作用產生的結果。只要把切開的蘋果浸泡鹽水的話，就可以減緩蘋果的變色速度。其他如香蕉、桃子、酪梨、茄子和馬鈴薯等，也都是容易氧化的食物。

©Darren Pullman/shutterstock.com

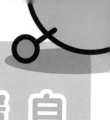

自己動手做做看雞蛋料理吧！蛋黃和蛋白，哪一個會先凝固？

來挑戰雞蛋料理！
重點是「溫度和時間」

台灣是世界上雞蛋攝取量很高的國家之一。營養豐富的雞蛋有非常多種的烹調方式，是家家戶戶冰箱裡必備的食材。在水煮或是生煎雞蛋時生雞蛋會凝固，是因為雞蛋裡的蛋白質具有加熱後凝固的特性。

雞蛋有很多簡單烹調的方法，大家不妨在廚房挑戰看看喔！

首先，由水煮蛋開始挑戰。在鍋子裡放入水和生雞蛋，待水沸騰後將火轉成小火煮三至五分鐘後就成了溏心蛋，小火煮十到十五分鐘後，裡面的蛋黃就會全熟了！很簡單吧？

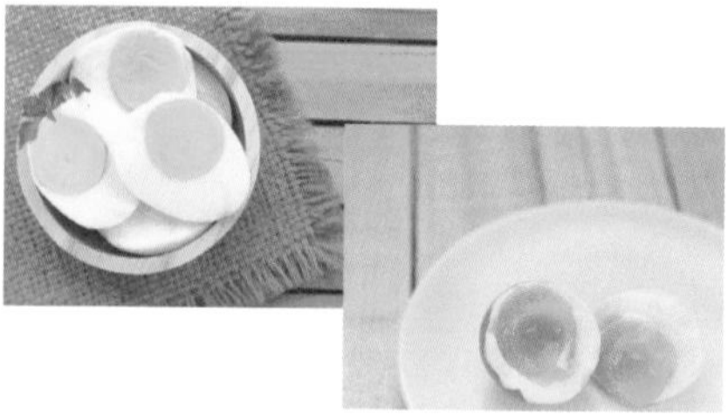

▲依照加熱時間而變化的水煮蛋。

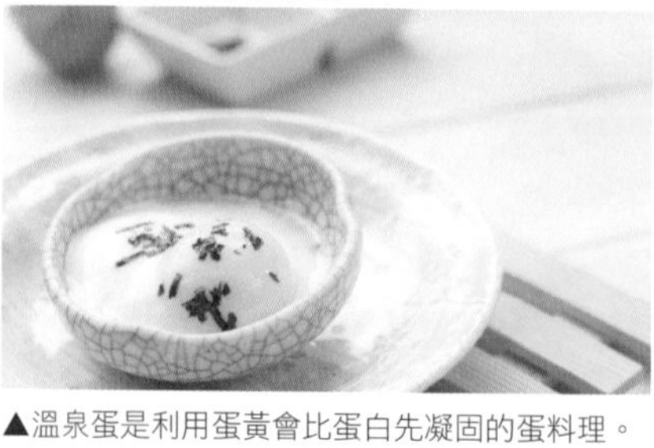

▲溫泉蛋是利用蛋黃會比蛋白先凝固的蛋料理。

另外，蛋黃會在攝氏七十度以上、蛋白會在攝氏八十度以上凝固。也就是說，蛋黃會比蛋白還早凝固，利用這個特性所做出來的就是溫泉蛋。只要把雞蛋放在保持攝氏七十至七十五度的熱水中二十至三十分鐘，就可以做出蛋黃柔軟和蛋白滑順的蛋料理囉！

想要用新鮮的鳳梨來做果凍，可是為什麼不會凝固呢？

如果要自己動手做點心的話，果凍是最容易上手的喔！只要把果汁、吉利丁和砂糖混合在一起煮成稠狀液體後，再放到冰箱裡冷藏凝固就可以了！找食譜挑戰看看吧！但是，要做果凍之前要先注意一件事喔！

果凍液裡的蛋白質有低溫凝固的特性，在短時間內就能凝固。可是，在果凍汁裡放入新鮮的鳳梨後為什麼一直不會凝固呢？那是因為鳳梨裡含有「酵素」的關係，奇異果、芒果、木瓜和哈密瓜也都是和鳳梨一樣較難凝固的水果喔！不過酵素非常不耐熱，所以只要用鳳梨罐頭就可以解決了。只要知道食物的特性，料理會越做越開心喔！

知識小百科

酵素是什麼？

酵素是可以幫助食物消化、營養吸收的物質。消化食物不可或缺的物質便稱為消化酵素，而一個消化酵素只能分解一種營養素。目前知道的消化酵素高達 3000 種以上。新鮮鳳梨中所富含的「鳳梨酶」酵素雖然會讓果凍較難凝固，卻有讓肉類變軟的特性，所以做糖醋肉等肉類料理時都可以運用到。

代表性的消化酵素

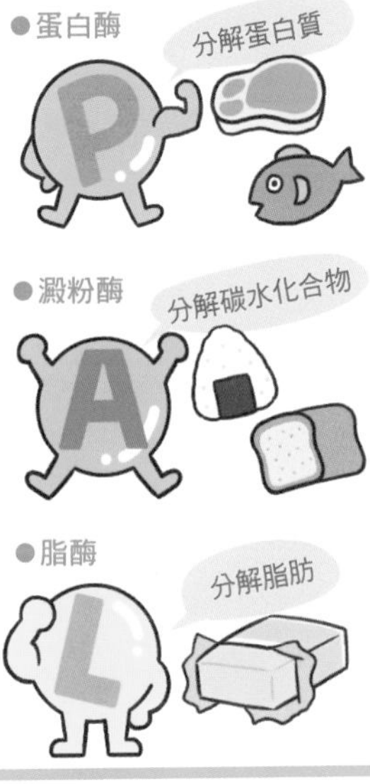
●蛋白酶
分解蛋白質
P
●澱粉酶
分解碳水化合物
A
●脂酶
分解脂肪
L

砂糖是由什麼做成的？根據溫度會有什麼變化呢？

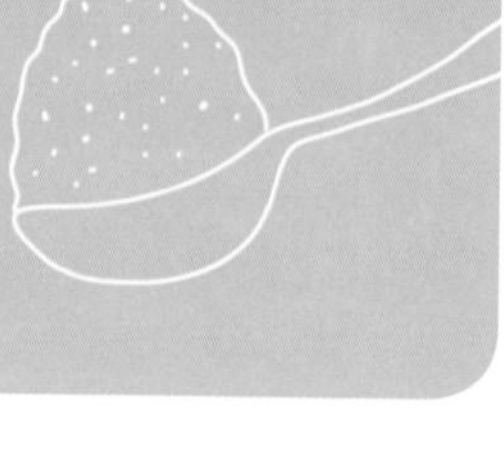

砂糖的原料是「甘蔗」和「甜菜」等植物

你知道在做料理和點心時不可或缺的砂糖是由什麼東西提煉出來的呢？在日本是由兩種植物提煉而成的，分別是沖繩縣和鹿兒島縣等溫暖氣候的土地上所種植的「甘蔗」，以及在北海道等寒冷氣候的土地上所種植的「甜菜」。

砂糖不只能夠讓食物變甜，用在料理上還能發揮各種效果。例如在烹調之前將肉類加入砂糖後，就可以讓肉變軟。

果醬和羊羹等使用大量砂糖製作的食物，比較不容易腐壞的原因，是因為砂糖能防止黴菌和細菌的滋長。

知識小百科

砂糖的發源地是印度

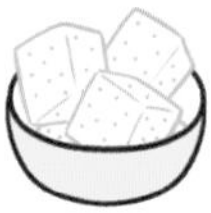

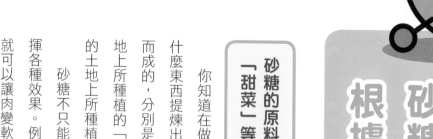

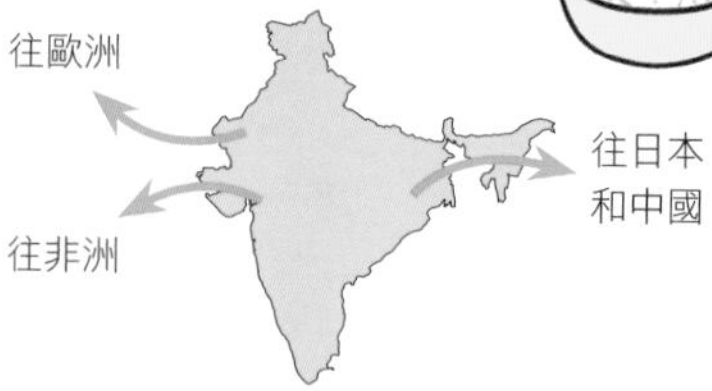

一般認為最早從甘蔗製造出砂糖的是印度，再傳往東方的中國和日本、西方的歐洲和非洲。日本在 15 世紀因為茶道（招待客人用的茶水）的流行，和菓子也乘著這股風潮開始發揚光大。十六世紀因葡萄牙和西班牙等歐洲各國貿易的興盛，砂糖也跟隨著長崎蛋糕等西洋點心進到日本。

砂糖被稱為「大腦的飯」，比白飯及麵包還容易吸收，最大的特徵是可以迅速成為能量來源喔！

砂糖加熱後會變成糖漿或焦糖

砂糖在水裡溶解並加熱後，會轉換成各種不同的形態喔！

加熱到攝氏一百度以上後會變成黏稠狀，之後隨著溫度上升顏色會漸漸變成褐色，並且散發出甜甜的味道。

像下面的照片一樣，大約在攝氏一百九十度變成焦糖前，砂糖會融化成可放在冰紅茶中的糖漿或者是淋在布丁上的焦糖漿。根據料理和點心不同，使用方法也會有異。真是令人眼花撩亂。

只要能夠把握砂糖的溫度變化，你也可以變身成點心達人喔！

● 砂糖的七種變化

■103～105℃：糖漿

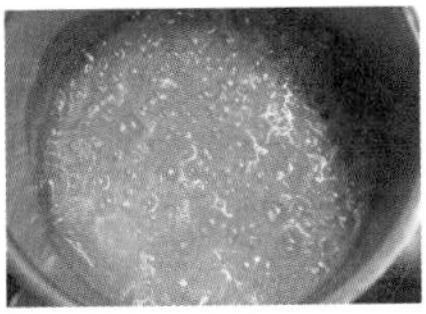

無色透明且黏稠的砂糖溶液。容易融在水中，適合用在冷飲。

■107～115℃：翻糖

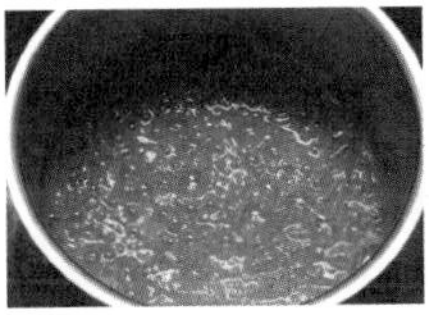

稍微起泡，冷卻之後可以拉絲。柔軟且呈現為膏狀的狀態，常用來裝飾蛋糕。

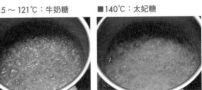

■115～121℃：牛奶糖

起泡的高度約直徑6毫米左右，冷卻後雖然會稍微變硬，但口感還是很柔軟。

■140℃：太妃糖

起泡的高度約直徑5～15毫米左右且有點黃色，冷卻時會變成粗糖。通常使用在糖果上。

■145℃：水果糖

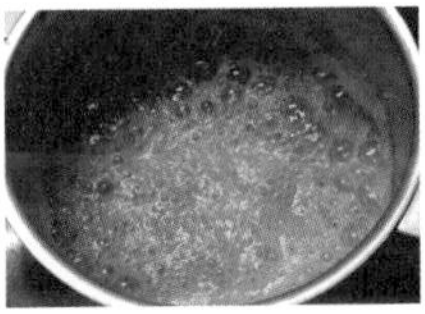

出現有點黏稠細小的泡泡和稍微變色。冷卻之後會變硬，但容易碎裂，成玻璃狀。

■165℃：麥芽糖

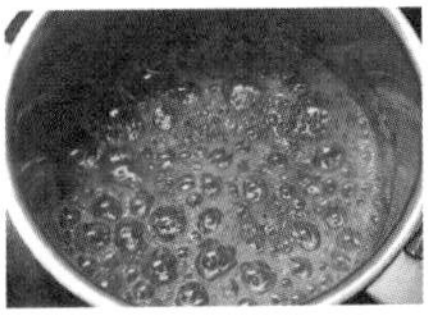

出現黏稠的細小泡泡，在淡黃色時冷卻的話會變成硬糖果。

■165～180℃：焦糖漿

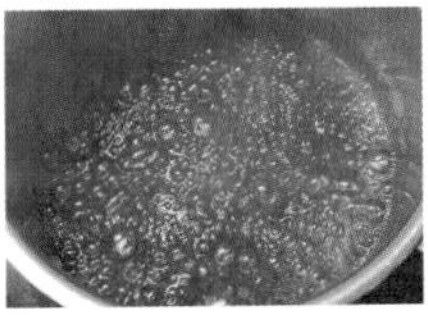

褐色且香氣撲鼻的焦糖漿，經常用在焦糖布丁上。

■190℃：焦糖

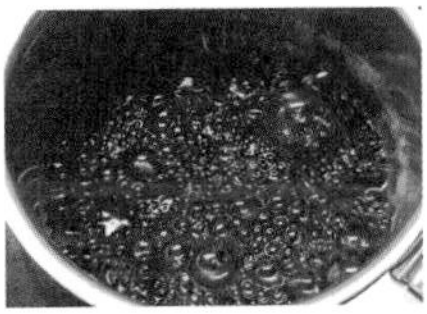

變成焦褐色時香味撲鼻且非常黏稠。用在醬汁或是替醬油上色。

參考資料／aff2011年8月號「食物大口吃——砂糖的魅力」（日本農林水產省）

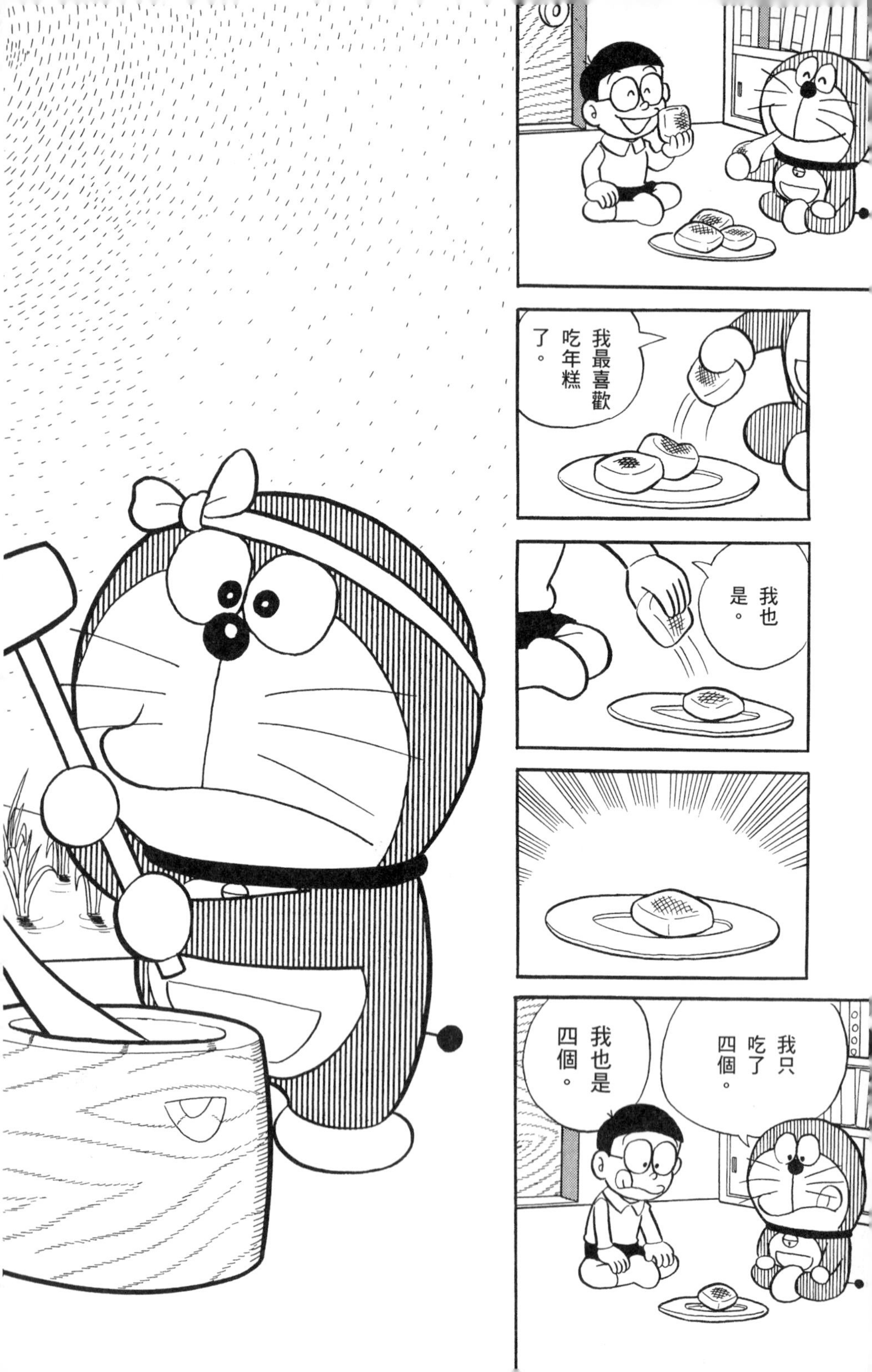
我最喜歡吃年糕了。
我也是。
我只吃了四個。
我也是四個。

榻榻米稻田

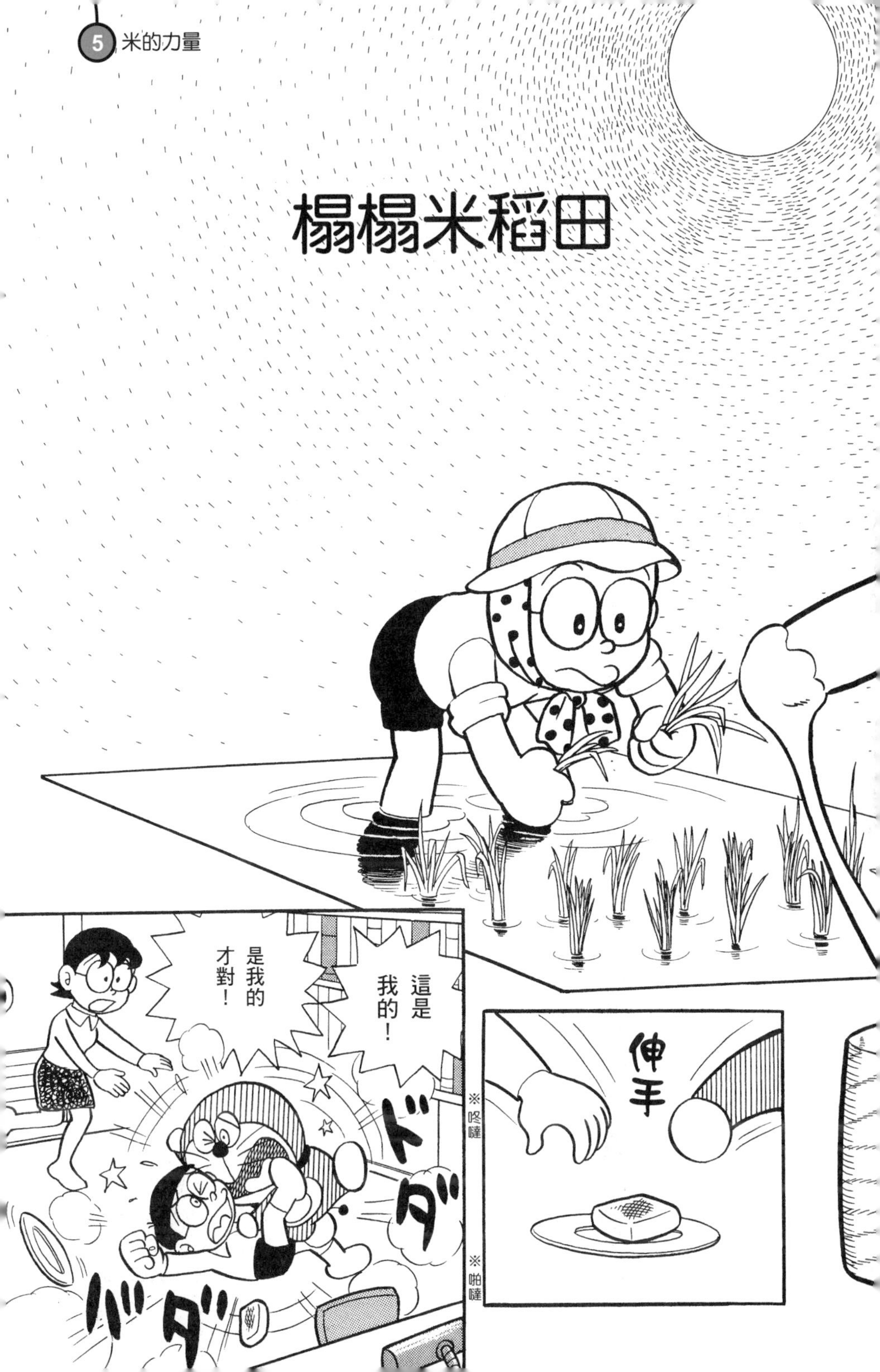

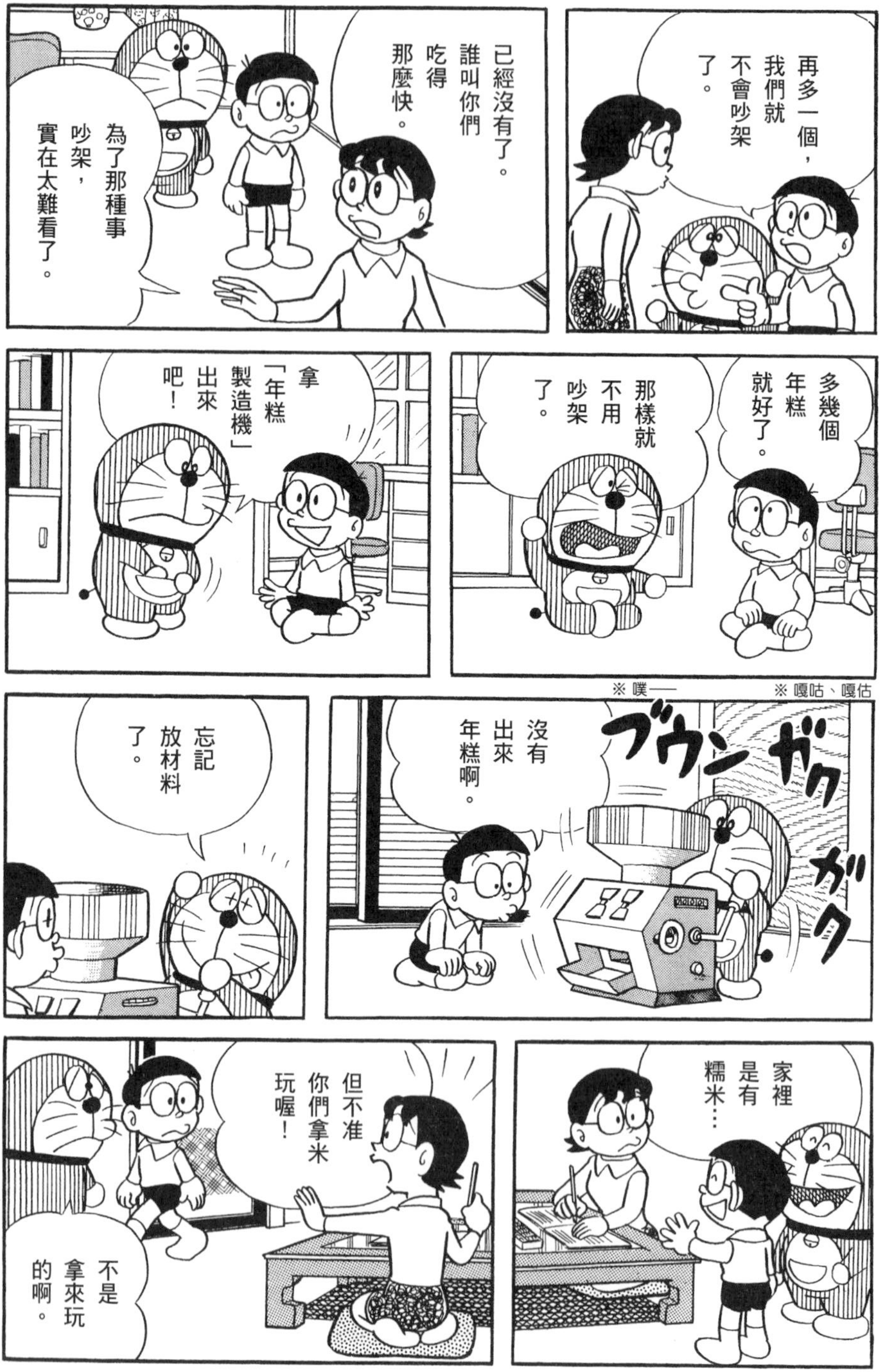
再多一個，我們就不會吵架了。
已經沒有了。誰叫你們吃得那麼快。
為了那種事吵架，實在太難看了。
多幾個年糕就好了。
那樣就不用吵架了。
拿「年糕製造機」出來吧！
ガク ガク
※ 嘎咕、嘎估
ブウン
※ 噗——
沒有出來年糕啊。
忘記放材料了。
家裡是有糯米……
但不准你們拿米玩喔！
不是拿來玩的啊。

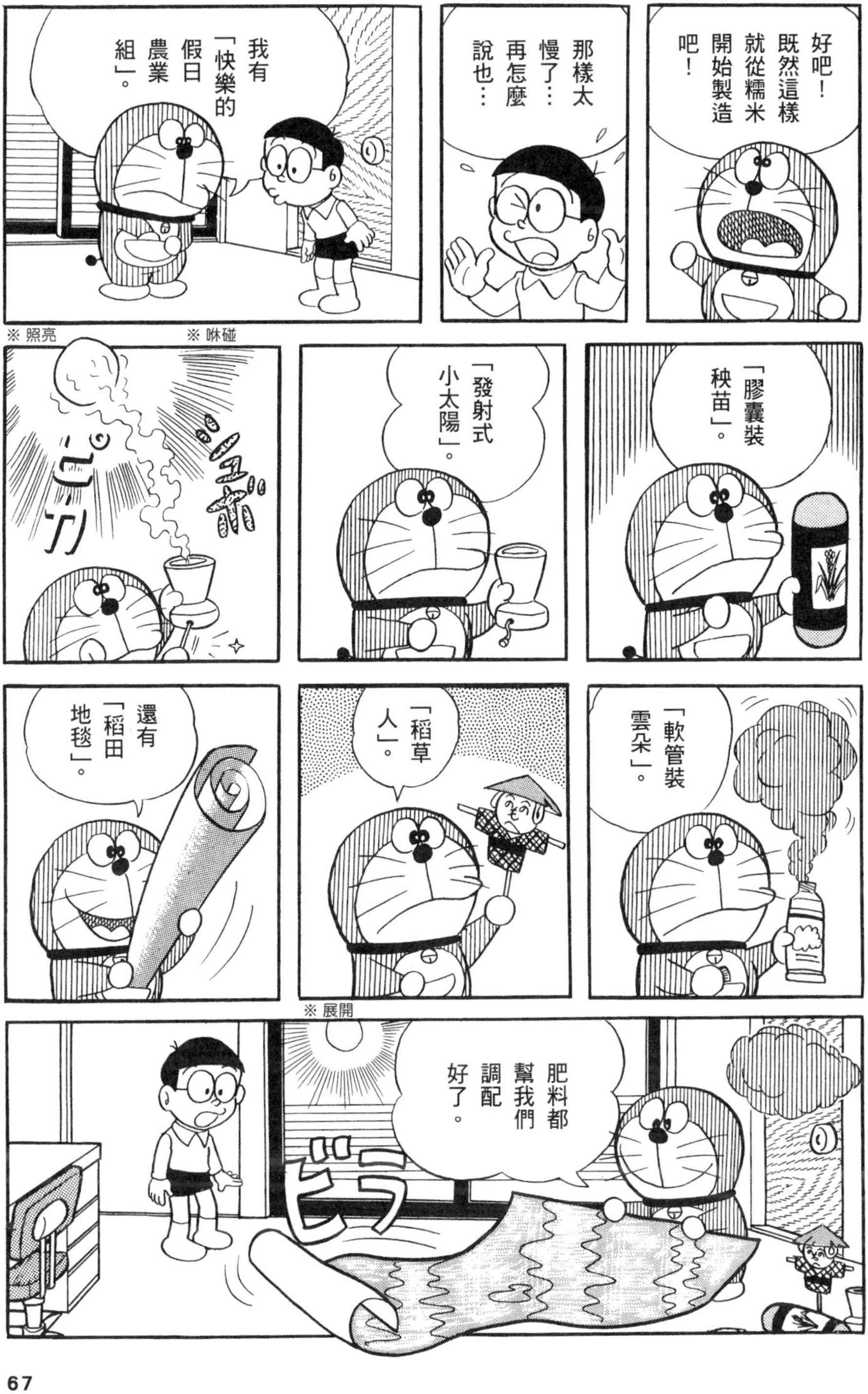
好吧！既然這樣就從糯米開始製造吧！
那樣太慢了…再怎麼說也…
我有「快樂的假日農業組」。
「膠囊裝秧苗」。
「發射式小太陽」。
※照亮
※咻碰
「軟管裝雲朵」。
「稻草人」。
還有「稻田地毯」。
※展開
肥料都幫我們調配好了。

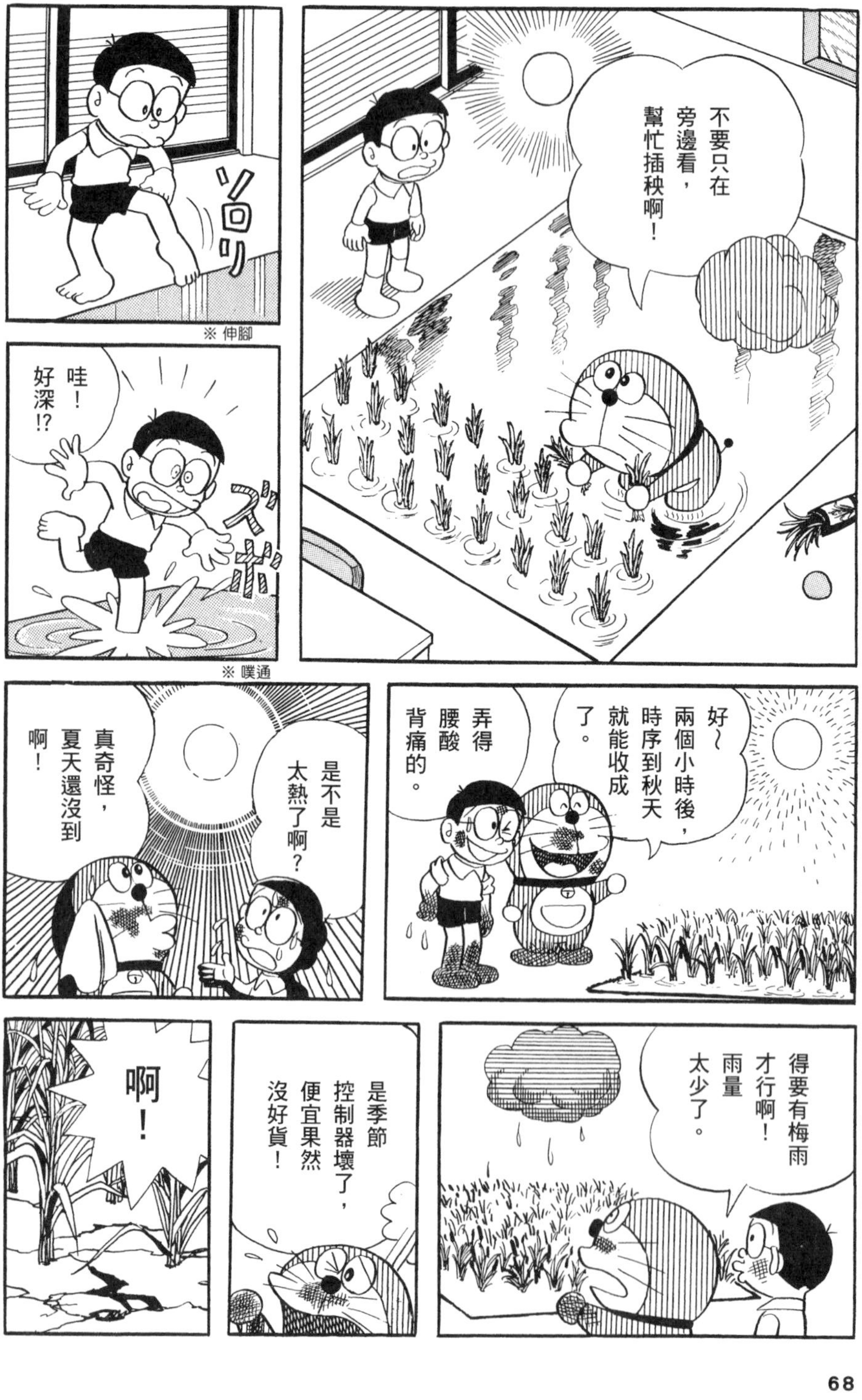
不要只在旁邊看，幫忙插秧啊！
ソロリ
※ 伸腳
哇！好深!?
※ 噗通
好~兩個小時後，時序到秋天就能收成了。
弄得腰酸背痛的。
是不是太熱了啊？
真奇怪，夏天還沒到啊！
得要有梅雨才行啊！雨量太少了。
是季節控制器壞了，便宜果然沒好貨！
啊！

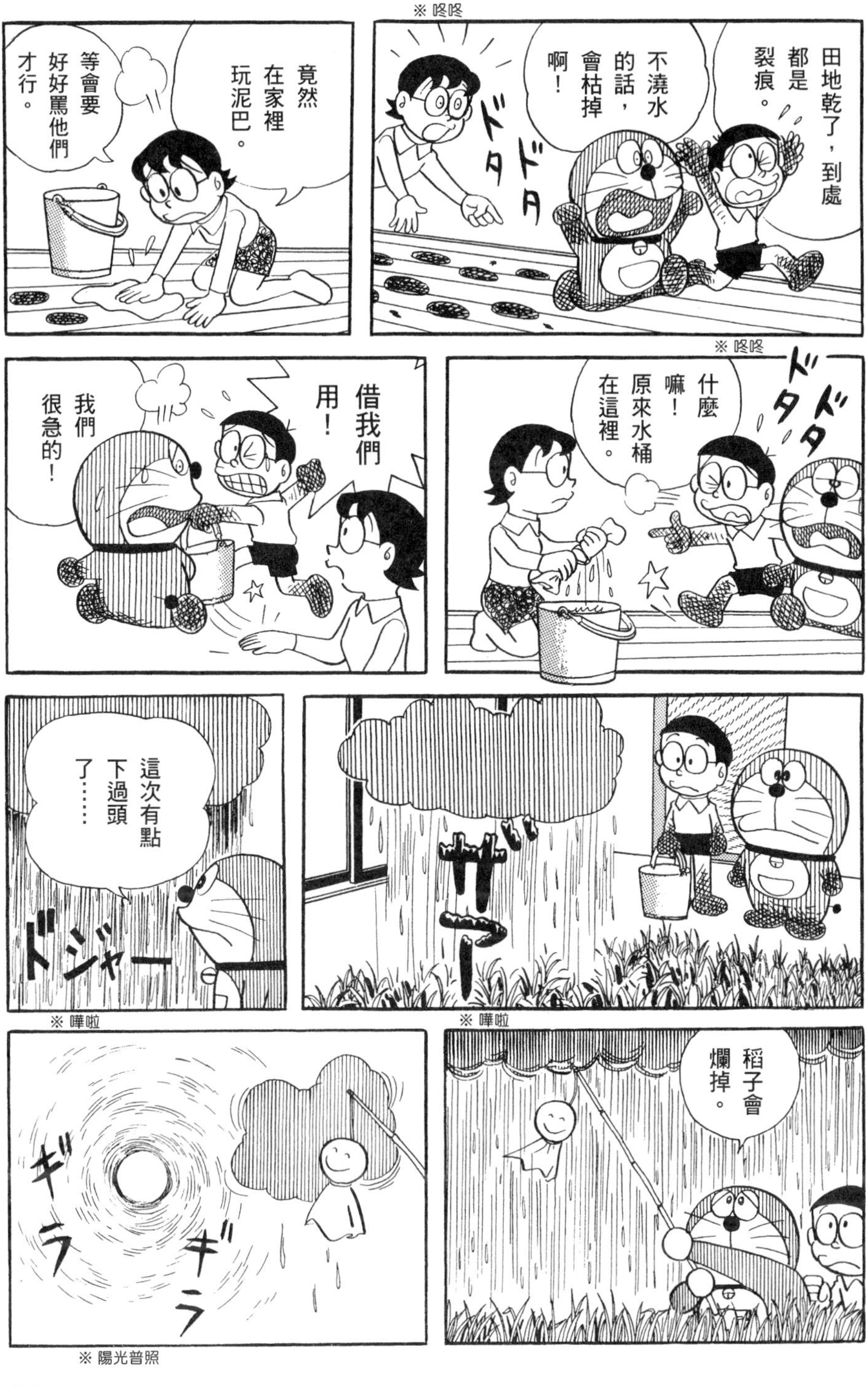
※ 咚咚
田地乾了，到處都是裂痕。
不澆水的話，會枯掉啊！
ドタドタ
竟然在家裡玩泥巴。
等會要好好罵他們才行。
※ 咚咚
ドタドタ
什麼嘛！原來水桶在這裡。
借我們用！
我們很急的！
ザッー
※ 嘩啦
這次有點下過頭了……
ドジャー
※ 嘩啦
稻子會爛掉。
ギラギラ
※ 陽光普照

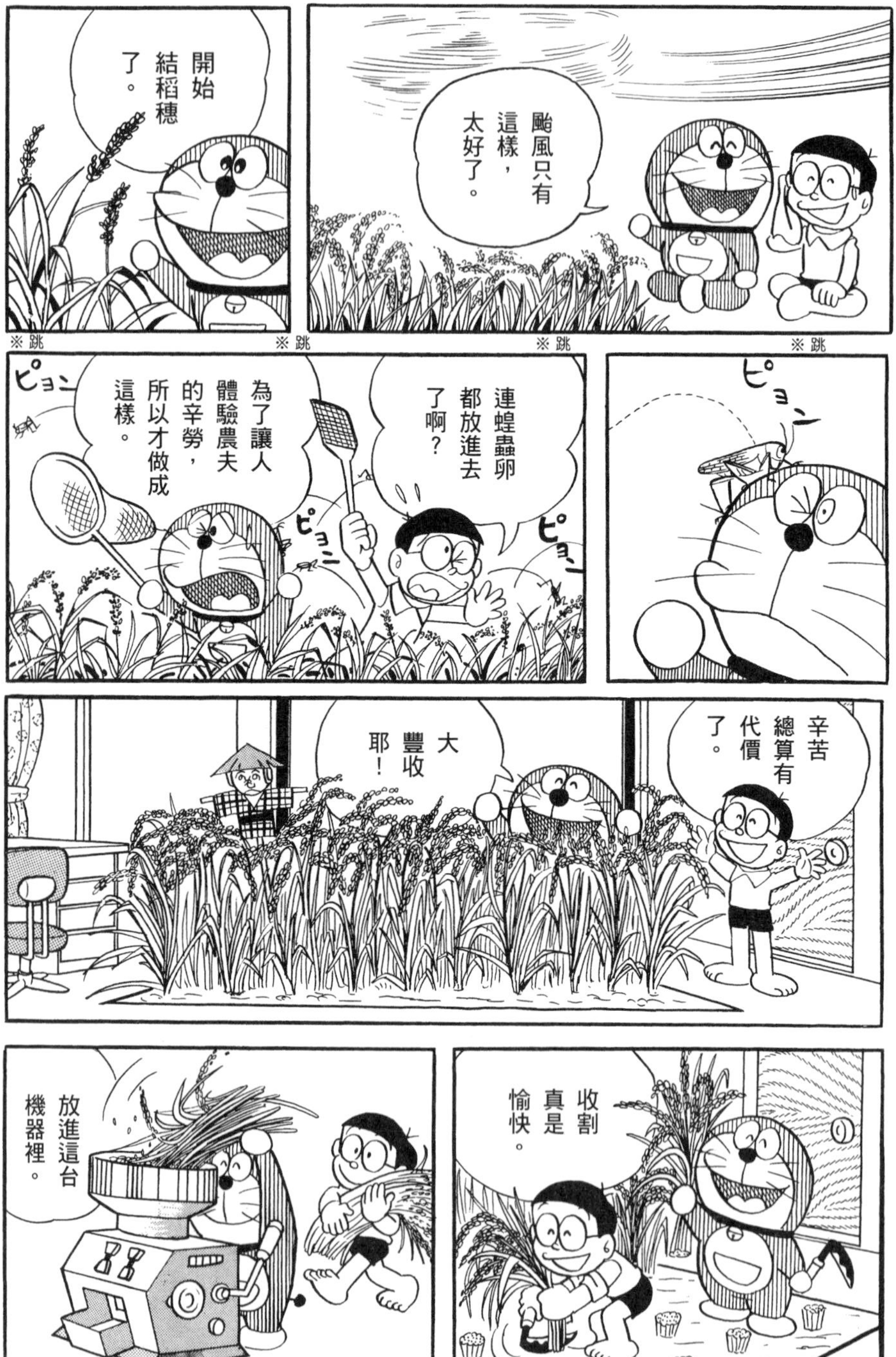
颱風只有這樣，太好了。
開始結稻穗了。
ピョン
※跳
連蝗蟲卵都放進去了啊？
ピョン
為了讓人體驗農夫的辛勞，所以才做成這樣。
ピョン
※跳
ピョン
※跳
※跳
辛苦總算有代價了。
大豐收耶！
收割真是愉快。
放進這台機器裡。

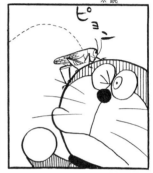

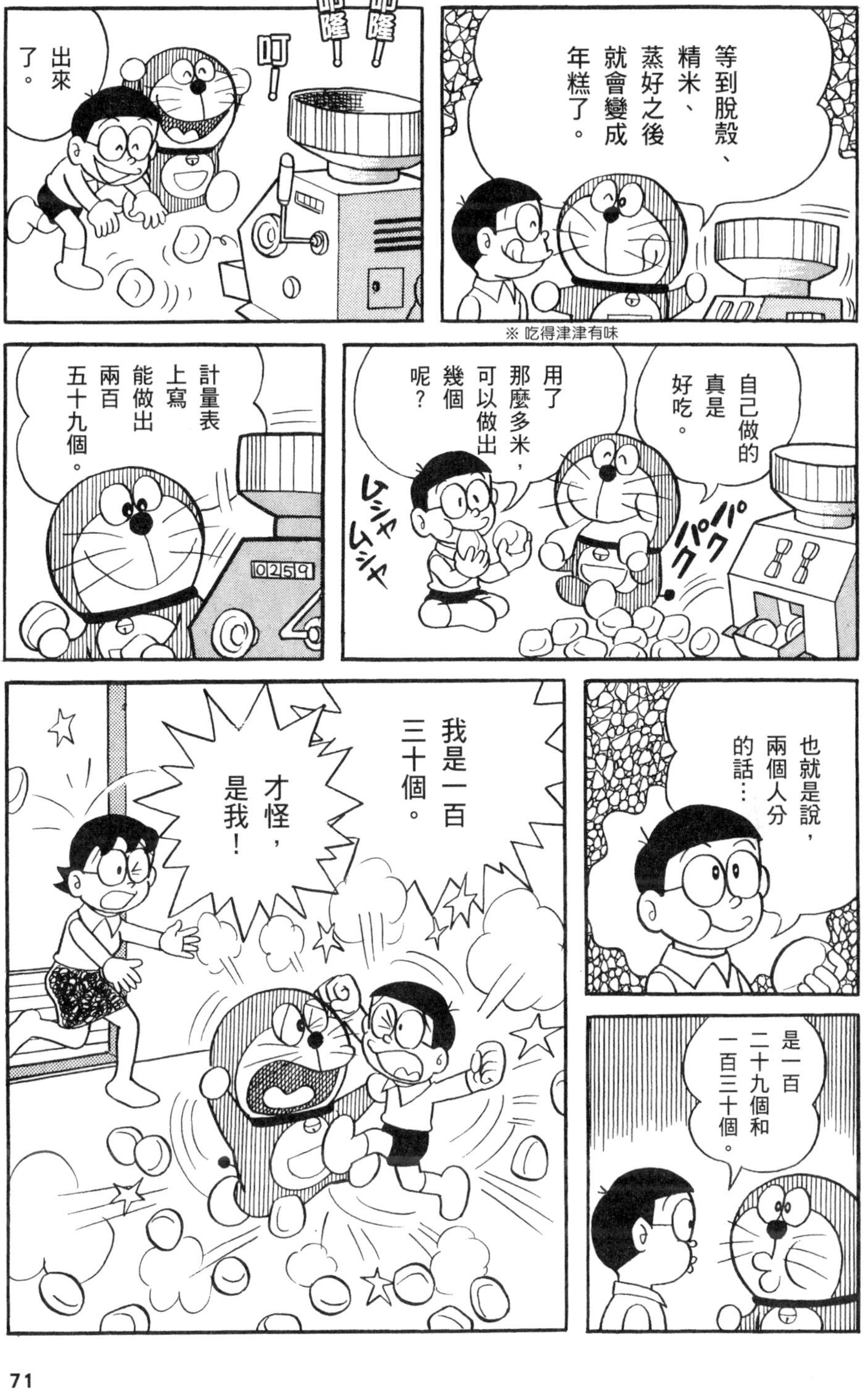
等到脫殼、精米、蒸好之後就會變成年糕了。
叩隆！
叩隆！
叮！
出來了。
自己做的真是好吃。
パクパク
用了那麼多米，可以做出幾個呢？
ムシャムシャ
計量表上寫能做出兩百五十九個。
0259
也就是說，兩個人分的話……
是一百二十九個和一百三十個。
我是一百三十個。
才怪，是我！

※ 吃得津津有味

每天吃進肚子裡的米飯含有哪些營養素呢？

日本人喜歡的米是柔軟又Q彈的梗米（蓬萊米）

說到吃飯就會想到「白飯」，白米對日本人是切身且重要的食物。日本有一種米稱為「梗米（又稱蓬萊米）」，最大的特點是柔軟Q彈的口感。即使冷掉之後也仍然柔軟好吃，常常用在握壽司和壽司上。

和日本一樣以米飯為主食的還有越南和泰國等國家，他們吃的是「秈米（又稱在來米）」。「秈米」比梗米還要細長，口感較乾，適合用在咖哩飯和手抓飯上！

說到這裡，大家有聽過「新米」這個詞彙嗎？存放了比較久的米是舊米，煮起來容易變硬且比較不黏。和當年新收穫的米所煮出來的米飯比起來，新米會比舊米還要柔軟且有光澤。能夠在米最好吃的時期吃到當季的米，是一種季節性的饗宴。

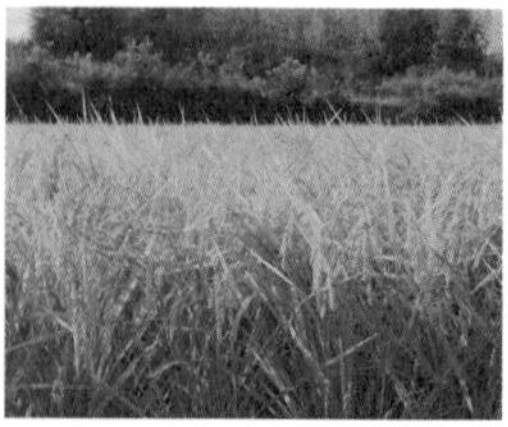

©HATOH/shutterstock.com

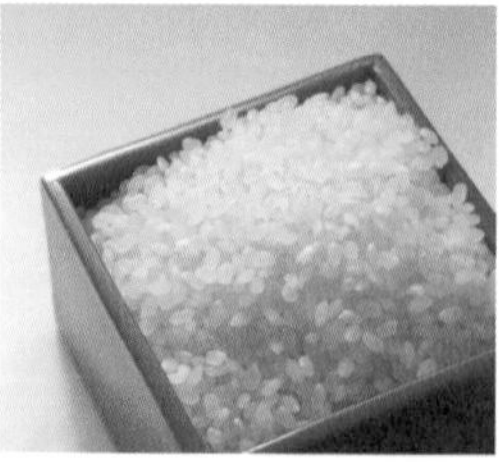

©Horimatsu/shutterstock.com

▲稻穗上的種子就是我們吃的米飯，這個植物並不被稱為米而是稻喔！

糙米是營養滿點的食物

米會成為日本人的主食，主要的原因是日本的環境適合種植稻米，人們可以穩定得到為了生存所需要的收穫量，單位栽種面積能有較高的收穫。而且白米可以長久保存，料理方法多元，作為主食有非常多的優點。再加上米飯會越嚼越甜，也很容易搭配其他食物，所以深受世人喜愛。

大家常吃的白米其實是從糙米去除「米糠」和「胚芽」後所剩下的胚乳。糙米裡面含有非常多的澱粉、蛋白質、維生素、礦物質和膳食纖維，所以被稱為營養滿分的主食。米飯是能夠提供身體行動的能量以及維持體溫的完美食物，所以要好好的吃飯喔！

知識小百科

白米的製造過程

稻穗成熟時的種子就是之後的米飯。春天時在田裡插秧，夏天時綠色稻穗上會開花，到了秋天花凋謝後就會結成種子。收割下來的種子稱為稻穀，然後再去除外殼、米糠與胚芽部分（此過程稱為精米），就變成了白米。「米」這個字可以拆解成「八十八」，它的由來就是因為處理米需要 88 個步驟。

白米的營養成分

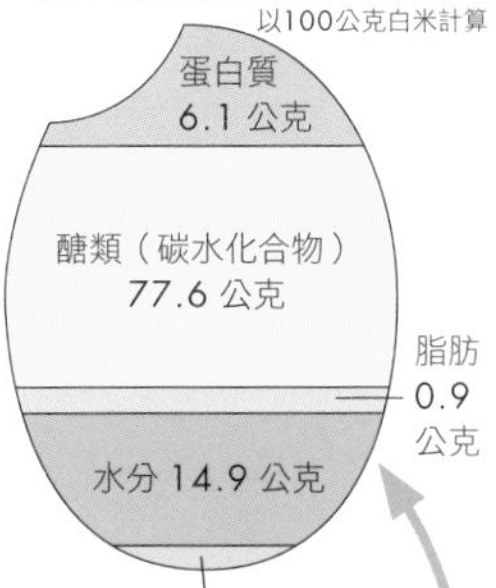
以100公克白米計算
蛋白質 6.1 公克
醣類（碳水化合物） 77.6 公克
脂肪 0.9 公克
水分 14.9 公克
其他 0.5 公克

參考資料 / 日本食品標準成分表 2016 年版 <七訂>

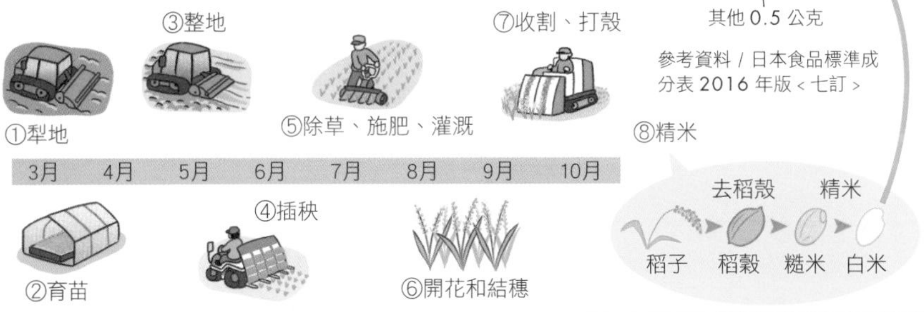
①犁地
②育苗
③整地
④插秧
⑤除草、施肥、灌溉
⑥開花和結穗
⑦收割、打穀
⑧精米
3月
4月
5月
6月
7月
8月
9月
10月
去稻殼
精米
稻子
稻穀
糙米
白米

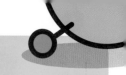

電鍋裡發生了什麼事？

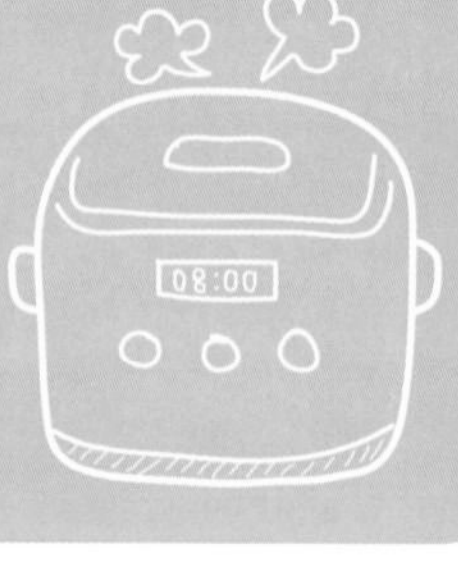

電鍋會自動調整火候

為什麼原本硬邦邦的米放進電鍋裡，煮熟後就變得柔軟美味？電鍋裡到底發生了什麼事？

洗乾淨的米放入電鍋後，會先吸水膨脹。加熱之後米會繼續膨脹，米上頭的水會沸騰。到了大約攝氏七十五度時，受熱白米中的水分和澱粉會呈黏稠糊狀（糊化），受熱期間糊化會一直持續。等到水分快要耗盡時，火候就會減弱，蒸熟米飯。這就是電鍋的構造，Q軟的米飯就是這樣煮好的喔。

在過去，用柴火煮飯時，調整火候是一件非常辛苦的事。首先必須用小火讓米飯吸水，中途再用大火，最後再用小火蒸透。關於調整火候這件事，在日本曾經被做成一首歌，流傳在大街小巷。「♪一開始是微微的小火，裡面啪嗒啪嗒……♪」

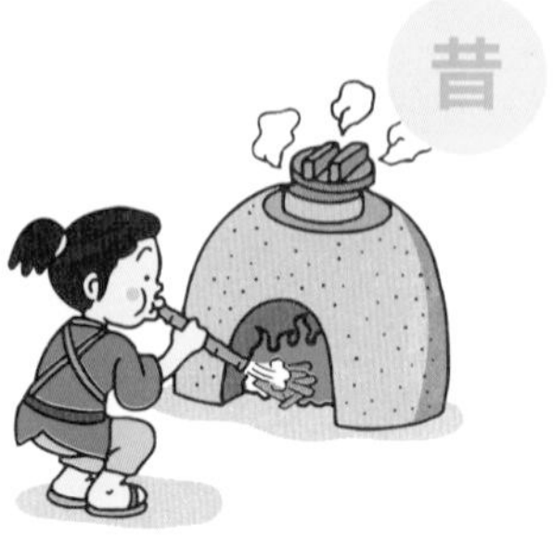

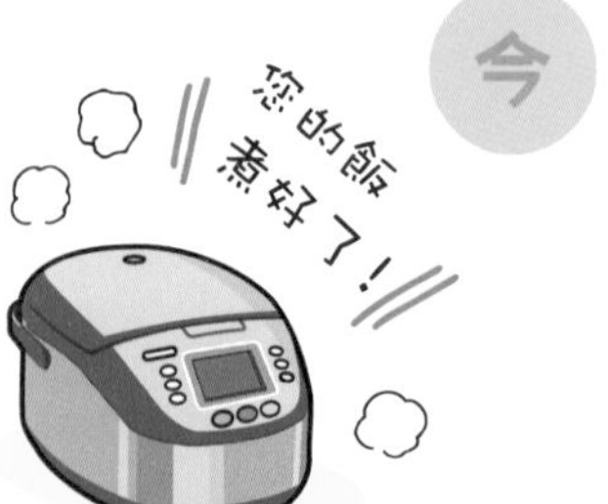

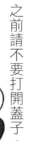

用鍋子煮飯超好吃

好吃的米飯也可以用鍋子煮出來喔！但是要用鍋子煮的時候，一定要跟家人一起做。並且，要注意到下列事項：

①火和蒸氣都很燙，一定要特別小心別燙傷了！

②米和水量要測量清楚。

③因為會需要調整火候，在飯煮熟之前請不要打開蓋子。

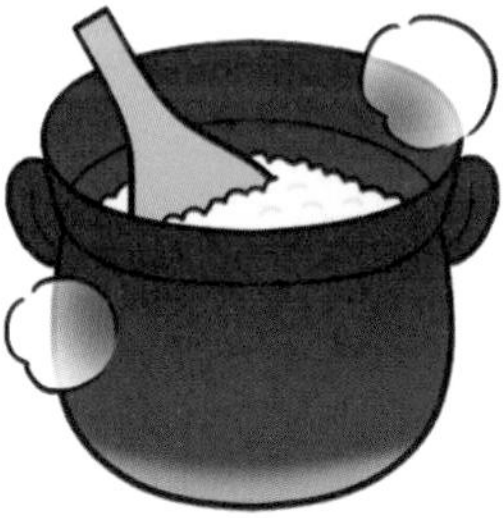

● 使用鍋子煮飯的方法

1 米的分量為 450 克，大約一般飯碗 4 ～ 5 碗左右。

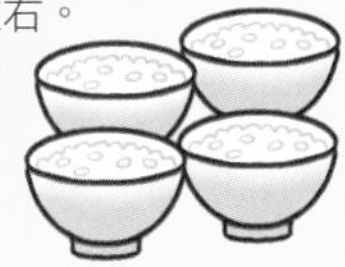

2 把米倒入調理碗裡洗滌、把水倒乾。（大約重複 3 次）

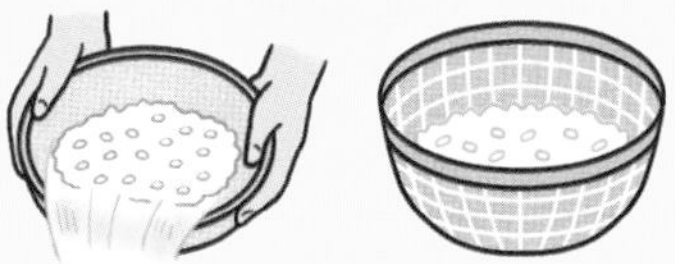

3 把洗好的米倒入鍋內，水的比例為米的分量乘以 1.2 倍。靜置讓米飯吸收水分（夏天約 30 分鐘，冬天約 1 個小時）。

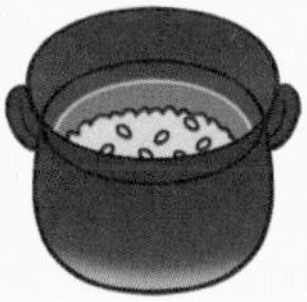

4 蓋上鍋蓋用中火熬煮約 8 ～ 10 分鐘，等到裡面的水沸騰後再轉為小火煮約 10 ～ 15 分鐘。

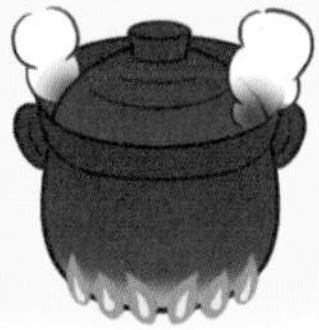

5 聽到鍋子滾的聲音時，就是水分耗完的象徵。轉大火煮 20 秒後把火關掉燜 10 分鐘。這段期間絕對不可以打開鍋蓋喔！

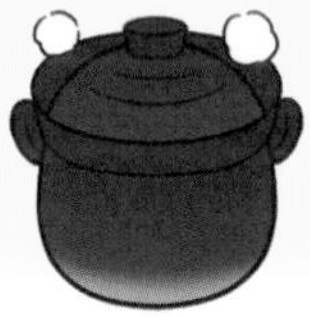

6 用鍋子煮的 Q 軟白飯完成！

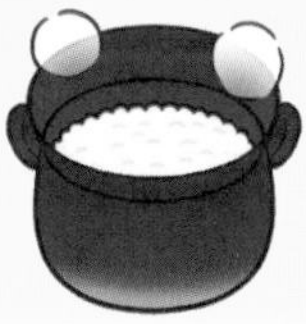

※上述的時間為參考時間，實際的時間會根據火力、米的多寡與種類而有所調整。

參考資料／農林水產省官網「鬧鐘食譜」

為什麼米飯會越嚼越甜？

唾液裡的酵素會分解澱粉！

米飯會越嚼越甜，是因為口中的唾液逐漸增加，使米飯中的澱粉「鏈條」被不斷的切斷變短，於是出現甜味的糖類。也就是唾液中的澱粉酶在分解澱粉，飯才會越嚼越甜。

進入胃裡面的澱粉會經胃酸消化變得更小後，再由小腸分解成葡萄糖讓身體吸收。這些養分會轉化成能量，維持大家的身體溫度，進而成為幫助大腦和身體活動的力量。米飯果然好厲害！

●米飯越嚼越甜的過程

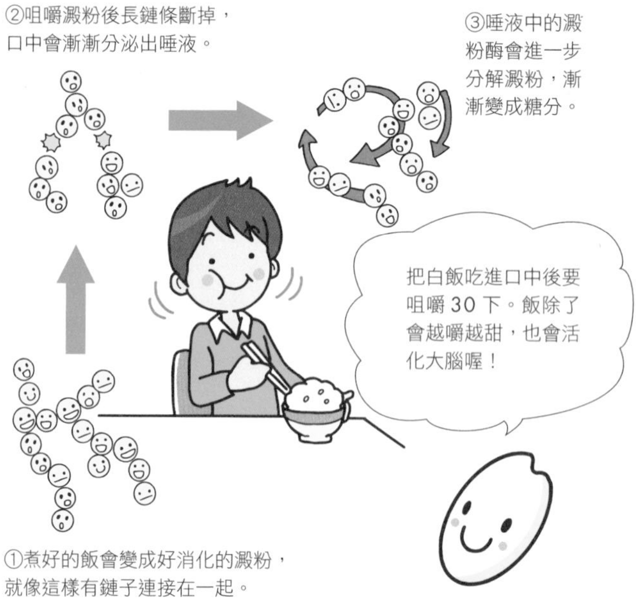
①煮好的飯會變成好消化的澱粉，就像這樣有鏈子連接在一起。
②咀嚼澱粉後長鏈條斷掉，口中會漸漸分泌出唾液。
③唾液中的澱粉酶會進一步分解澱粉，漸漸變成糖分。
把白飯吃進口中後要咀嚼30下。飯除了會越嚼越甜，也會活化大腦喔！

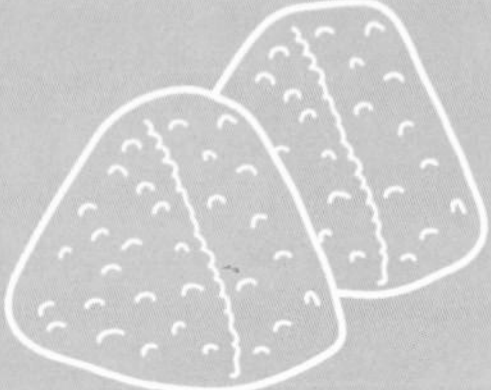

日本飲食的基礎——重要的「三菜一湯」

談到白飯的味道，說穿了，其實就是「沒味道」，但這也是白飯厲害的地方。因為「沒味道」才能夠跟各種料理做搭配，平衡味道。特別是味噌湯，集結高湯、配料和味噌的鮮味，搭配白飯一起吃，超搭！

「三菜一湯」指的是白飯搭配味噌湯等湯類，以及三種配菜（主菜一個＋副食兩個）的菜單組合，這樣的組合可以說是日本飲食的基本型態。白飯本身是能量來源的碳水化合物，湯是水分，配菜則是可以攝取其他營養以達成平衡。當然，把很多的食材變成「一道菜」的話就會是「一菜一湯」囉！

蔬菜配魚、海藻類配黃豆，這樣的組合是日本的傳統吃法，而從西方傳入的肉類與乳製品等富含動物性蛋白質的搭配吃法，則是日本人花了許多時間研究才找出來的營養最均衡組合。

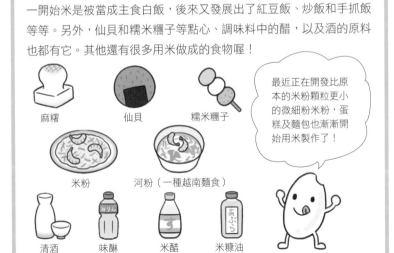

知識小百科

有好多米做成的食物！

一開始米是被當成主食白飯，後來又發展出了紅豆飯、炒飯和手抓飯等等。另外，仙貝和糯米糰子等點心、調味料中的醋，以及酒的原料也都有它。其他還有很多用米做成的食物喔！

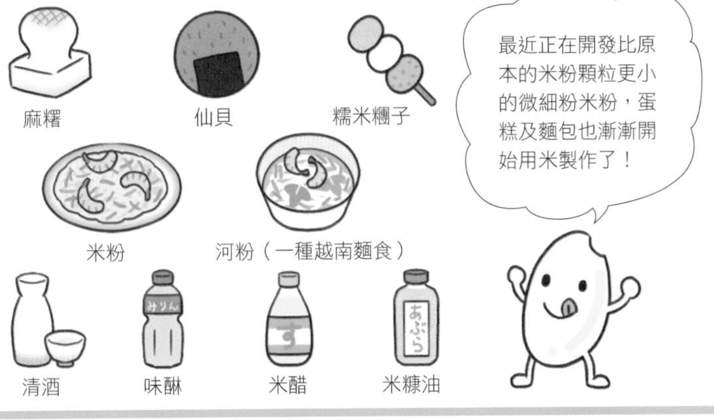
麻糬
仙貝
糯米糰子
最近正在開發比原本的米粉顆粒更小的微細粉米粉，蛋糕及麵包也漸漸開始用米製作了！
米粉
河粉（一種越南麵食）
清酒
味醂
米醋
米糠油

餅乾

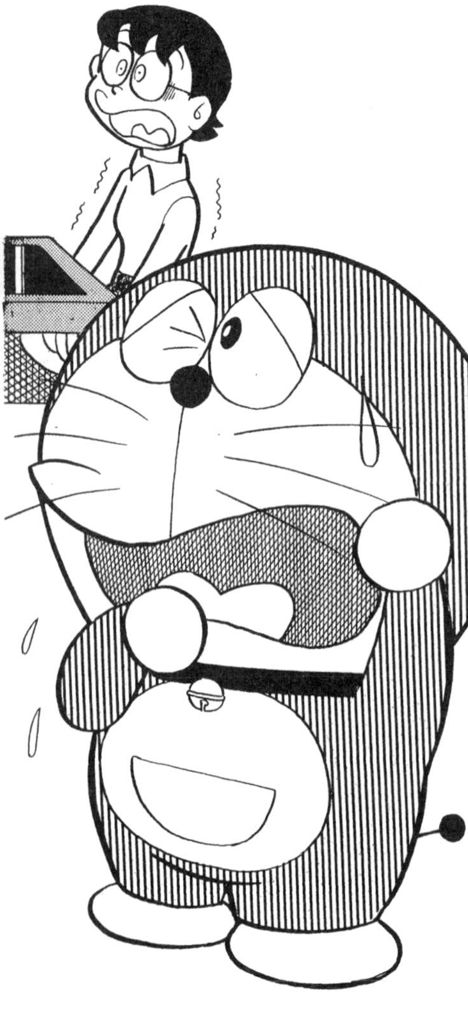

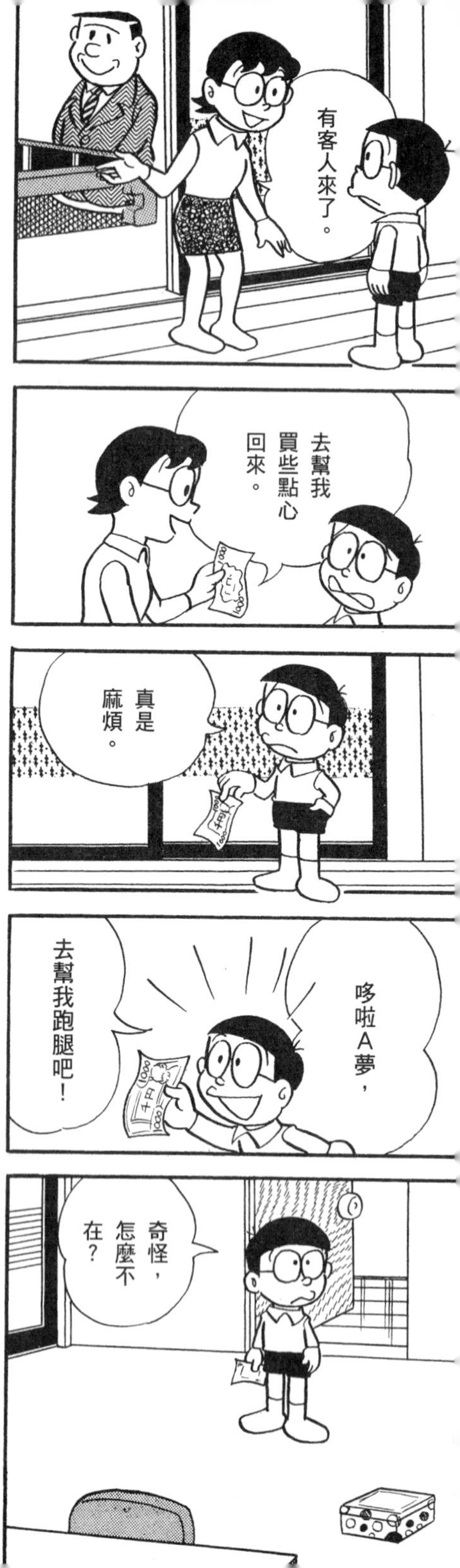
有客人來了。
去幫我買些點心回來。
真是麻煩。
哆啦A夢，
去幫我跑腿吧！
奇怪，怎麼不在？

變身

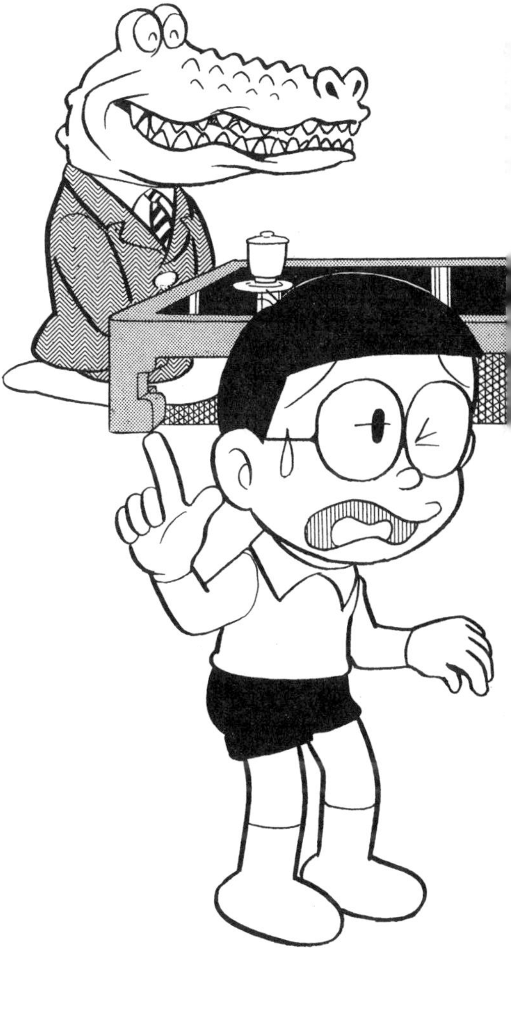

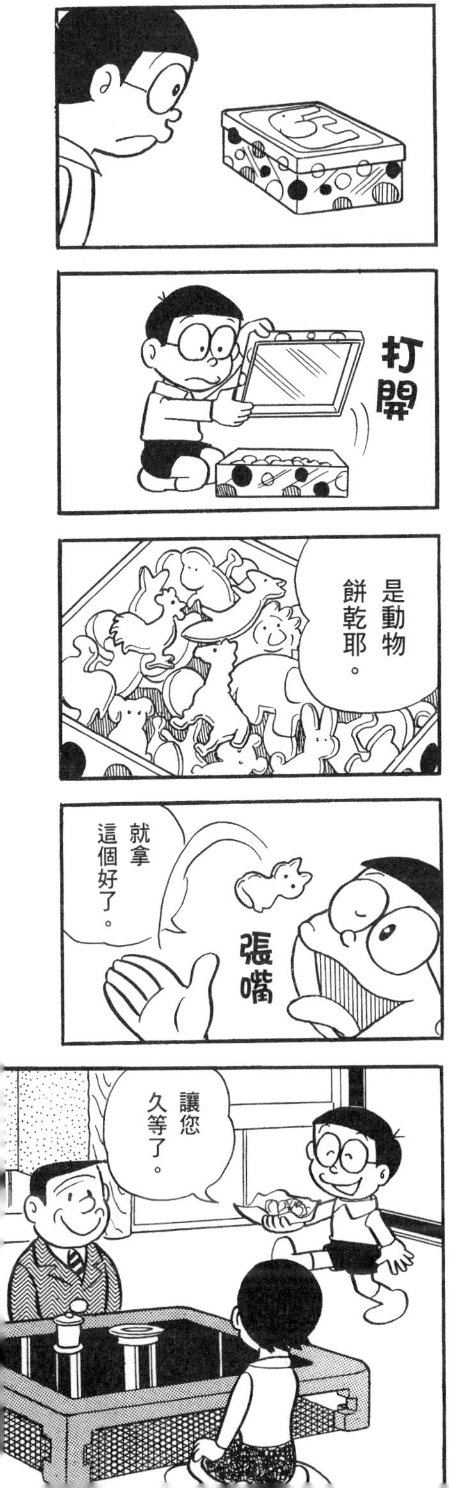
打開
是動物餅乾耶。
就拿這個好了。
張嘴
讓您久等了。

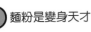

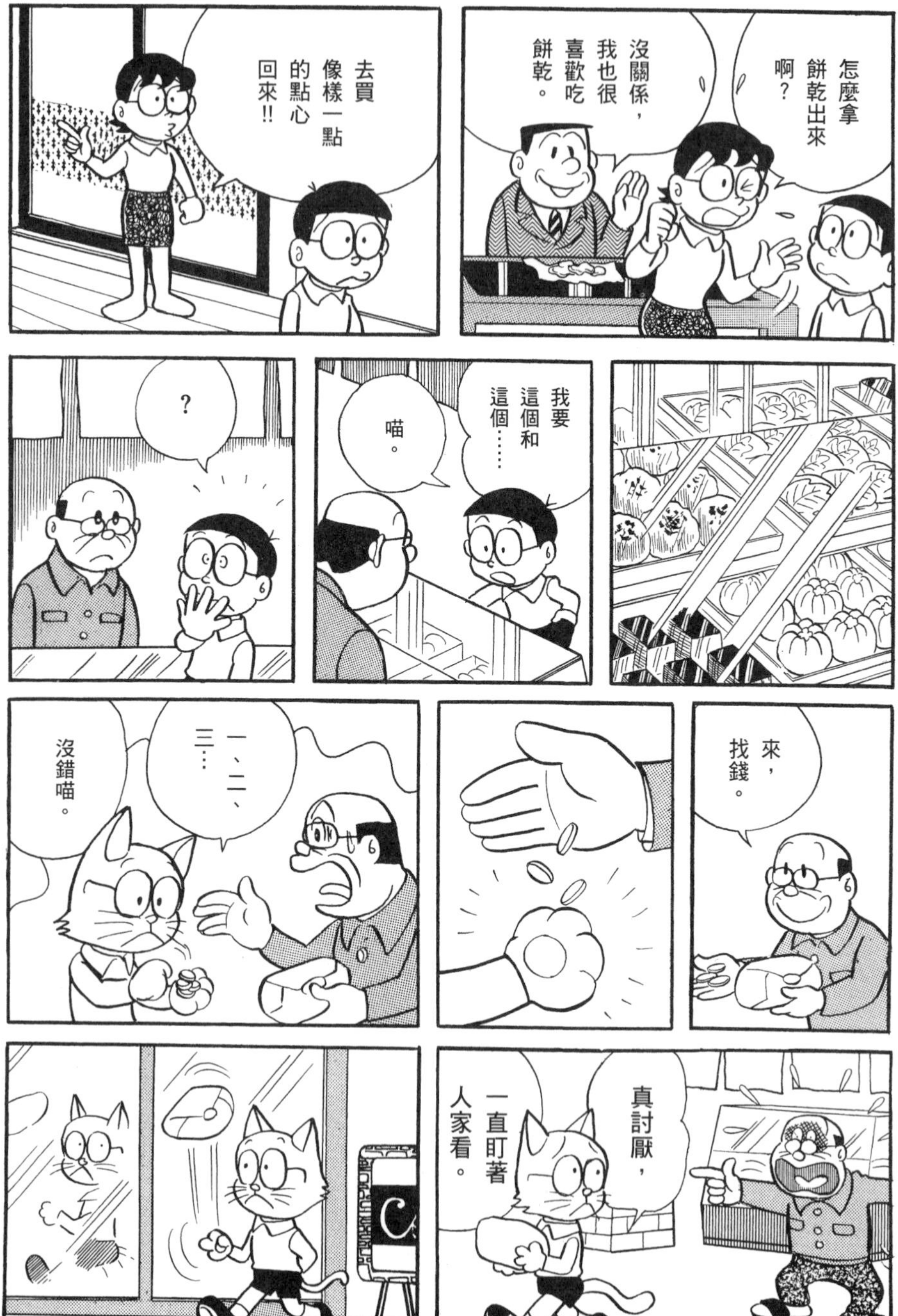
怎麼拿餅乾出來啊？
沒關係，我也很喜歡吃餅乾。
去買像樣一點的點心回來!!
我要這個和這個……
喵。
？
來，找錢。
一、二、三…
沒錯喵。
真討厭，一直盯著人家看。

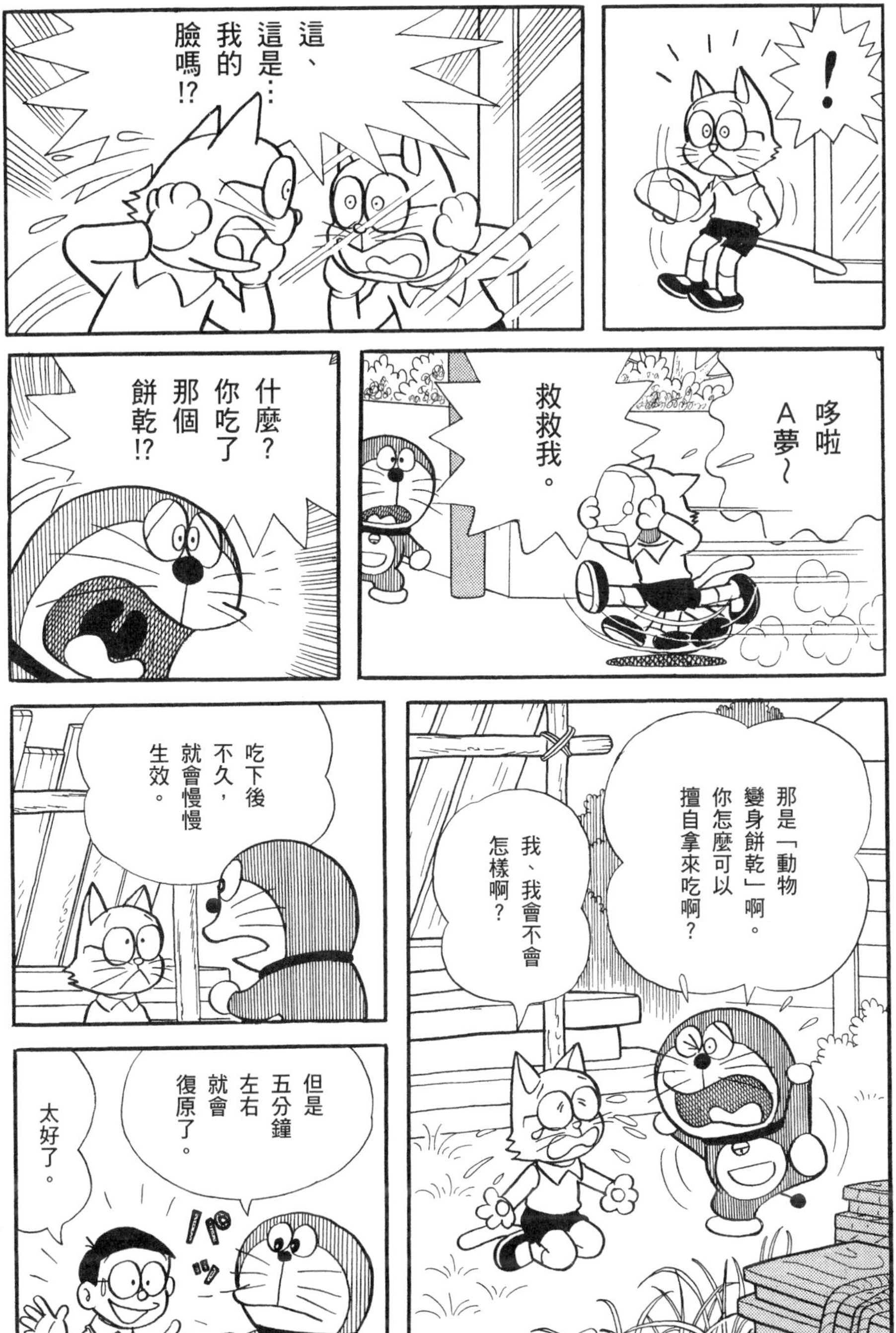
!
這、這是……我的臉嗎!?
哆啦A夢~
救救我。
什麼?你吃了那個餅乾!?
那是「動物變身餅乾」啊。你怎麼可以擅自拿來吃啊?
我、我會不會怎樣啊?
吃下後不久,就會慢慢生效。
但是五分鐘左右就會復原了。
太好了。

※ 回復

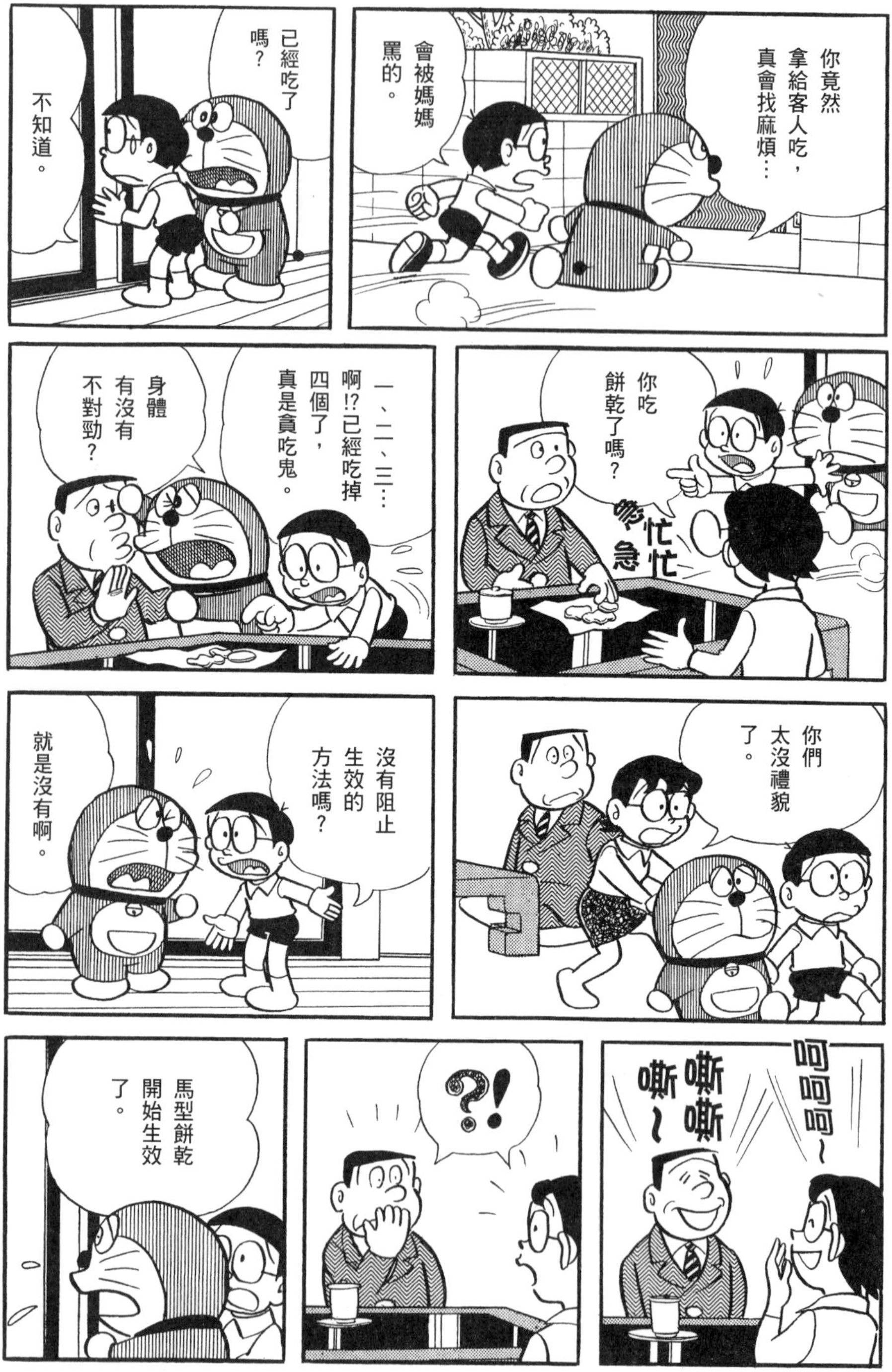
你竟然拿給客人吃，真會找麻煩……
會被媽媽罵的。
已經吃了嗎？
不知道。
你吃餅乾了嗎？
急忙忙
一、二、三……啊!?已經吃掉四個了，真是貪吃鬼。
身體有沒有不對勁？
你們太沒禮貌了。
沒有阻止生效的方法嗎？
就是沒有啊。
呵呵呵~
嘶嘶嘶~
?!
馬型餅乾開始生效了。

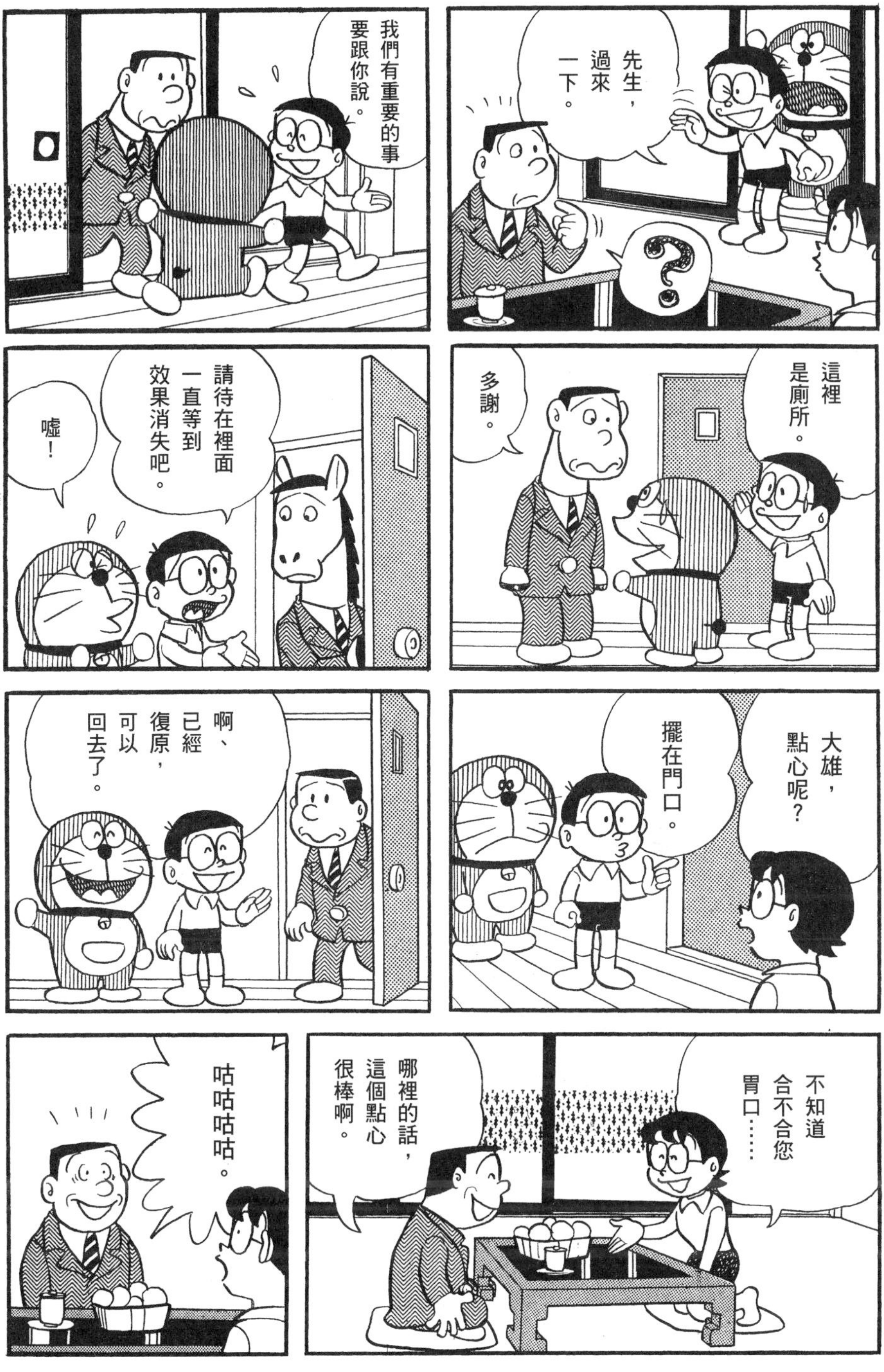
先生，過來一下。
我們有重要的事要跟你說。
這裡是廁所。
多謝。
請待在裡面一直等到效果消失吧。
噓！
大雄，點心呢？
擺在門口。
啊、已經復原，可以回去了。
不知道合不合您胃口……
哪裡的話，這個點心很棒啊。
咕咕咕咕。

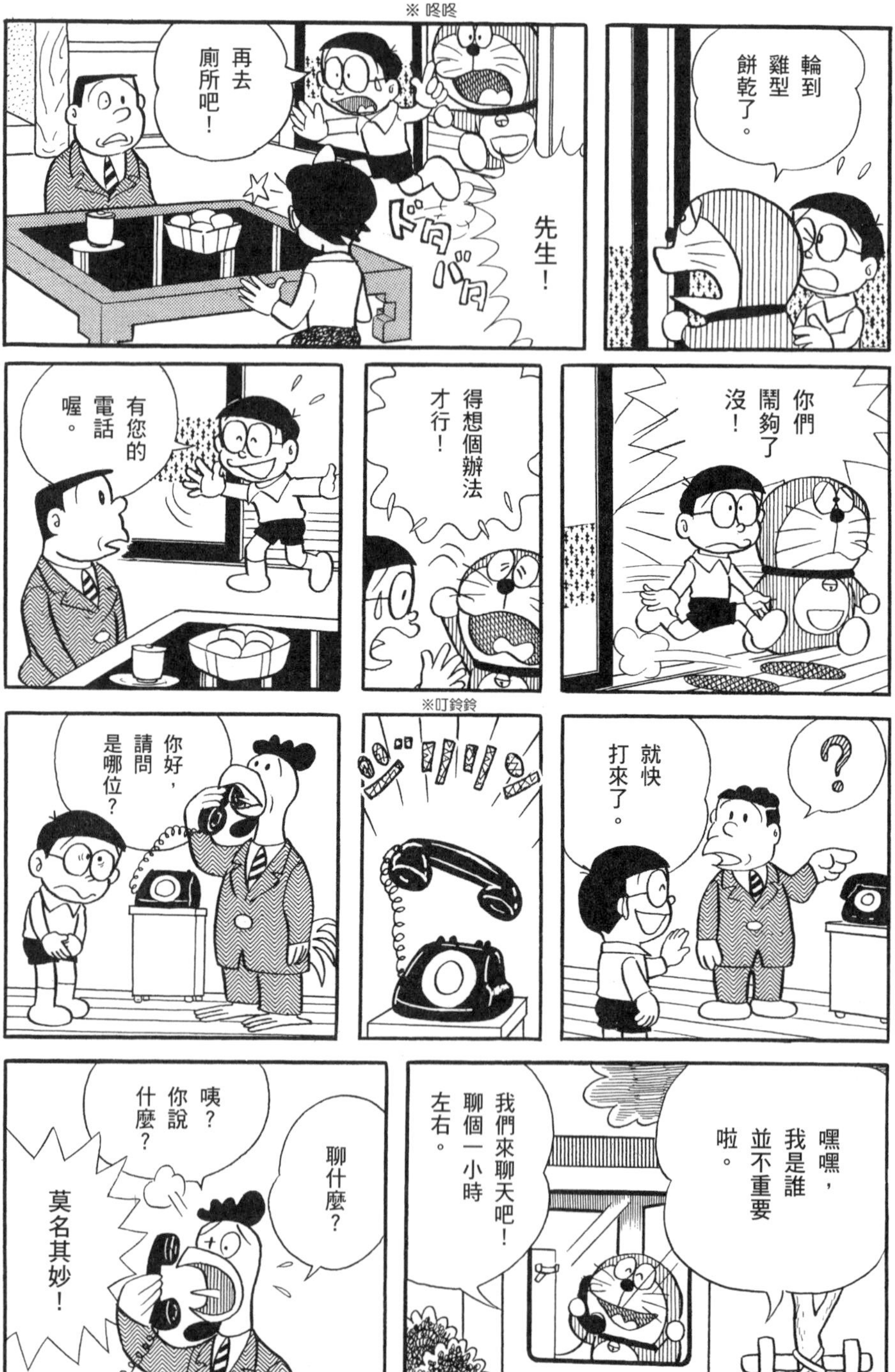
輪到雞型餅乾了。
※咚咚
再去廁所吧！
先生！
ドタバタ
你們鬧夠了沒！
得想個辦法才行！
有您的電話喔。
？
就快打來了。
※叮鈴鈴
你好，請問是哪位？
嘿嘿，我是誰並不重要啦。
我們來聊天吧！聊個一小時左右。
聊什麼？
咦？你說什麼？
莫名其妙！

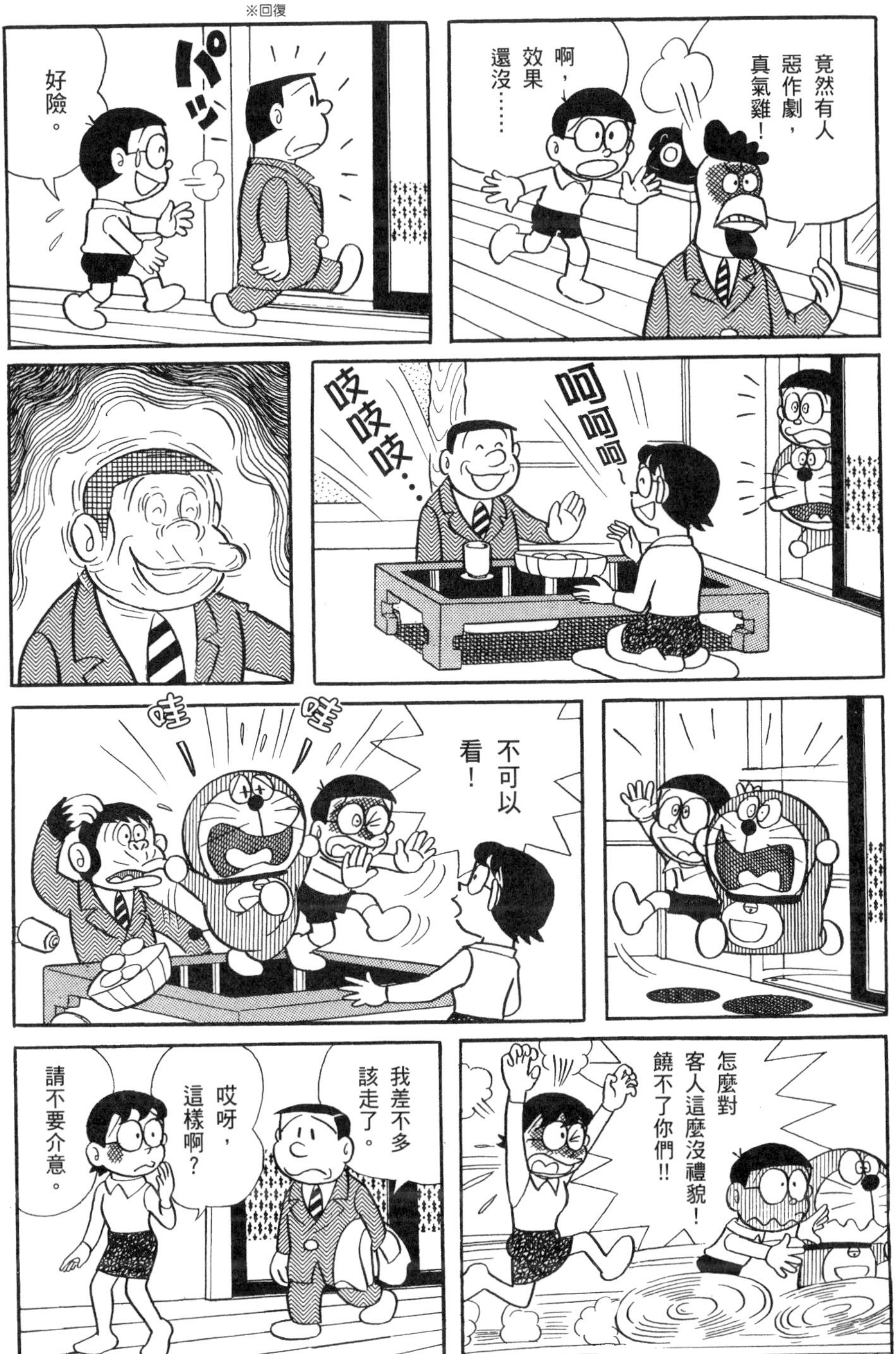
※回復
竟然有人惡作劇，真氣雞！
啊，效果還沒……
パッ
好險。
呵呵呵~
吱吱吱……
不可以看！
哇！
哇！
怎麼對客人這麼沒禮貌！饒不了你們!!
我差不多該走了。
哎呀，這樣啊？
請不要介意。

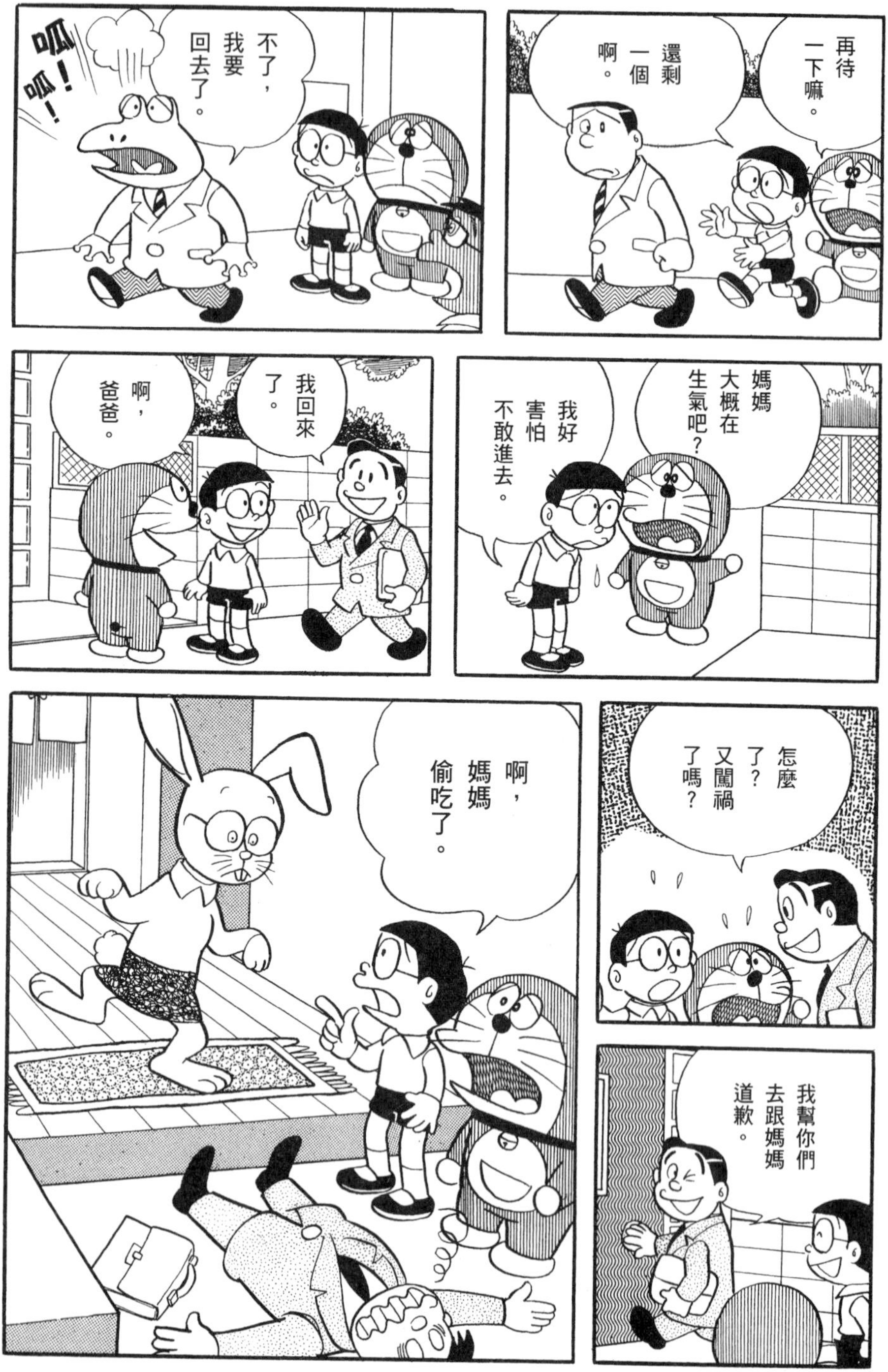
再待一下嘛。
還剩一個啊。
呱！呱！
不了，我要回去了。
媽媽大概在生氣吧？
我好害怕不敢進去。
我回來了。
啊，爸爸。
怎麼了？又闖禍了嗎？
我幫你們去跟媽媽道歉。
啊，媽媽偷吃了。

麵包、烏龍麵、餅乾……麵粉為什麼可以變身呢？

變化多端！變身的王者就是小麥！

在世界三大穀物「米、玉米、小麥」中，加工方式最豐富多元的非小麥莫屬。試著回想一下過去一週的飲食內容，確認看看有哪些食物是用麵粉做成的吧！例如麵包、湯麵、餅乾和章魚燒。另外，餃子皮、焗烤白醬的濃稠口感也都是來自於麵粉。延展、切開、混合、烤、煮、炸……可以有這麼多變化的祕密，全都來自於麵粉的麵筋裡所富含的蛋白質。

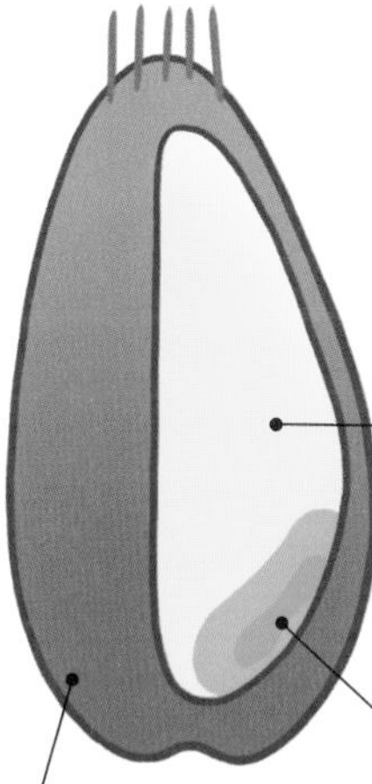

● **變成麵粉的是這個！**

左圖是 1 粒小麥（穀粒）的剖面圖。佔了大約 83% 的「胚乳」部分就是麵粉原料。

胚乳

主要成分為澱粉和蛋白質。一般的麵粉其實都是精製後的胚乳。

胚芽

成長時會長出芽的部分（佔了整體約 2%）。內含大量維生素和礦物質，也是營養輔助食品的原料。

表皮

通常被稱為「麩皮」，富含礦物質和纖維質。一般都會被加工成飼料和寵物食品等等。

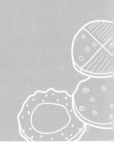

在小麥變成麵粉前

①麥子成熟

在秋天播種的小麥會在隔年的6～8月收成。日本雖然也有自產，但大部分還是仰賴外國進口。

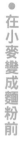

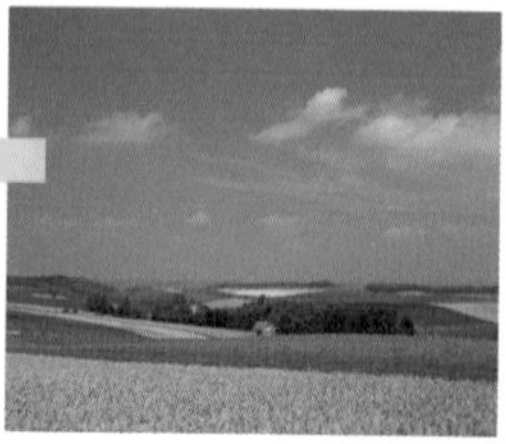

②碾麥粒

用碾磨機碾碎、碾圓，一直重複此動作的話，小麥就會越磨越細。

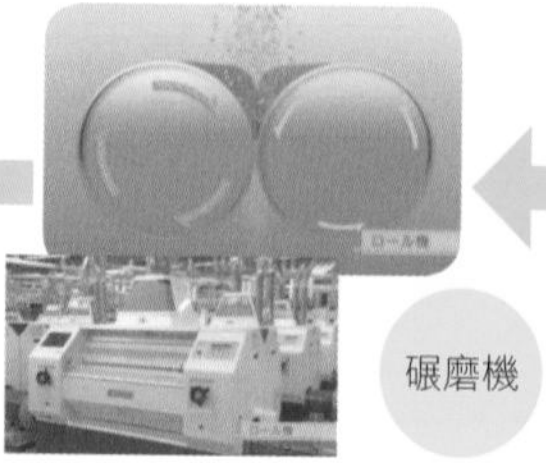

③篩選麵粉

經過重複過篩後，麵粉就完成了。由於老舊的表殼比較不容易剝落，需使用附有強風的機器去除。

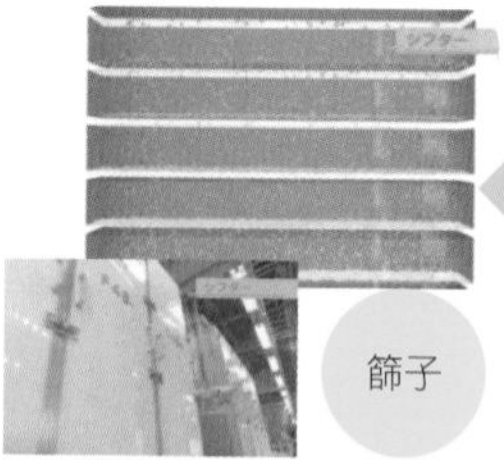

麵粉製品的食物圖鑑

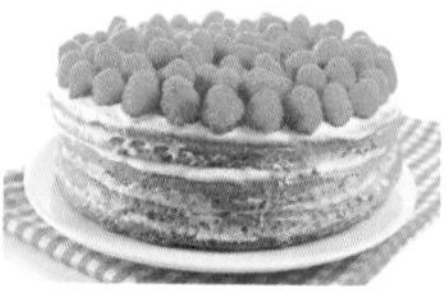

©Africa Studio/shutterstock.com

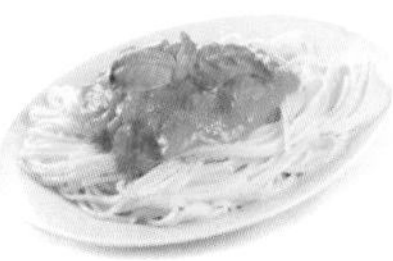

©Nitr/shutterstock.com

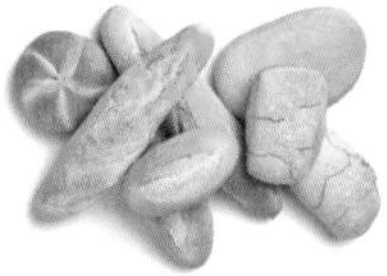

©MIGUEL GARCIA SAAVEDRA/shutterstock.com

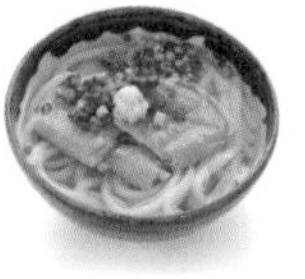

©bonchan/shutterstock.com

麵筋的變身，創造出無比的美味

你有聽過麵筋嗎？麵筋其實是麵粉成分中蛋白質的一種，它可以讓我們見識到很多不可思議的魔法喔！

在麵粉所含有的蛋白質中，大部分的成分是穀蛋白和穀膠蛋白。將麵粉加水攪拌後，這兩個蛋白質就會結合在一起變成麵筋。出筋後，麵團會越揉越有彈性。麵包可以膨脹起來的原因就是麵團中的麵筋變成網狀把麵團撐起來。

麵粉的成分中除了有富含蛋白質的麵筋外，還有碳水化合物的夥伴——澱粉。但是剛揉好麵團中膨脹的澱粉並沒辦法被吃下去消化，那該怎麼辦呢？解決的辦法就是加熱。麵團經過烘烤後就會膨脹成麵包，經蒸熟後就成了肉包的外皮，用水煮

● 麵團經過烘烤過後就會膨脹

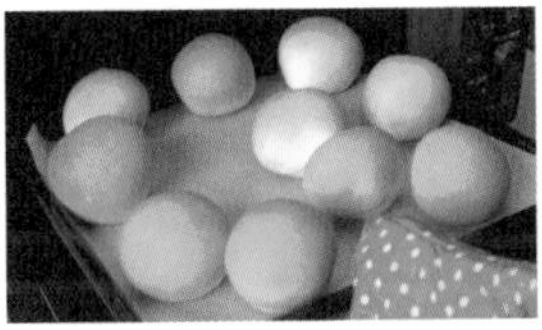

將揉好的麵團靜置一段時間後就會膨脹成 1.5 倍的大小，烤過之後就會變成褐色。

● 加水揉合後就會變成麵團

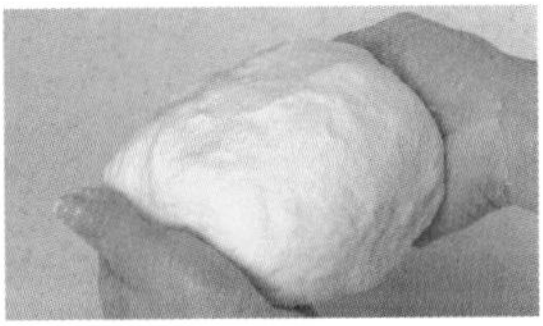

把水和麵粉混合在一起後，上下拉長、用手壓一壓、揉一揉後就會出筋了。

● 這是麵筋

麵粉含有其他穀物所沒有的麵筋，這個成分可以產生黏性和彈性。

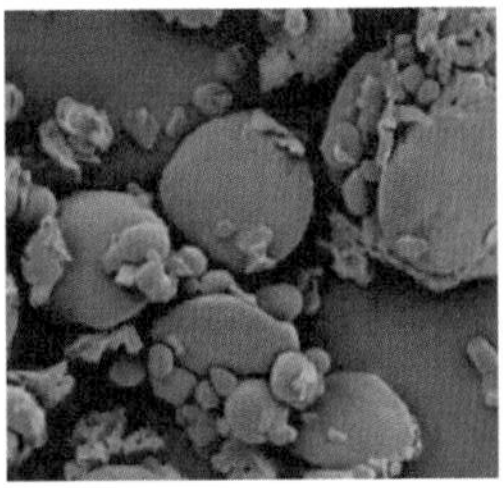

資料提供／製粉博物館（株式會社日清製粉 Group 本社）

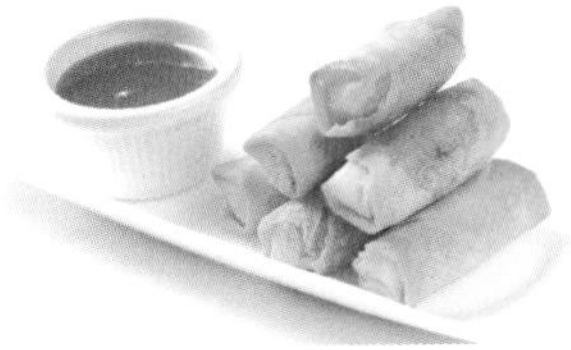

©farbled/shutterstock.com

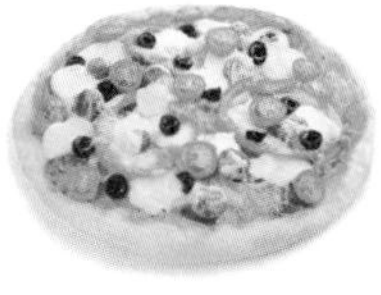

©Africa Studio/shutterstock.com

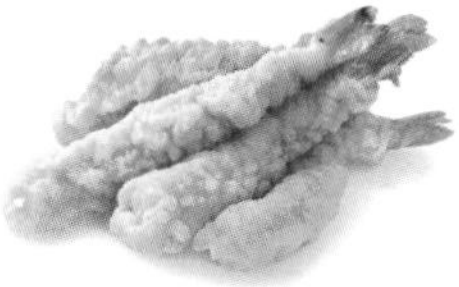

©Ildar Akhmerov/shutterstock.com

過就會變成烏龍麵。所以，只要好好利用穀物之王「小麥．麵粉」中的麵筋，將做好的麵團加熱，就可以做出麵包、烏龍麵和蛋糕等各式各樣美味好吃的食物了。

● 在味噌湯中發現麵筋！

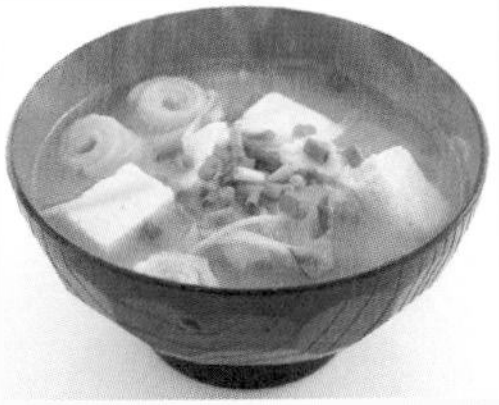

©Suhabes.you/shutterstock.com

實際上是只用麵筋做出來的食物，餐點附的味噌湯中所加入的「麩」就是麵筋做的喔！麵粉加食鹽水仔細揉和，揉到出筋前都和製作麵包的步驟一樣。然後將麵團放進布袋，在水中反覆搓揉讓澱粉流出後，布袋裡就會只剩下麵筋了。「麩」也有很多種類，用蒸的是生麩（日式麵筋），把生麩煮過並晒乾後，就是超市中所看到的乾燥麩。用在味噌湯中的就是這個乾燥麩喔！各式各樣的料理都是由麵粉製成的，而這個「麩」從以前就常常被用在日本的傳統料理中。日本料理的代表除了素食料理和懷石料理之外，其他的料理也常常用到「麩」喔！在冰箱和微波爐出現以前，既營養、好吃又容易保存的「麩」料理，就是日本人在上面下了很多工夫所發展出來的成果。

你知道世界上有哪些麵粉料理嗎？

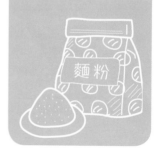

麵、麵包、菜和甜點，來介紹世界各地的麵粉料理吧！

小麥是人類發現最早的作物之一，穀粒比米還硬，沒有磨成粉的話無法食用。因應氣候和文化，世界各地都有不同的料理方式。常吃的麵包也會依國家不同而有不同的作法，例如印度饢餅和皮塔餅就是其中的例子。一般雖認為「做麵包一定會用到酵母」，但也有不使用酵母的國家，麵包當然就不會膨脹。蛋白質較多的高筋麵粉都用在製作麵包和麵條，蛋白質較少的低筋麵粉則用於天婦羅的麵衣

● 世界各地的麵粉料理（部分）

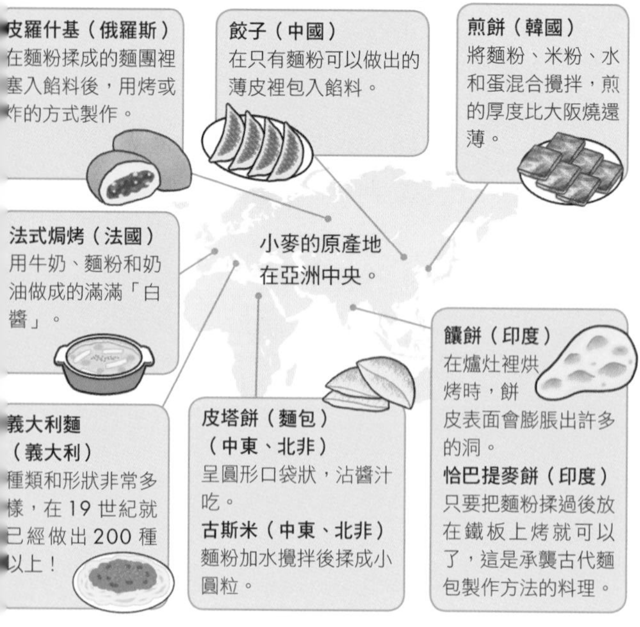
皮羅什基（俄羅斯）
在麵粉揉成的麵團裡塞入餡料後，用烤或作的方式製作。
餃子（中國）
在只有麵粉可以做出的薄皮裡包入餡料。
煎餅（韓國）
將麵粉、米粉、水和蛋混合攪拌，煎的厚度比大阪燒還薄。
法式焗烤（法國）
用牛奶、麵粉和奶油做成的滿滿「白醬」。
小麥的原產地在亞洲中央。
饢餅（印度）
在爐灶裡烘烤時，餅皮表面會膨脹出許多的洞。
恰巴提麥餅（印度）
只要把麵粉揉過後放在鐵板上烤就可以了，這是承襲古代麵包製作方法的料理。
義大利麵（義大利）
種類和形狀非常多樣，在19世紀就已經做出200種以上！
皮塔餅（麵包）（中東、北非）
呈圓形口袋狀，沾醬汁吃。
古斯米（中東、北非）
麵粉加水攪拌後揉成小圓粒。

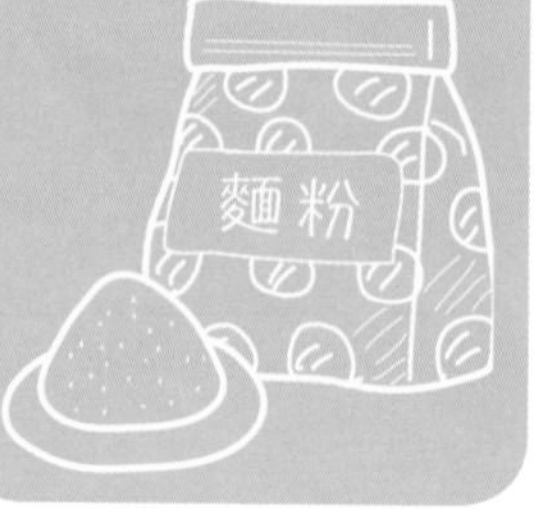
麵粉

和餅乾。產地不同，小麥的特性與料理也都不同。

日本人也很喜歡麵粉做的料理喔！

日本麵粉料理的變化也不輸給世界各地喔！光是麵的種類就有烏龍麵、掛麵、棊子麵、餺飥麵和炒麵等，味道和口感都各有特色。日本人從彌生時代中期（西元前四百年至一百年間）就開始種植稻米和小麥，稻米需要較多的水分灌溉，小麥則多在雨水較少的地方種植。香川縣讚岐烏龍麵非常有名的原因就是瀨戶內地雨水較少，當地人對種植小麥比稻米多下了很多功夫。「說到香川就想到烏龍麵」這個稱號已經成了眾所皆知的招牌料理了（「讚岐」是香川縣以前的舊地名）。最有趣的就屬天婦羅了，大部分的小麥料理都是活用麵筋的彈力和黏稠度，天婦羅的麵衣卻剛好相反。必須避免攪拌過度產生筋性，才會出現酥脆的口感。

● 日本的麵粉料理（部分）

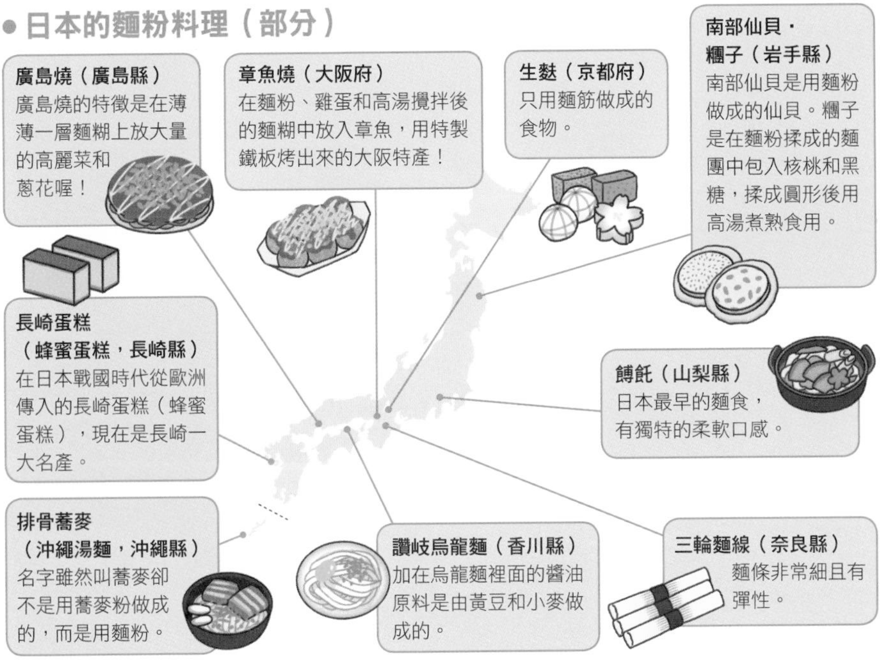
廣島燒（廣島縣）
廣島燒的特徵是在薄薄一層麵糊上放大量的高麗菜和蔥花喔！
章魚燒（大阪府）
在麵粉、雞蛋和高湯攪拌後的麵糊中放入章魚，用特製鐵板烤出來的大阪特產！
生麩（京都府）
只用麵筋做成的食物。
南部仙貝・糰子（岩手縣）
南部仙貝是用麵粉做成的仙貝。糰子是在麵粉揉成的麵團中包入核桃和黑糖，揉成圓形後用高湯煮熟食用。
長崎蛋糕（蜂蜜蛋糕，長崎縣）
在日本戰國時代從歐洲傳入的長崎蛋糕（蜂蜜蛋糕），現在是長崎一大名產。
餺飥（山梨縣）
日本最早的麵食，有獨特的柔軟口感。
排骨蕎麥（沖繩湯麵，沖繩縣）
名字雖然叫蕎麥卻不是用蕎麥粉做成的，而是用麵粉。
讚岐烏龍麵（香川縣）
加在烏龍麵裡面的醬油原料是由黃豆和小麥做成的。
三輪麵線（奈良縣）
麵條非常細且有彈性。

挑戰看看做泡芙吧！

泡芙作法

來做卡士達醬

【材料（1 單位的麵糊 35 ～ 40g ／可做 12 ～ 15 個）】
牛奶…300ml ／砂糖…55g ／玉米粉…12g
低筋麵粉…12g ／蛋黃…2 ～ 3 個
香草精…少許／鮮奶油…50ml

（請預先準備好以下物品）

❶將低筋麵粉、玉米粉和砂糖倒在一起攪拌均勻後，用麵粉篩過篩到大碗裡（調理碗的容量要足夠可以加入牛奶）。
❷把蛋黃打散。

❸在步驟①的粉中一點一點慢慢加入牛奶，這樣攪拌時才不容易結小塊。把步驟②加入後，仔細攪拌到變柔軟為止。
❹將步驟③以中火烹煮，呈黏稠狀後再轉到小火。
❺把火熄滅後加入香草精冷卻，再加入打發好的鮮奶油。

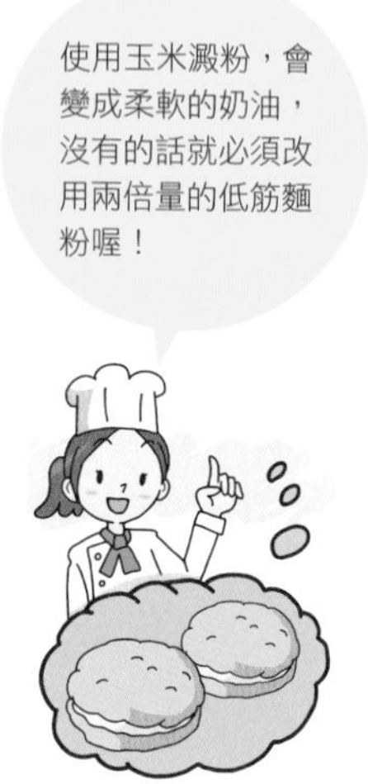
使用玉米澱粉，會變成柔軟的奶油，沒有的話就必須改用兩倍量的低筋麵粉喔！

你有看過泡芙皮膨起來嗎？

泡芙是源自於法國的甜點，法語名稱為chou à la crème，意思為奶油高麗菜。法語稱高麗菜為「chou」，而包著鮮奶油的泡芙皮就像小高麗菜一樣，所以才被取了這樣的名字。

你有看過泡芙皮正在烤的樣子嗎？從烤箱外頭觀察，在溫度接近攝氏一百度時，麵糊會瞬間膨脹。使用麵粉做的點心，有很多種都會膨脹，例如鬆餅、餅乾、饅頭和麵包等等，可是它們為什麼會

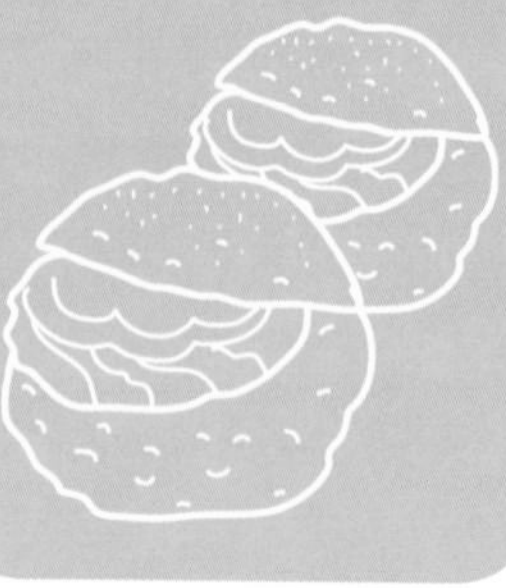

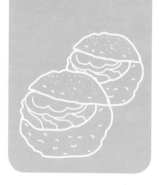

製作泡芙皮

【材料（1 單位的麵團 35 ～ 40g ／可做 12 ～ 15 個）】
低筋麵粉…100g ／奶油…100g ／
雞蛋…200g（約 4 個）／水…200ml

（請預先準備好以下物品）

❶將低筋麵粉過篩 2 次
❷在烤盤上鋪上烘焙紙
❸將雞蛋打散

❹在鍋子中加入水和奶油，待水沸騰時將步驟 1 的低筋麵粉全部加進去鍋子裡。要用木鏟不斷攪拌，注意不要燒焦。大約用中火煮 1 分 30 秒到 2 分鐘。

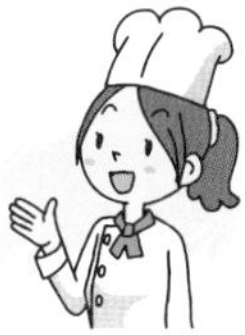
步驟④的重點並不是要煮得都黏在鍋子上，而是要像搗麻糬一樣，舀起來的瞬間稍微和鍋子黏在一起。

❺步驟④關火後，再一點一點的將步驟③倒入並仔細攪拌。
❻將步驟⑤的麵糊倒入擠花袋中，擠在步驟②的烘焙紙上，再用噴霧器在麵糊上噴水。
❼將烤箱溫度調到 200℃ 烤 20 分鐘後，先不要急著拿出來，等待約 10 分鐘後再拿出來。

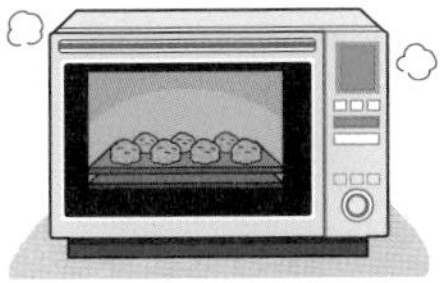

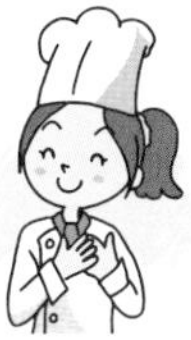
這個時候可以隔著烤箱外看到泡芙形狀喔！

❽待步驟⑦的泡芙皮冷卻後，在上方切下一刀，裡面擠滿卡士達醬就完成了。

膨脹呢？

　這些點心和麵包都會因為鎖在麵糊內部的氣體體積增加，導致空氣充滿內部才會膨脹。而這個時候會依據材料和做法不同，膨脹出來的形狀也會千變萬化。

　海綿蛋糕是使用整顆蛋去打發的，安定的泡泡會充滿麵糊，之後遇熱變大，所以就膨脹得像海綿一樣了。就好像製作饅頭時會添加發粉（或稱為泡打粉的膨脹劑），餅乾會加酵母菌在麵團裡一樣，各自都會生成二氧化碳造成麵團膨脹起來。泡芙皮的狀況則是麵糊中的水分沸騰後，藉由蒸氣一瞬間膨脹。

　依據上面的食譜和家人一起挑戰看看製作泡芙吧！做得好吃的訣竅在於要抓好分量、時間和溫度等等條件喔！

點心牧場

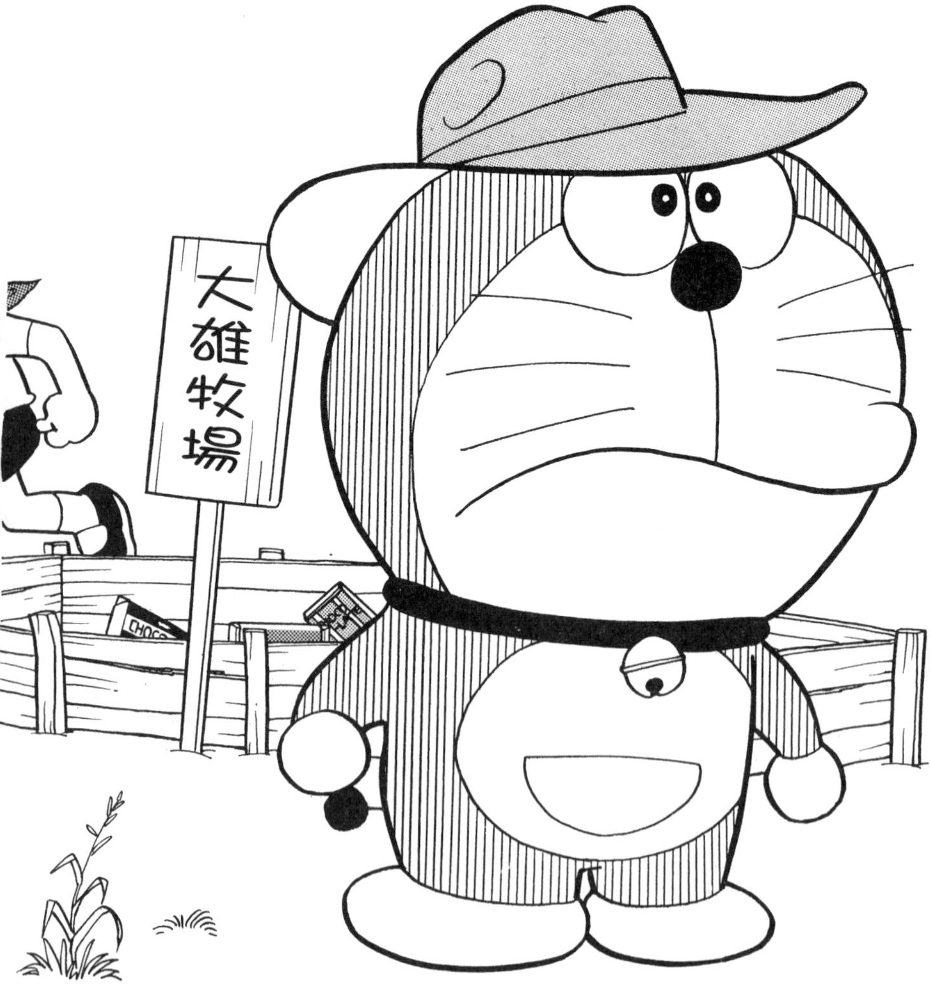

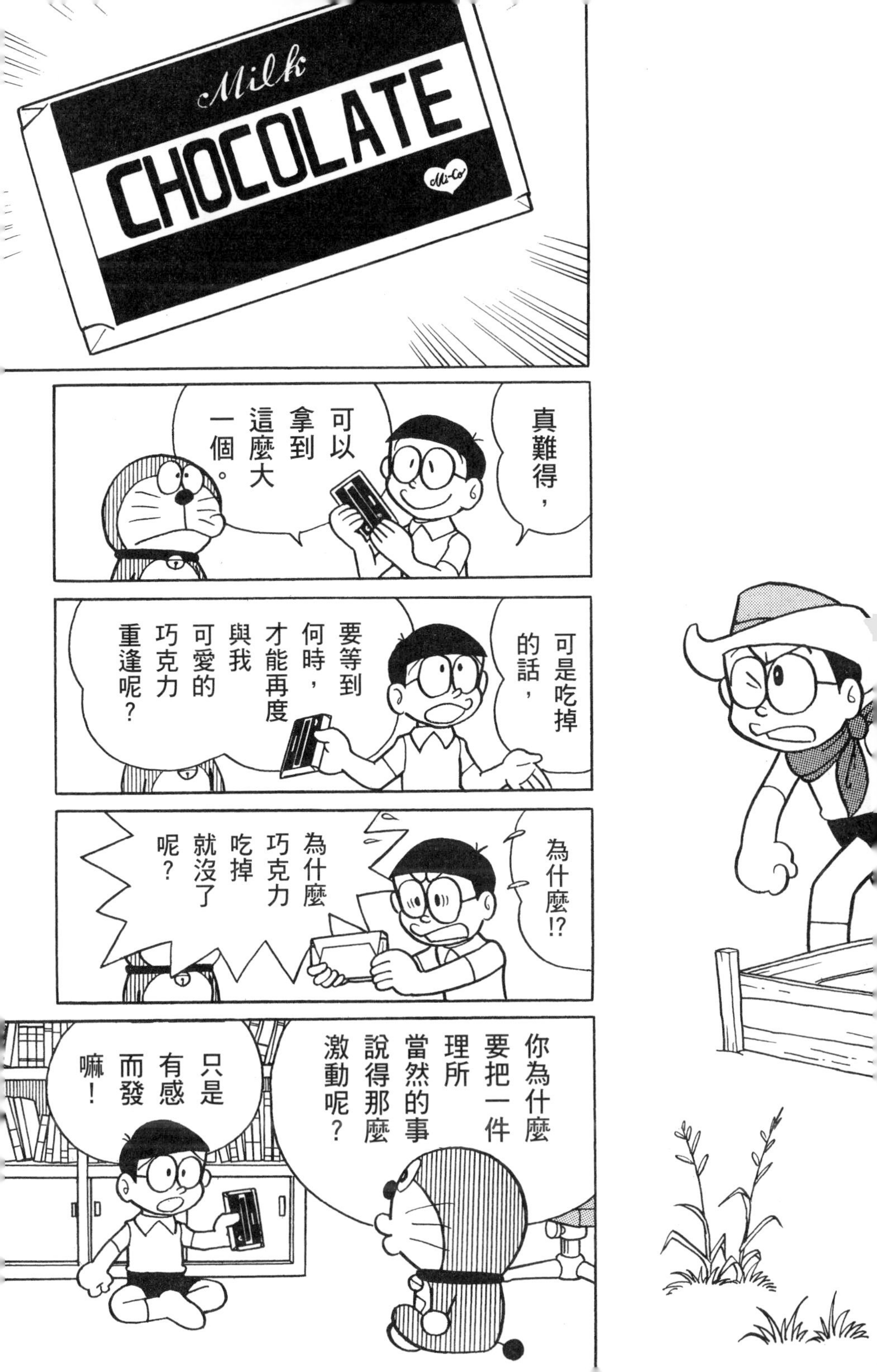
Milk
CHOCOLATE
Mi-Co
真難得，
可以拿到這麼大一個。
可是吃掉的話，
要等到何時，才能再度與我可愛的巧克力重逢呢？
為什麼!?
為什麼巧克力吃掉就沒了呢？
你為什麼要把一件理所當然的事說得那麼激動呢？
只是有感而發嘛！

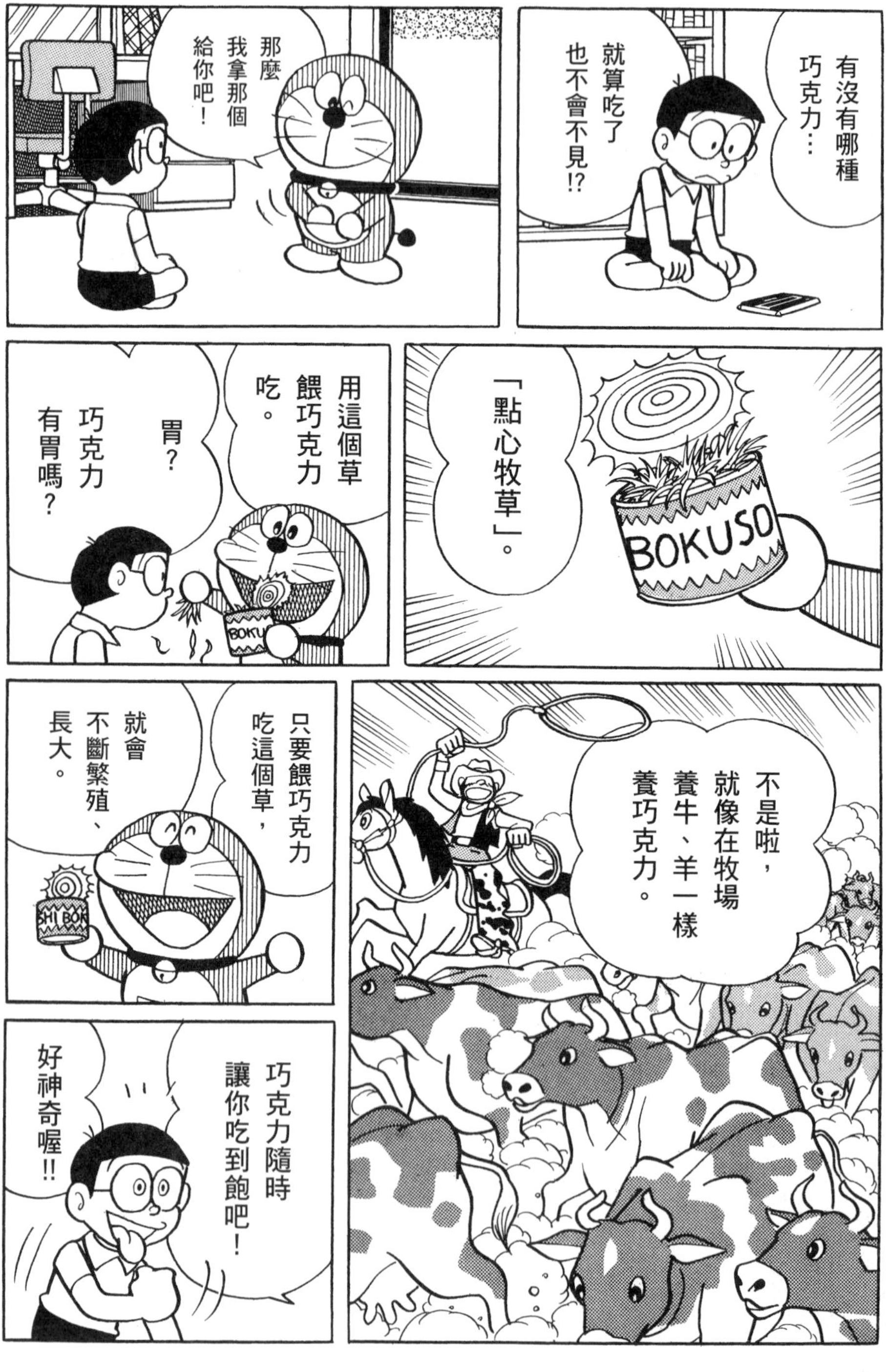
有沒有哪種巧克力…
就算吃了也不會不見!?
那麼我拿那個給你吧！
「點心牧草」。
BOKUSO
用這個草餵巧克力吃。
胃？
巧克力有胃嗎？
BOKU
不是啦，就像在牧場養牛、羊一樣養巧克力。
只要餵巧克力吃這個草，
就會不斷繁殖、長大。
SHI BOK
巧克力隨時讓你吃到飽吧！
好神奇喔!!

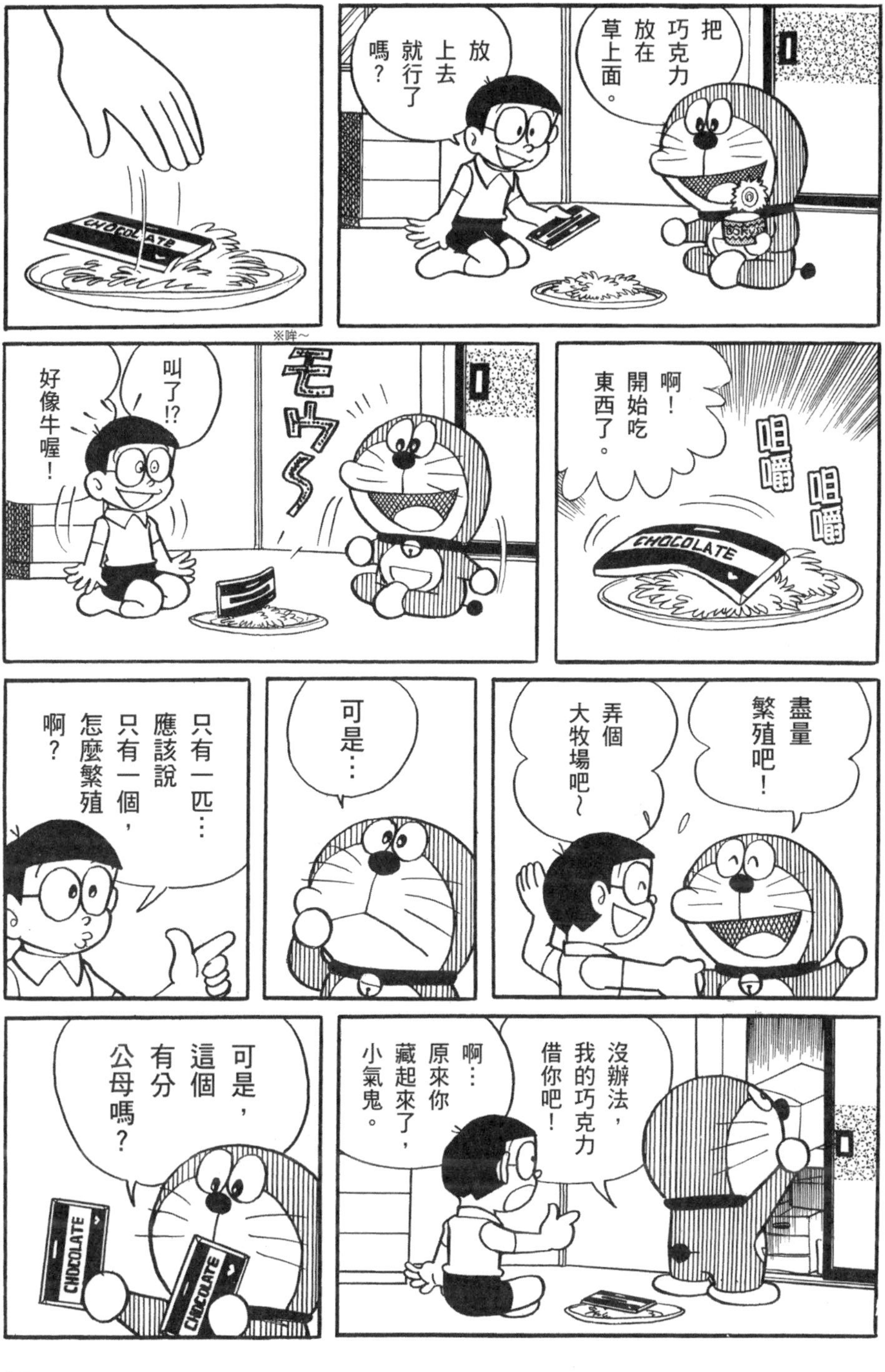

把巧克力放在草上面。
放上去就行了嗎？
啊！開始吃東西了。
咀嚼
咀嚼
モウ〜
※哞～
叫了!?
好像牛喔！
盡量繁殖吧！
弄個大牧場吧～
可是…
只有一匹…應該說只有一個，怎麼繁殖啊？
沒辦法，我的巧克力借你吧！
啊…原來你藏起來了，小氣鬼。
可是，這個有分公母嗎？
CHOCOLATE

※哞～哞～

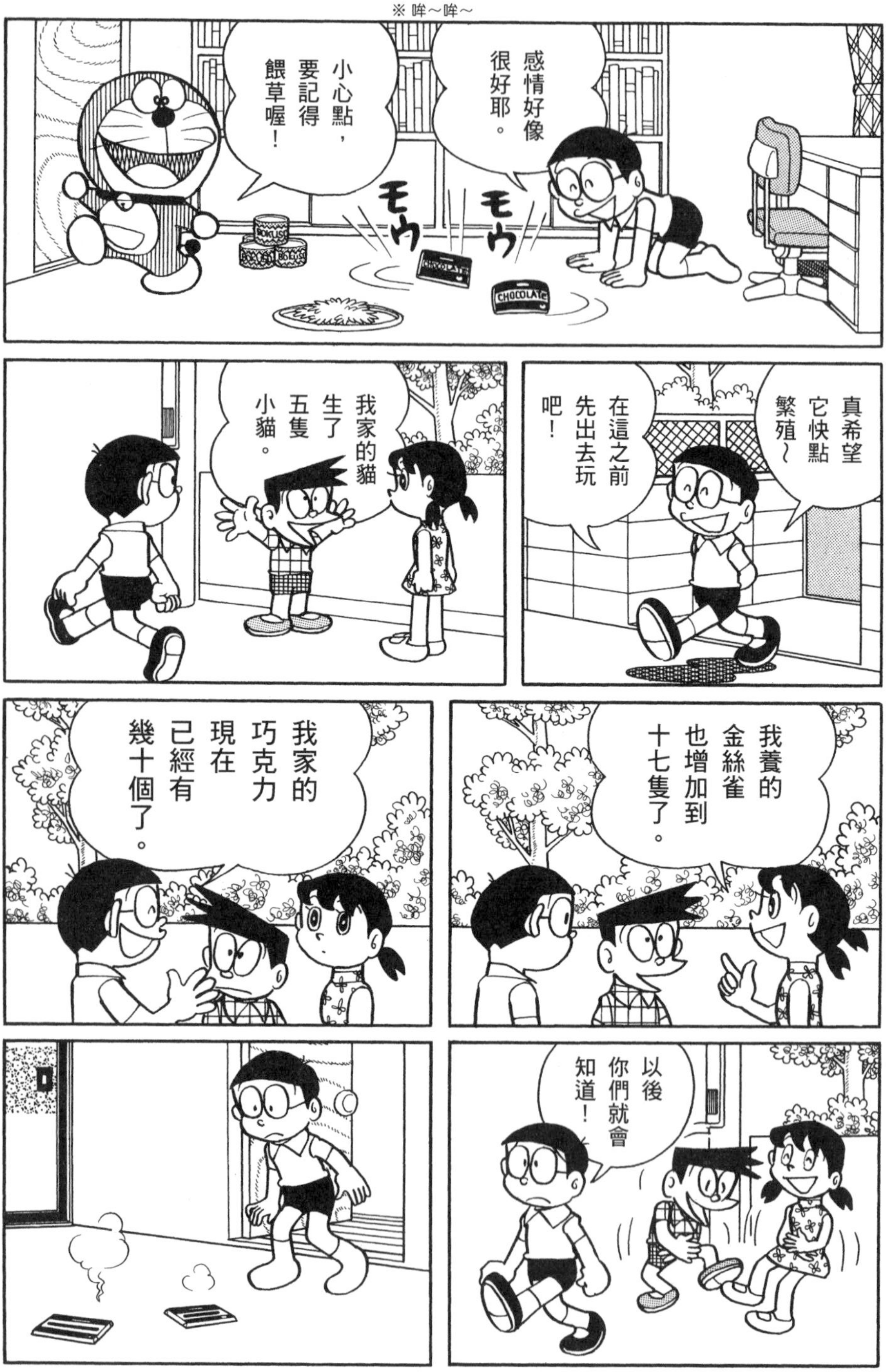
感情好像很好耶。
小心點，要記得餵草喔！
モウ
モウ
CHOCOLATE
CHOCOLATE
BOKUSO
真希望它快點繁殖～
在這之前先出去玩吧！
我家的貓生了五隻小貓。
我養的金絲雀也增加到十七隻了。
我家的巧克力現在已經有幾十個了。
以後你們就會知道！

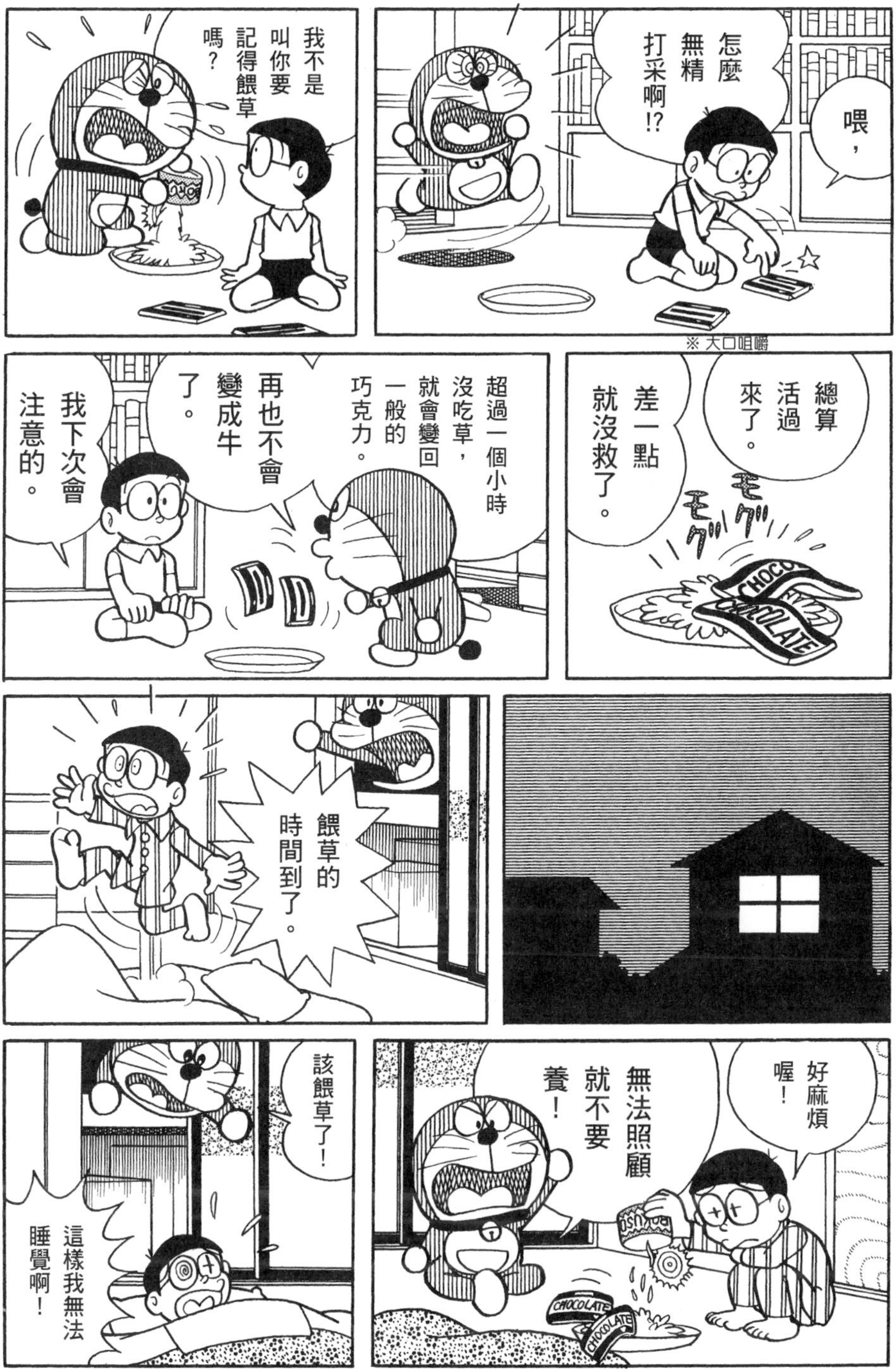
喂，
怎麼無精打采啊!?
我不是叫你要記得餵草嗎？
※大口咀嚼
總算活過來了。
差一點就沒救了。
モグモグ
CHOCOLATE
超過一個小時沒吃草，就會變回一般的巧克力。
再也不會變成牛了。
我下次會注意的。
餵草的時間到了。
好麻煩喔！
無法照顧就不要養！
CHOCOLATE
該餵草了！
這樣我無法睡覺啊！

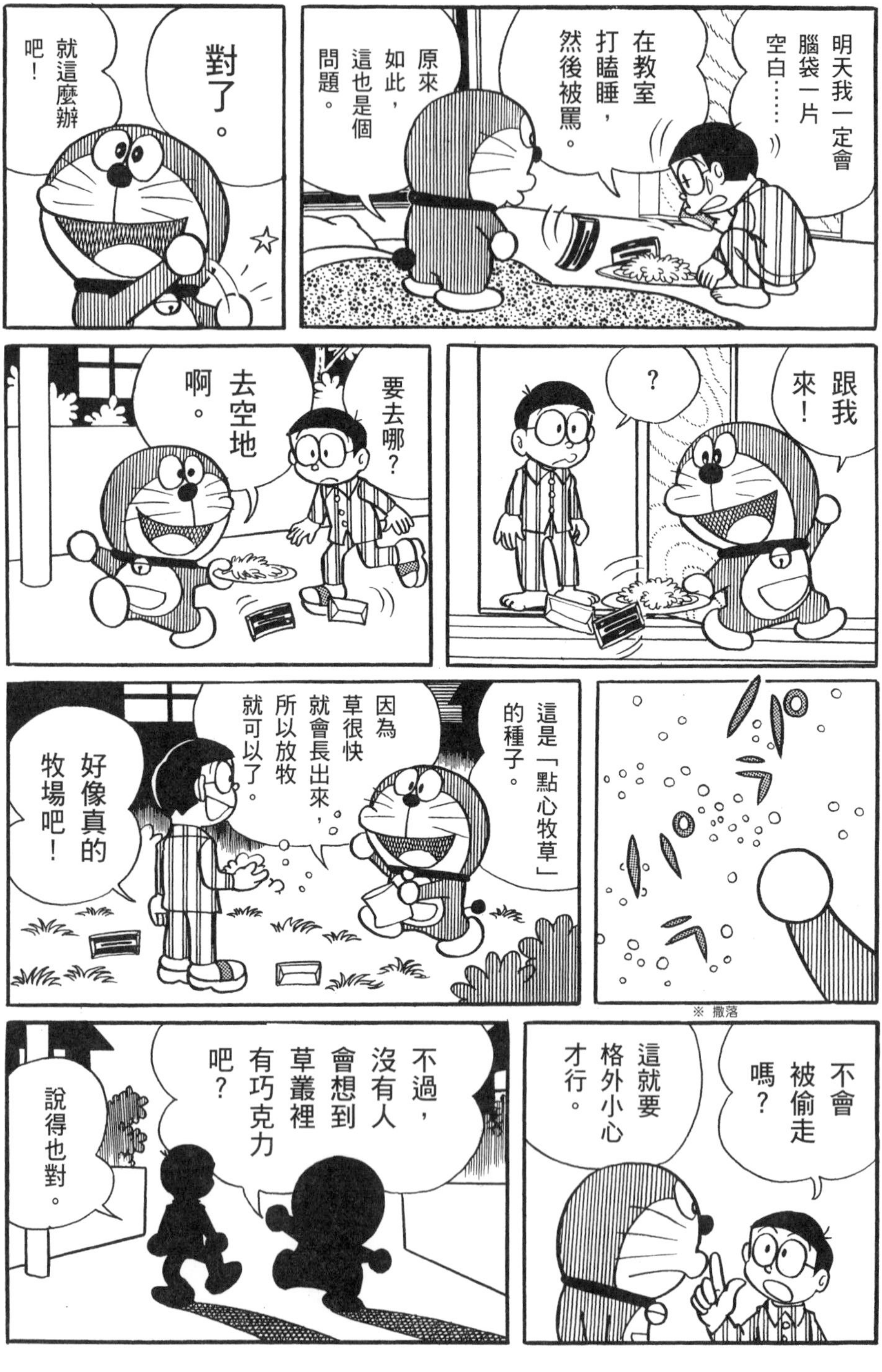
明天我一定會腦袋一片空白……
在教室打瞌睡，然後被罵。
原來如此，這也是個問題。
對了。
就這麼辦吧！
跟我來！
？
要去哪？
去空地啊。
パ
這是「點心牧草」的種子。
因為草很快就會長出來，所以放牧就可以了。
好像真的牧場吧！
不會被偷走嗎？
這就要格外小心才行。
不過，沒有人會想到草叢裡有巧克力吧？
說得也對。
※ 撒落

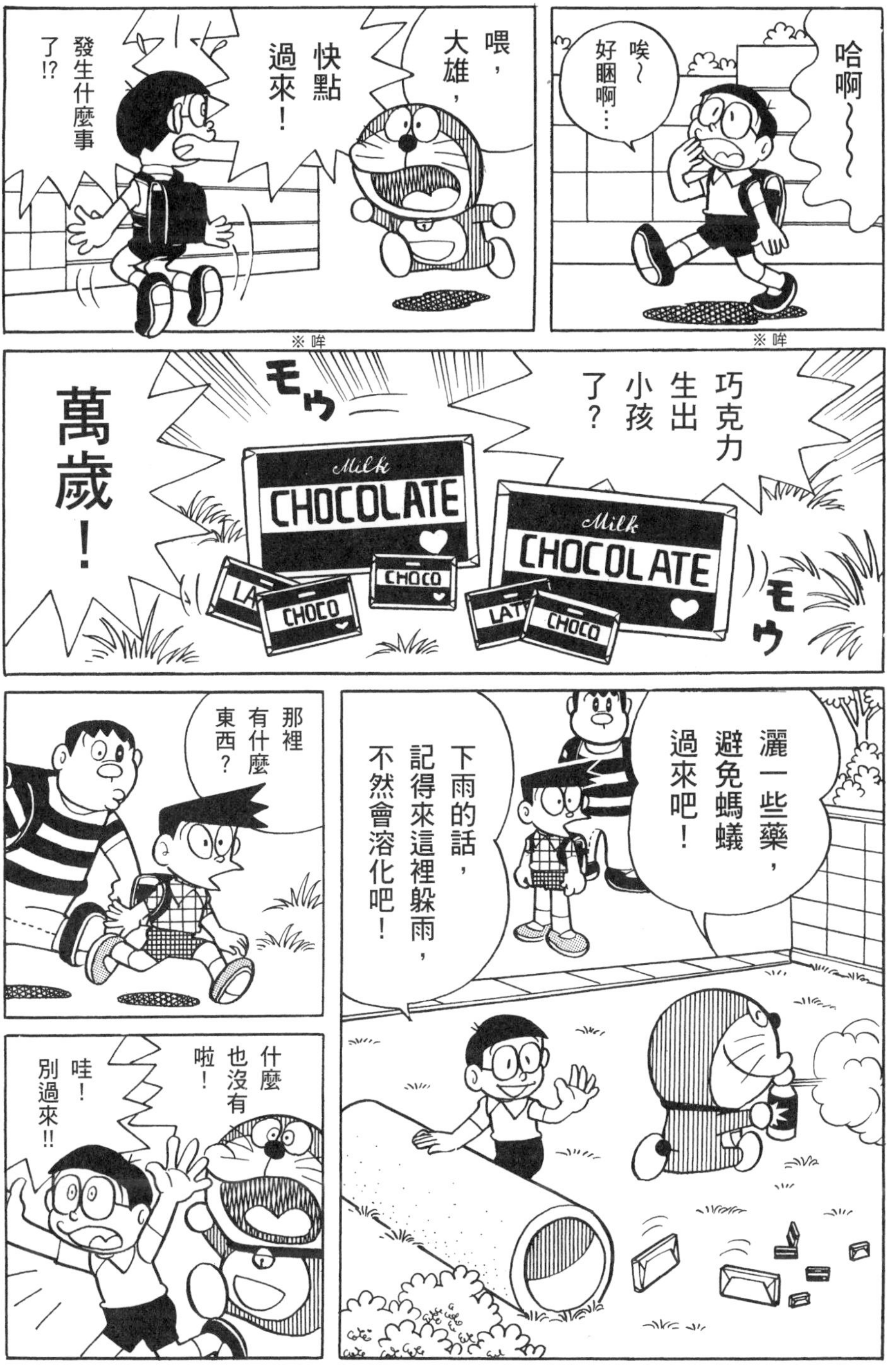
哈啊~~~
唉~好睏啊……
喂，大雄，快點過來！
發生什麼事了!?
※ 哞
※ 哞
巧克力生出小孩了？
萬歲！
モウ
Milk CHOCOLATE
CHOCO
モウ
灑一些藥，避免螞蟻過來吧！
下雨的話，記得來這裡躲雨，不然會溶化吧！
那裡有什麼東西？
什麼也沒有啦！
哇！別過來!!

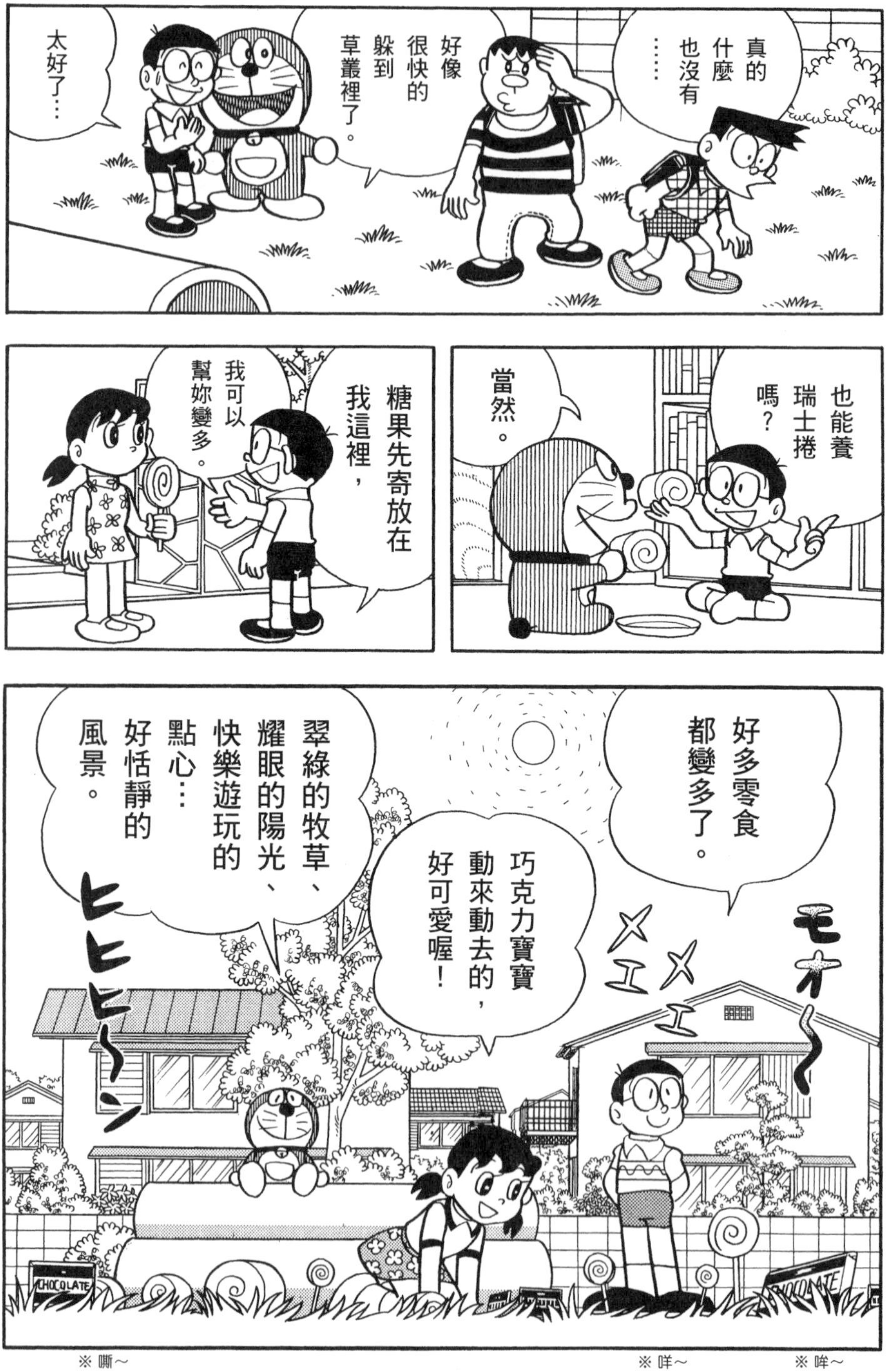
真的什麼也沒有……
好像很快的躲到草叢裡了。
太好了……
也能養瑞士捲嗎？
當然。
糖果先寄放在我這裡，
我可以幫妳變多。
好多零食都變多了。
モオ～～
メエ
メエ
巧克力寶寶動來動去的，好可愛喔！
翠綠的牧草、耀眼的陽光、快樂遊玩的點心……好恬靜的風景。
ヒヒヒ～ン
CHOCOLATE
CHOCOLATE

※嘶～ ※咩～ ※哞～

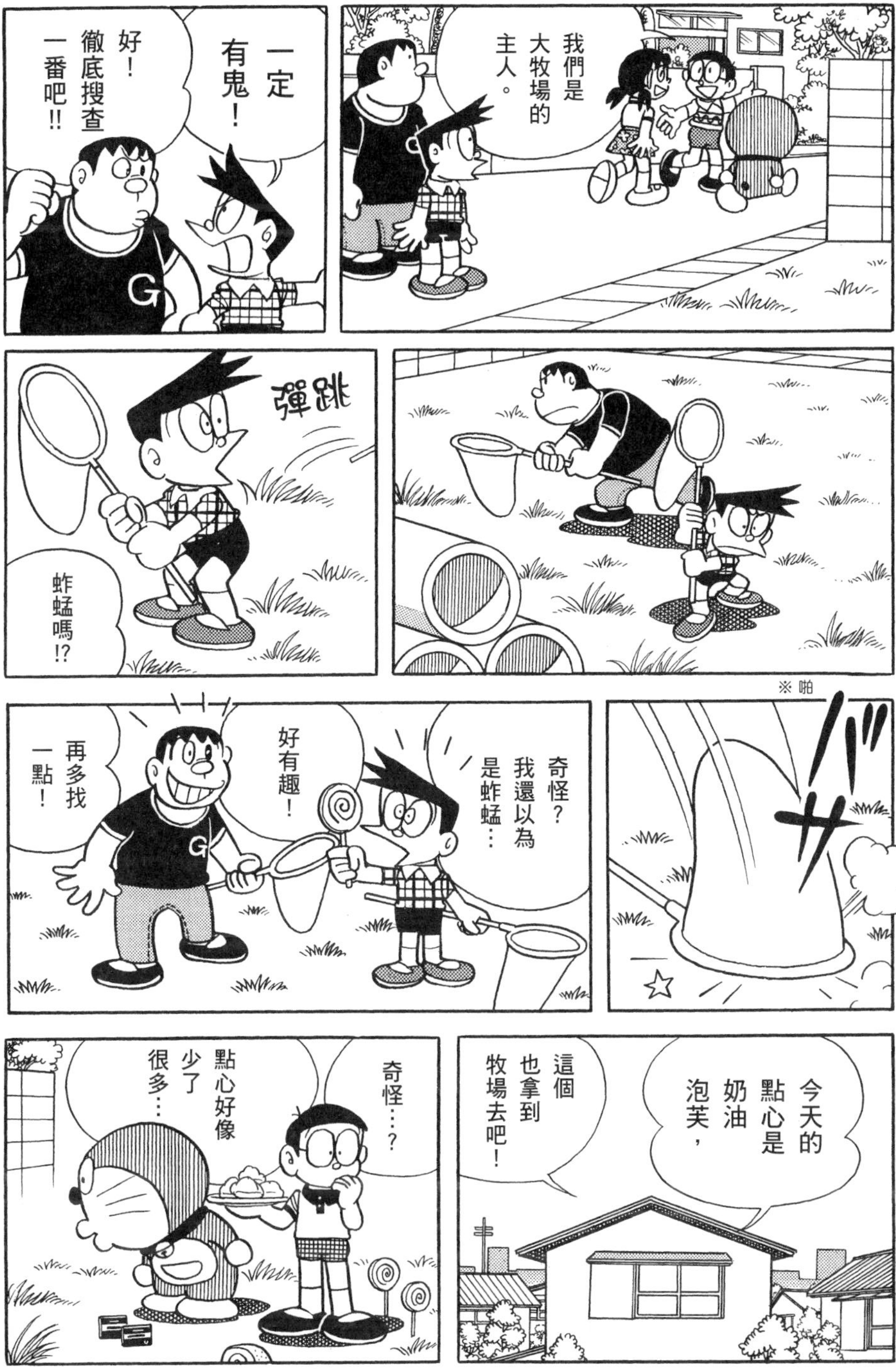
我們是大牧場的主人。
一定有鬼!
好!徹底搜查一番吧!!
彈跳
蚱蜢嗎!?
※啪
奇怪?我還以為是蚱蜢…
好有趣!
再多找一點!
今天的點心是奶油泡芙,
這個也拿到牧場去吧!
奇怪…?
點心好像少了很多…

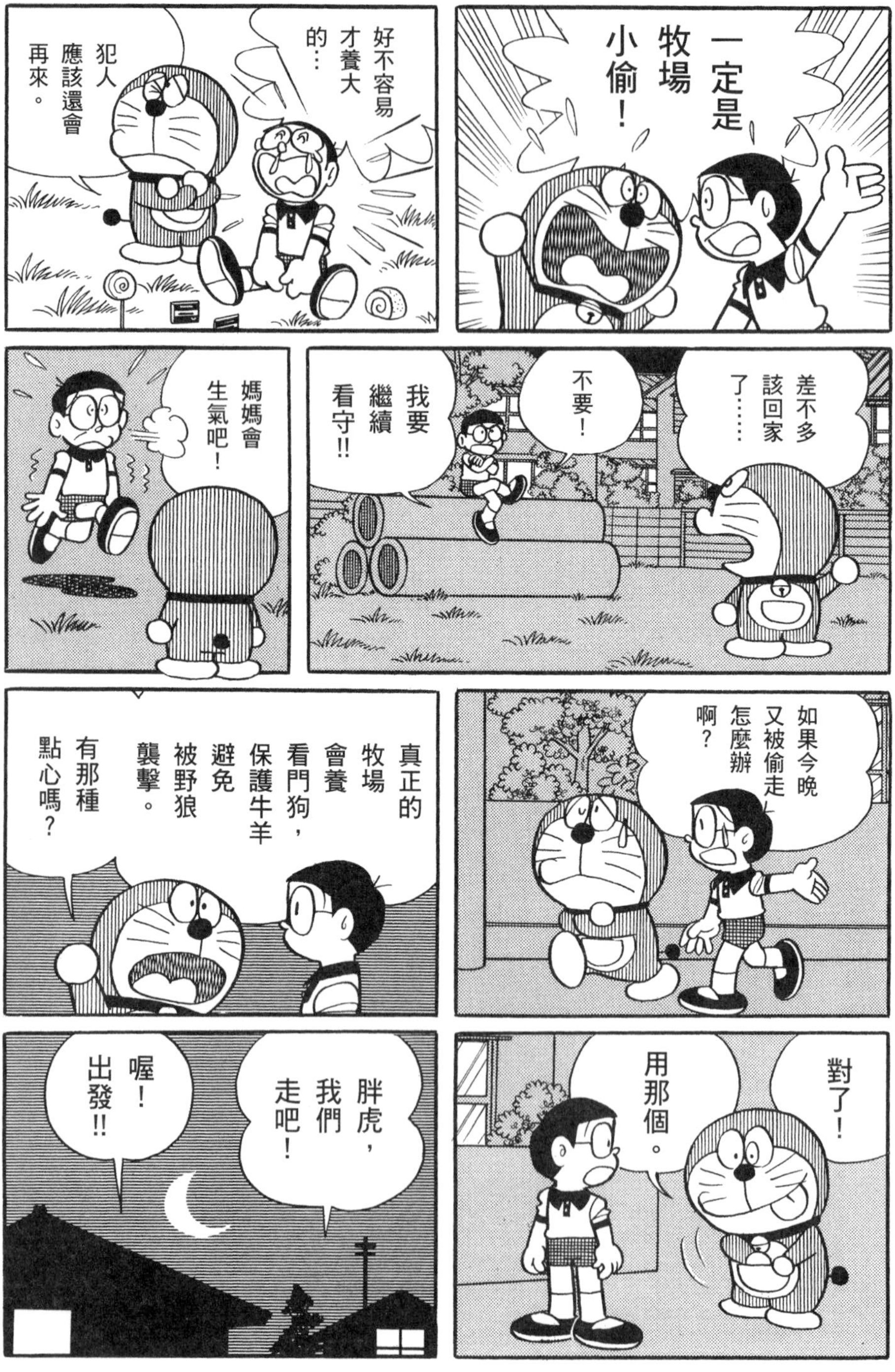
一定是牧場小偷！
好不容易才養大的⋯⋯
犯人應該還會再來。
差不多該回家了⋯⋯
不要！
我要繼續看守!!
媽媽會生氣吧！
如果今晚又被偷走怎麼辦啊？
真正的牧場會養看門狗，保護牛羊避免被野狼襲擊。
有那種點心嗎？
對了！
用那個。
胖虎，我們走吧！
喔！出發!!

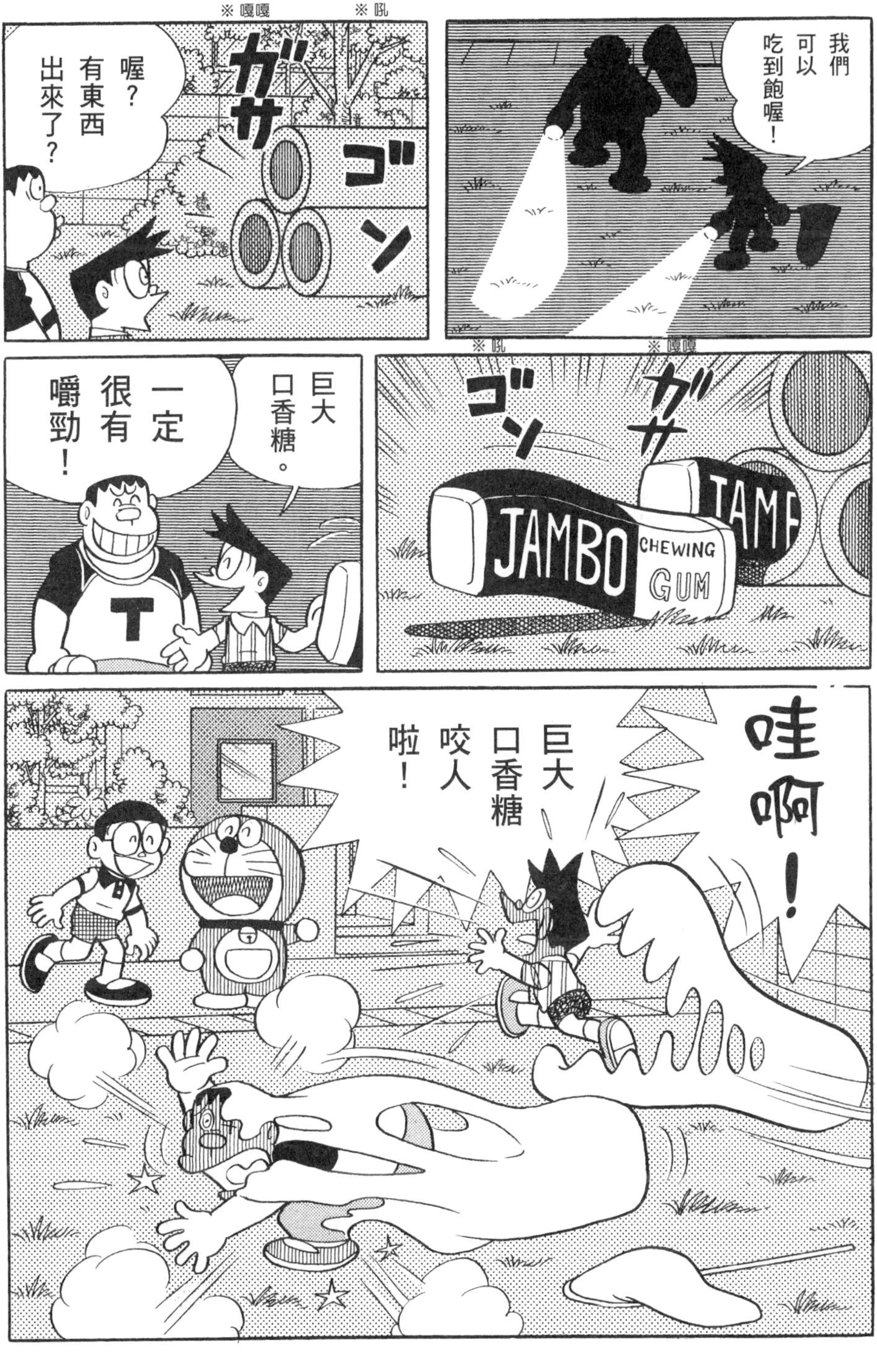
我們可以吃到飽喔！
※嘎嘎
ガサ
※吼
ゴン
喔？有東西出來了？
※吼
ゴン
※嘎嘎
ガサ
JAMBO
CHEWING GUM
TAMP
巨大口香糖。
一定很有嚼勁！
哇啊！
巨大口香糖咬人啦！

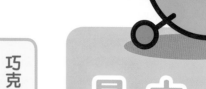

大家最喜歡的巧克力是用什麼做成的？

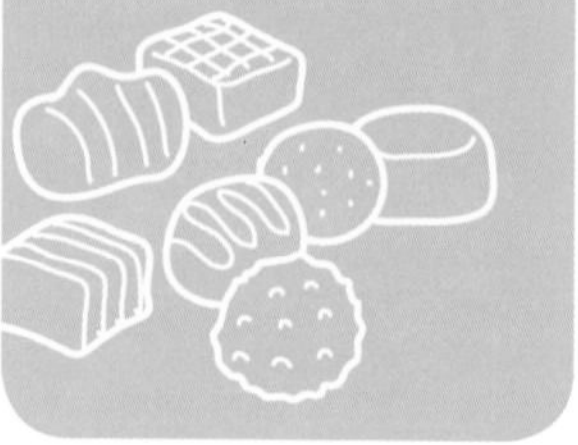

巧克力是由小小的豆子——「可可豆」做成的

大雄一開始在漫畫中拿的是磚狀的巧克力。巧克力的主原料是從可可樹上所採收下來的果實（可可果）裡滿滿的可可豆。從非洲、南美洲以及東南亞運送到世界各地的工廠，成為巧克力的原料。

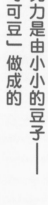

可可豆

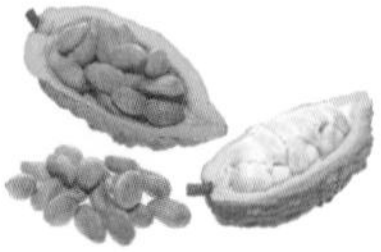

▲可可豆是製作巧克力的主原料，一顆可可果裡頭有 30 ～ 40 粒可可豆在裡頭。

©WIBOON WIRATTHANAPHAN/shutterstock.com

可可樹和果實

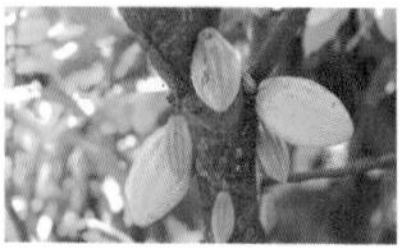

▲可可是錦葵科的常綠樹（全年葉片都為綠色的樹木）。非洲、南美洲和東南亞地區是大宗種植產地。

©ImagoPhoto/shutterstock.com

可可變身成巧克力磚之前

送達工廠的可可豆會先炒過，把香味引出來，而這就是「可可仁」。可可仁因為擁有豐富的油脂，在碾磨之後，會變成黏糊糊的「可可膏」。之後再將可可膏加入砂糖、可可脂和乳製品仔細混合碾碎後，慢慢加熱攪拌均勻。調整溫度把巧克力原漿倒到容器中冷卻，再從容器中取出，最後再進行包裝並裝箱。接下來會放在倉庫中保持一定的溫度，待巧克力熟成後，才會擺在店裡販售。這也就

變成巧克力之前

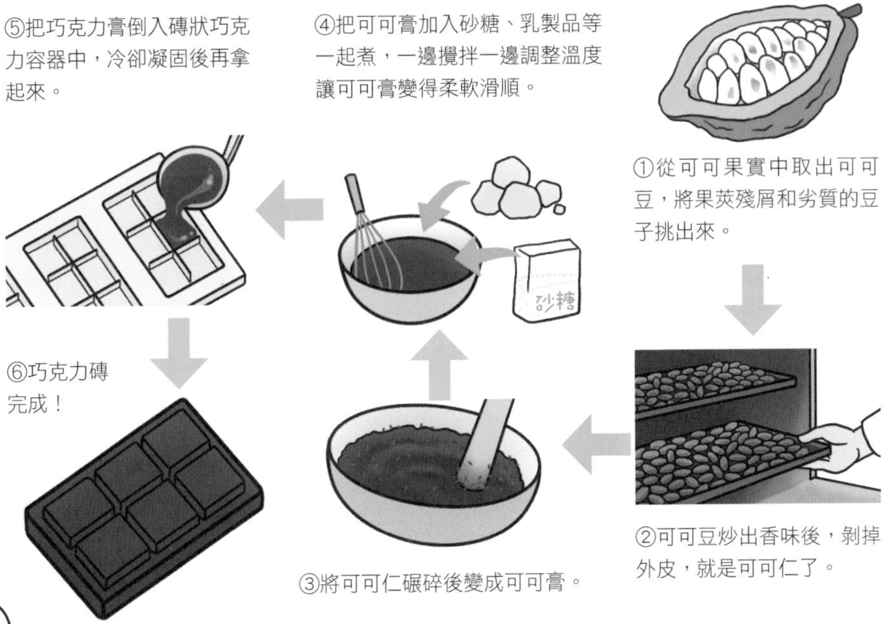
①從可可果實中取出可可豆，將果莢殘屑和劣質的豆子挑出來。
②可可豆炒出香味後，剝掉外皮，就是可可仁了。
③將可可仁碾碎後變成可可膏。
④把可可膏加入砂糖、乳製品等一起煮，一邊攪拌一邊調整溫度讓可可膏變得柔軟滑順。
砂糖
⑤把巧克力膏倒入磚狀巧克力容器中，冷卻凝固後再拿起來。
⑥巧克力磚完成！

是大家在超市或便利超商中買到的巧克力磚喔！

可可富含的營養素——強大的多酚

巧克力所含有的營養素中，最受注目的就是多酚。這個成分是植物為了要保護自己，從體內散發出來的成分。無法在動物體內製造的多酚，雖然在人體中會抑制活性酵素（被認為是造成很多疾病的源頭物質），但也不要吃太多。而且，巧克力裡面也含了很多糖分的喔！

什麼是多酚？

不是單一物質，是植物為了保護自己而產出的各種物質。

・異黃酮

大多富含在黃豆胚芽中，對女性健康有幫助。

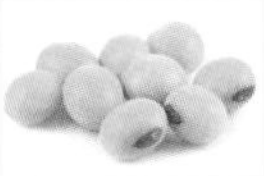

・花青素

藍莓中的含量特別豐富，是對眼睛有益的成分。

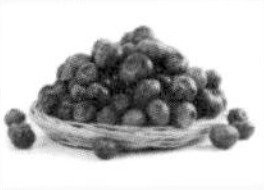

・單寧

在茶葉和植物的葉子裡含有特別豐富的單寧，可以抑制活性酵素活動。

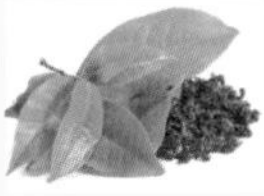

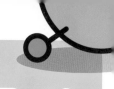

請告訴我冰淇淋滑順可口的祕密！

日本最早開始吃冰的人是清少納言※嗎？

日本最早開始販售冰淇淋是在明治時代初期（西元一八七〇年左右），以當時的價錢換算成現在的幣值後，居然一個要價八千日圓（大約台幣兩千元）！難怪都賣不出去。一直到三十年後冰淇淋才廣為人知。

其實日本人把冰當點心的歷史在很早就出現了，在清少納言的「枕草子」中，便有吃刨冰類甜點的描述，並且把「刨冰」認為是「高貴（高級）食品」。對以前的人來說刨冰非常貴重，是位高權重的人才吃得到的奢侈點心。

※註：清少納言是出生於西元九六六年日本平安時代的女作家，曾入宮侍奉皇后。

牛奶做的冰淇淋營養又好吃！

冰淇淋滑順的口感就在於使用了牛奶等乳製品。必須要在鮮奶油與奶油中的「含脂量」，以及脫脂牛奶的「無脂乳固形物」兩者之間取得平衡，才能做出特有的濃醇、滑順感和黏性。吃冰淇淋會感覺到甜味是因為有糖分在裡頭，而且因為吃冰的食物時，對甜味的感受會比較遲鈍，所以會增加糖分來增強甜味。當然乳製品本身就富含營養，要注

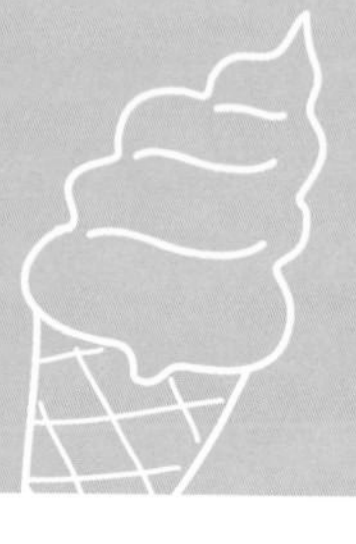

日本的冰淇淋種類與主要成分

參考資料／日本食品標準成分表 2015 年版（七訂）

● 冰淇淋

熱量：212 卡
（非脂肪乳固形物 15% 以上、乳脂含量 8% 以上）
※（高脂肪的）冰淇淋每 100 公克裡的乳脂含量就高達 12%。

水分：61.3 公克	鈣：130 毫克
蛋白質：3.5 公克	磷：110 毫克
脂肪：12.0 公克	鉀：160 毫克
碳水化合物：22.4 公克	鈉：80 毫克

● 乳味冰（Lacto Ice）

熱量：224 大卡
（非脂肪乳固形物 3% 以上）
※以乳脂含量 3%（普通脂肪）的乳味冰 100 公克來看
水分：60.4 公克
蛋白質：3.1 公克
脂肪：13.6 公克
碳水化合物：22.2 公克
鈣：95 毫克
磷：93 毫克
鉀：150 毫克
鈉：61 毫克

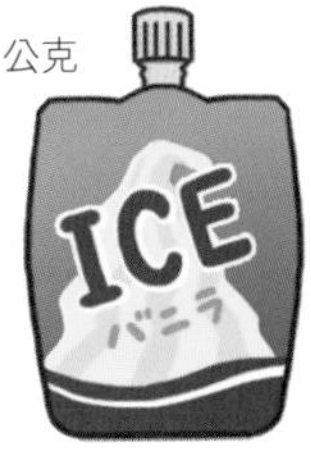

● 牛奶冰

熱量：167 大卡
（非脂肪乳固形物 10% 以上、乳脂含量 3% 以上）
※以乳脂含量 3% 的牛奶冰 100 公克來看

水分：65.6 公克	鈣：110 毫克
蛋白質：3.4 公克	磷：100 毫克
脂肪：6.4 公克	鉀：140 毫克
碳水化合物：23.9 公克	鈉：75 毫

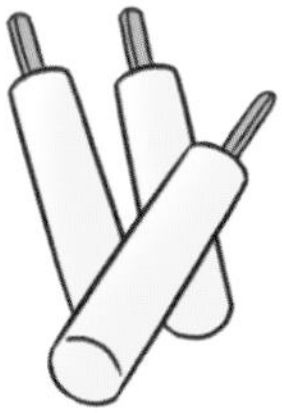

※非脂肪乳固形物未達 3% 的冰，則被列為「冰菓」。

意不要吃太多，以免吃不下正餐喔！

柔軟且入口即化的冰淇淋祕密是有空氣在裡頭！

冰淇淋與雪酪不管是哪個都又冰又好吃，比起其他冰品擁有更柔軟的口感就是冰淇淋的特徵，而柔軟的祕密就來自於空氣量。製作冰淇淋時，會有一邊冷卻一邊「攪拌」的動作。這個「攪拌」的動作會在冰淇淋中攪入空氣，成為滑順口感的來源。如果空氣含量少的話，口感會變得黏稠且厚重，含量多的話口感會輕盈且柔軟。冰淇淋的好吃程度居然是跟空氣含量有關，真有趣！

©AlessandroZocc/shutterstock.com

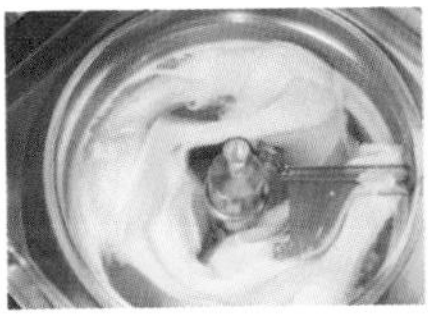

▲因攪拌讓冰淇淋中包入空氣，讓口感變得輕盈且柔軟。

©sumire8/shutterstock.com

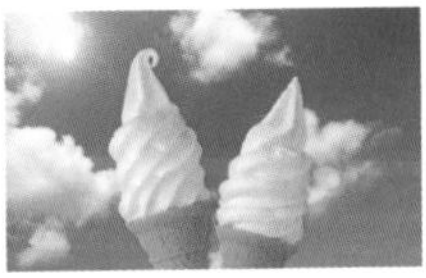

▲霜淇淋口感會柔軟的其中一個原因在於溫度。在店裡賣的冰淇淋保存的溫度在 -20℃左右，霜淇淋則在 -5℃左右。

為什麼只要一開始吃零食就會停不下來呢？

因為大腦傳送了「還想吃」的訊號！

只要一開始吃就停不下來的零食，停不下來的原因，跟大腦有很深的關係。在吃零食的時候，神經迴路中會有一個「報酬迴路」在運轉，簡單來說就是大腦感受到「更想要吃」的訊息。零食中富含的油（油脂）和砂糖（糖類），對人類來說是生存必須的重要能量來源。感到好吃、想再吃的想法雖然很重要，但零食除了天然食材外，也使用了很多人工添加物，而這些添加物會過度刺激「報酬迴路」中的神經，造成「停不下來」的結果。

另外一個造成「停不下來」的原因是零食的「味道」。味道很重的零食比較不容易上癮，相對的味道比較清淡，或者說「淡口味」的零食則很容易一開始吃就停不下來。

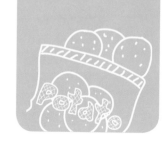

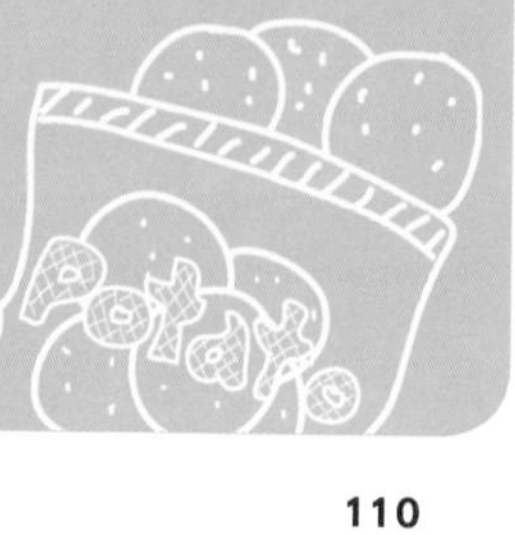

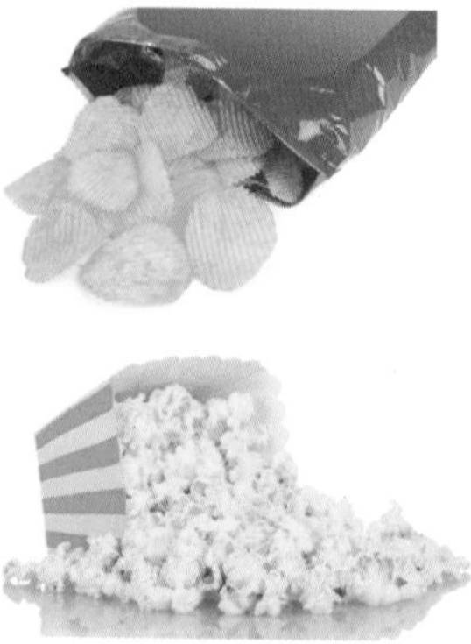

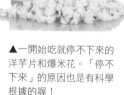

▲一開始吃就停不下來的洋芋片和爆米花。「停不下來」的原因也是有科學根據的喔！

資料提供 ／伏木亨（龍谷大學農學部教授）

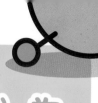

咔滋咔滋、酥酥脆脆！吃零食時連聲音都是美味的一環

吃零食時會出現很多聲音。聲音也被認為是美味的要素之一。聲音藉由空氣振動傳達的稱為「氣導音」，藉由骨頭震動傳達的就稱為「骨導音」。「骨導音」跟美味的感受有非常大的影響。咔滋等咬動時所產生的聲音，與咀嚼時的嚼勁都會成為「成癮」的原因。

● 氣導音和骨導音的構造

■氣導音

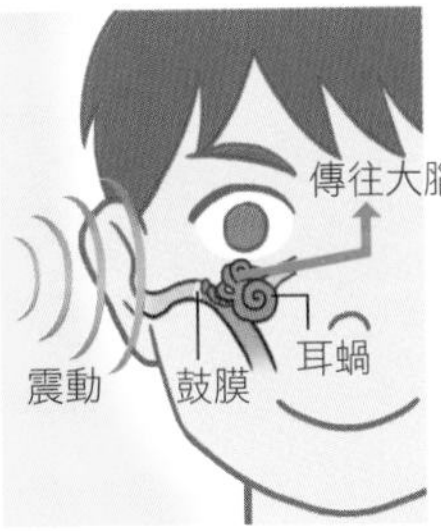
傳往大腦
震動
鼓膜
耳蝸

■骨導音

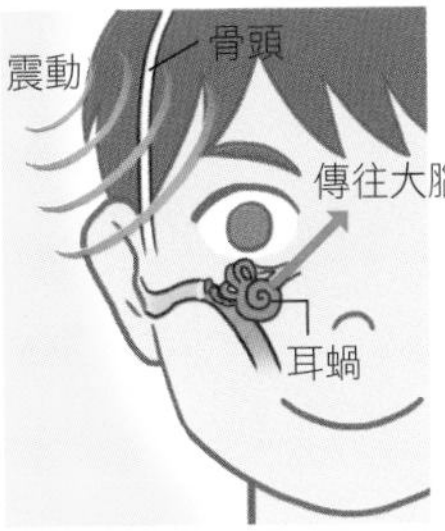
震動
骨頭
傳往大腦
耳蝸

零食的魅力就在於好吃又容易填飽肚子。但是零食並沒有辦法提供均衡的營養，在吃正餐前記得要空著肚子，拿捏好吃零食的時間喔！

知識小百科

洋芋片的危機！

洋芋片的魅力就在於有各種不同的口味，以及依形狀不同而有不同口感。日本在2017年春天時，某洋芋片大廠遭遇了部分商品停止販售的危機。起因是2016年時有好幾個颱風侵襲北海道，造成洋芋片的原料馬鈴薯收成不佳。而日本北海道的馬鈴薯產量佔了日本總產量的77.5%，洋芋片大廠也表示其原料中的馬鈴薯有7成都來自北海道，所以才造成那一次的危機。

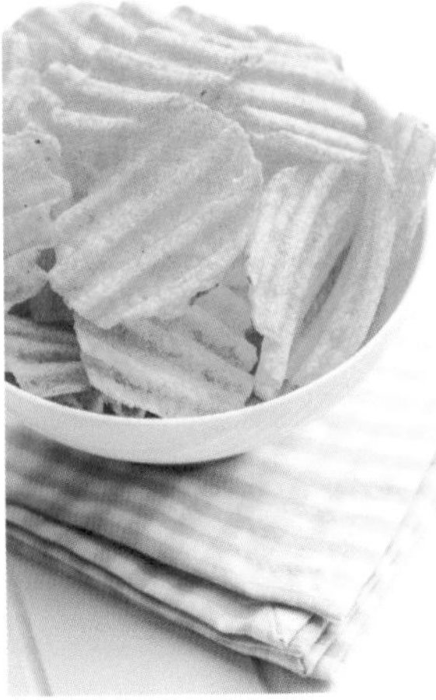

©Jiri Hera/shutterstock.com

浦島糖

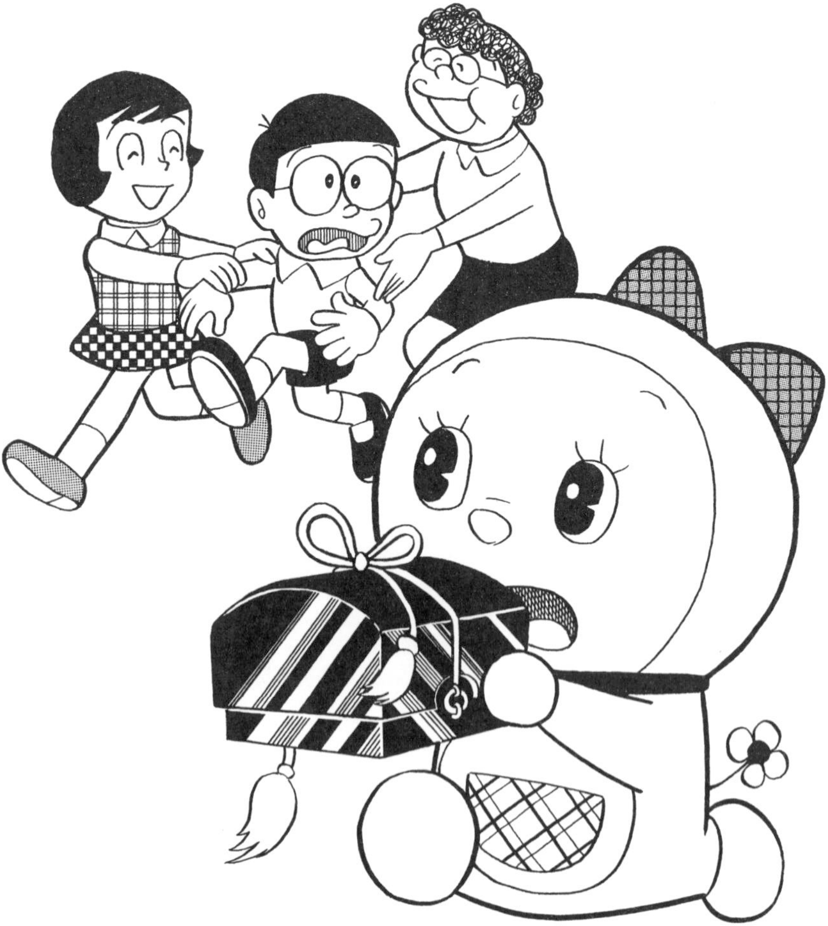

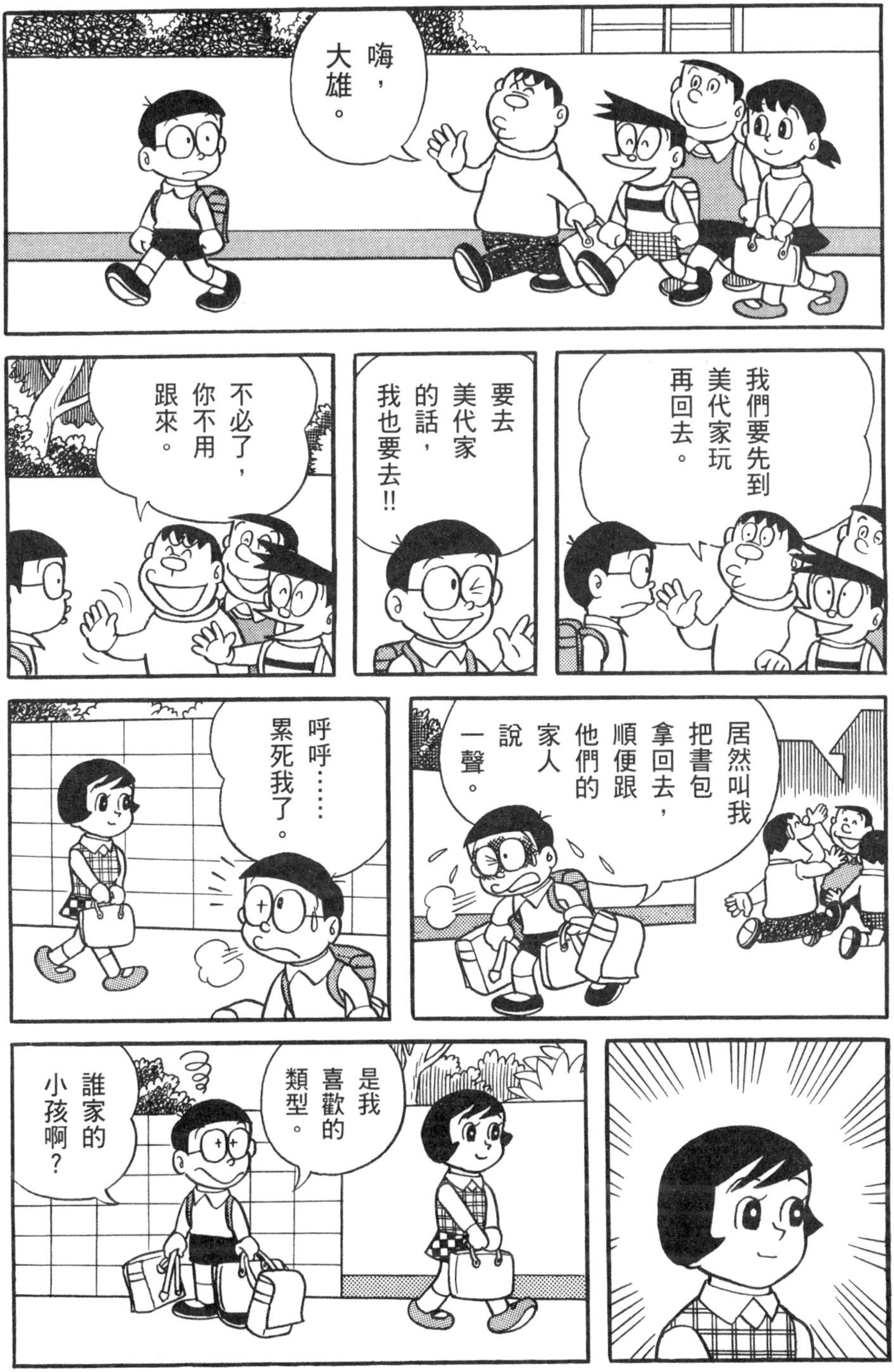
嗨，大雄。
我們要先到美代家玩再回去。
要去美代家的話，我也要去!!
不必了，你不用跟來。
居然叫我把書包拿回去，順便跟他們的家人說一聲。
呼呼……累死我了。
是我喜歡的類型。
誰家的小孩啊？

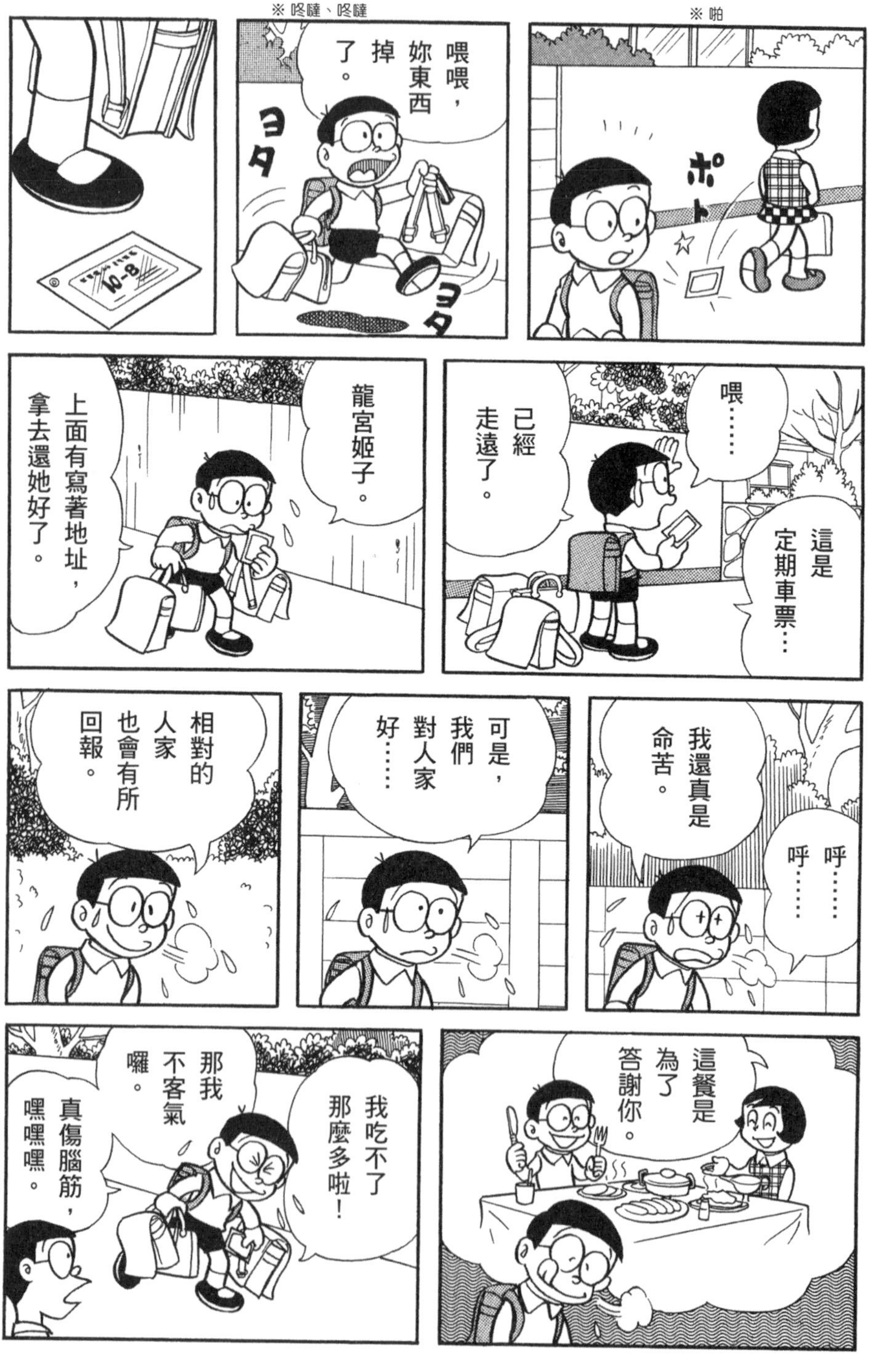
※啪
ポト
※咚噠、咚噠
ヨタ
ヨタ
喂喂，妳東西掉了。
10-8
喂……
已經走遠了。
這是定期車票……
龍宮姬子。
上面有寫著地址，拿去還她好了。
呼呼……
我還真是命苦。
可是，我們對人家好……
相對的人家也會有所回報。
這餐是為了答謝你。
我吃不了那麼多啦！
那我不客氣囉。
真傷腦筋，嘿嘿嘿。

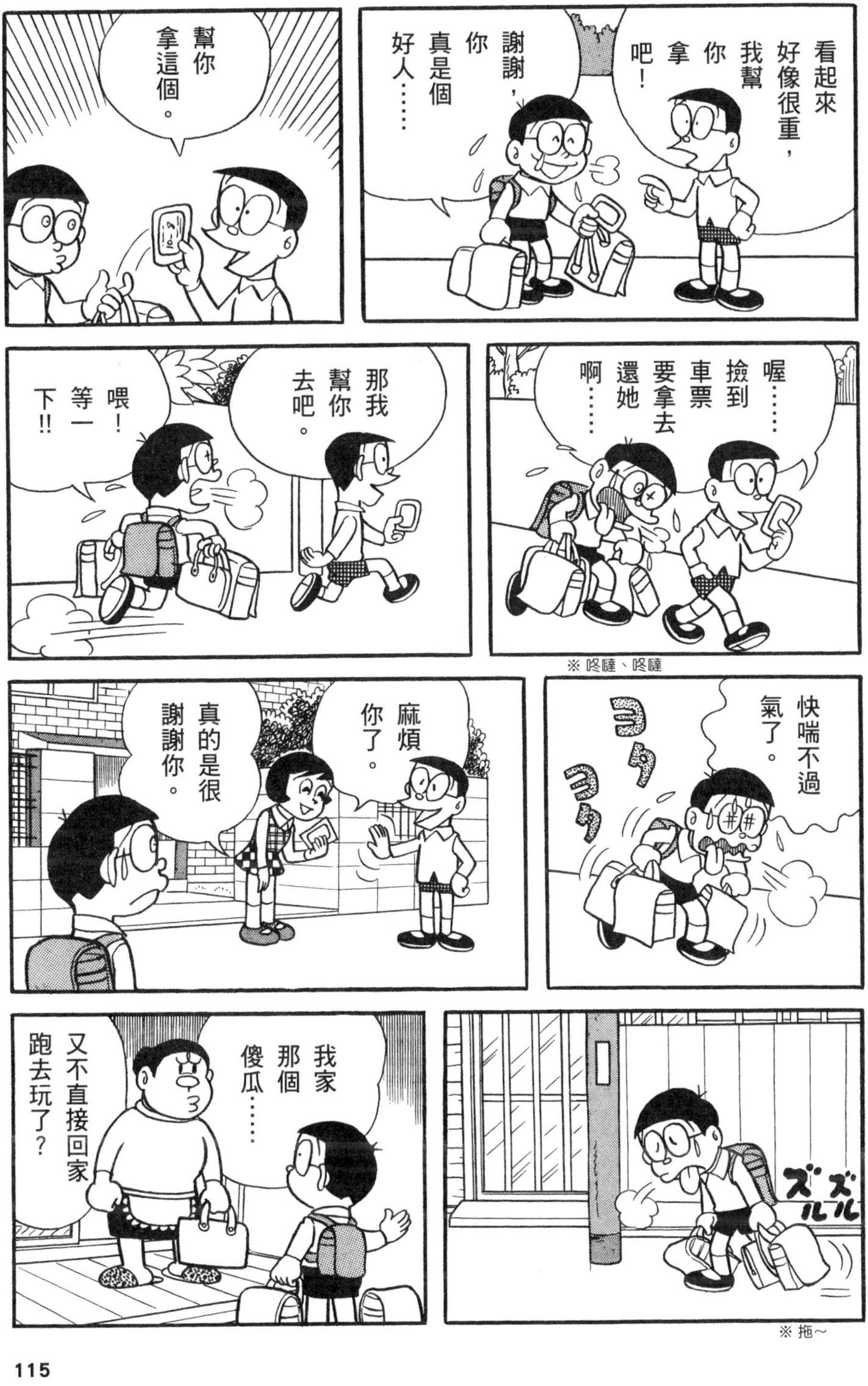
看起來好像很重，我幫你拿吧！
謝謝，你真是個好人……
幫你拿這個。
喔……撿到車票要拿去還她啊……
※ 咚噠、咚噠
那我幫你去吧。
喂！等一下!!
快喘不過氣了。
ヨタヨタ
麻煩你了。
真的是很謝謝你。
ズルズル
※ 拖～
我家那個傻瓜……
又不直接回家跑去玩了？

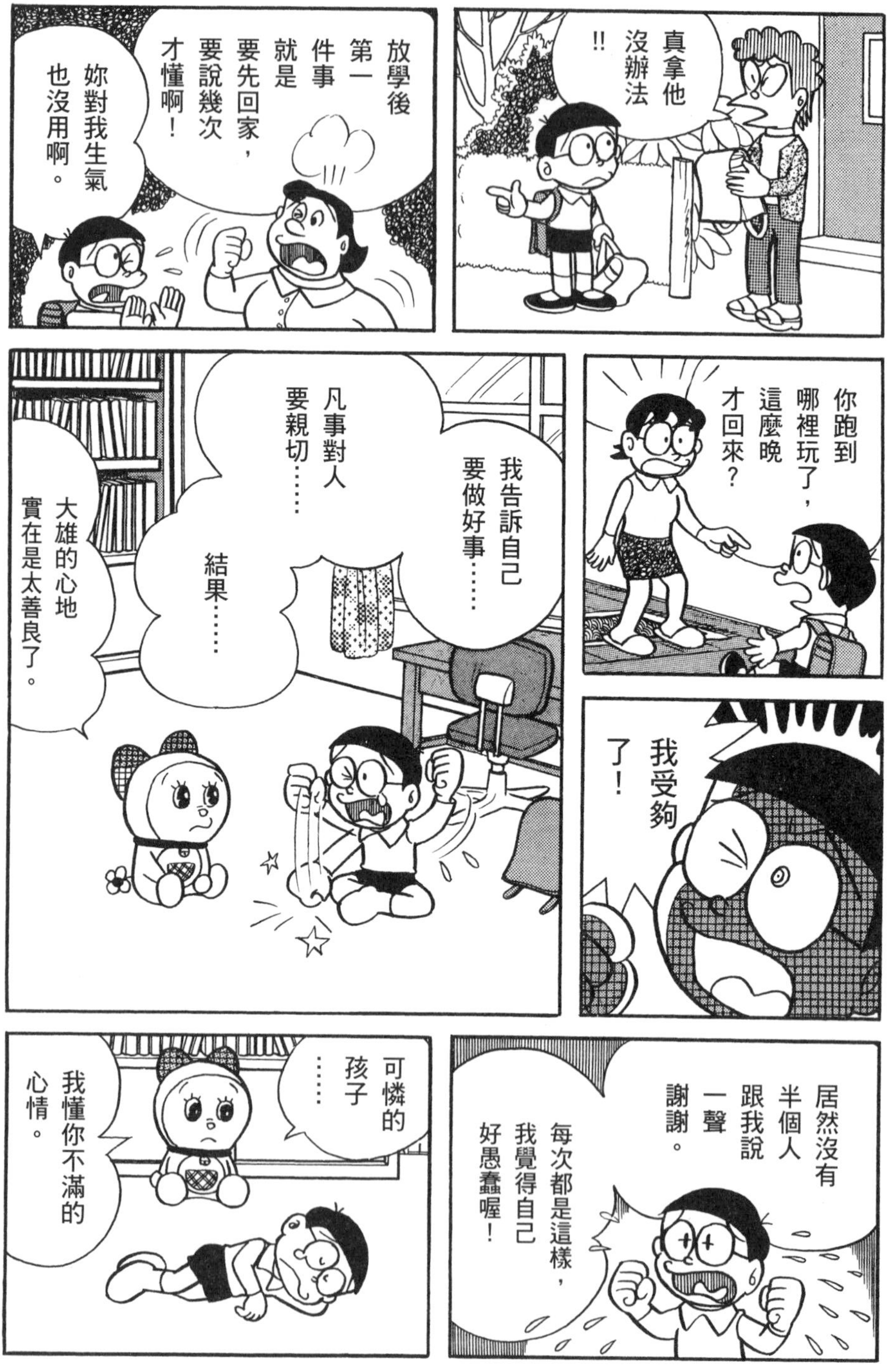

真拿他沒辦法!!
放學後第一件事就是要先回家，要說幾次才懂啊！
妳對我生氣也沒用啊。
你跑到哪裡玩了，這麼晚才回來？
我受夠了！
我告訴自己要做好事……
凡事對人要親切……
結果……
大雄的心地實在是太善良了。
居然沒有半個人跟我說一聲謝謝。
每次都是這樣，我覺得自己好愚蠢喔！
可憐的孩子……
我懂你不滿的心情。

※ 打開

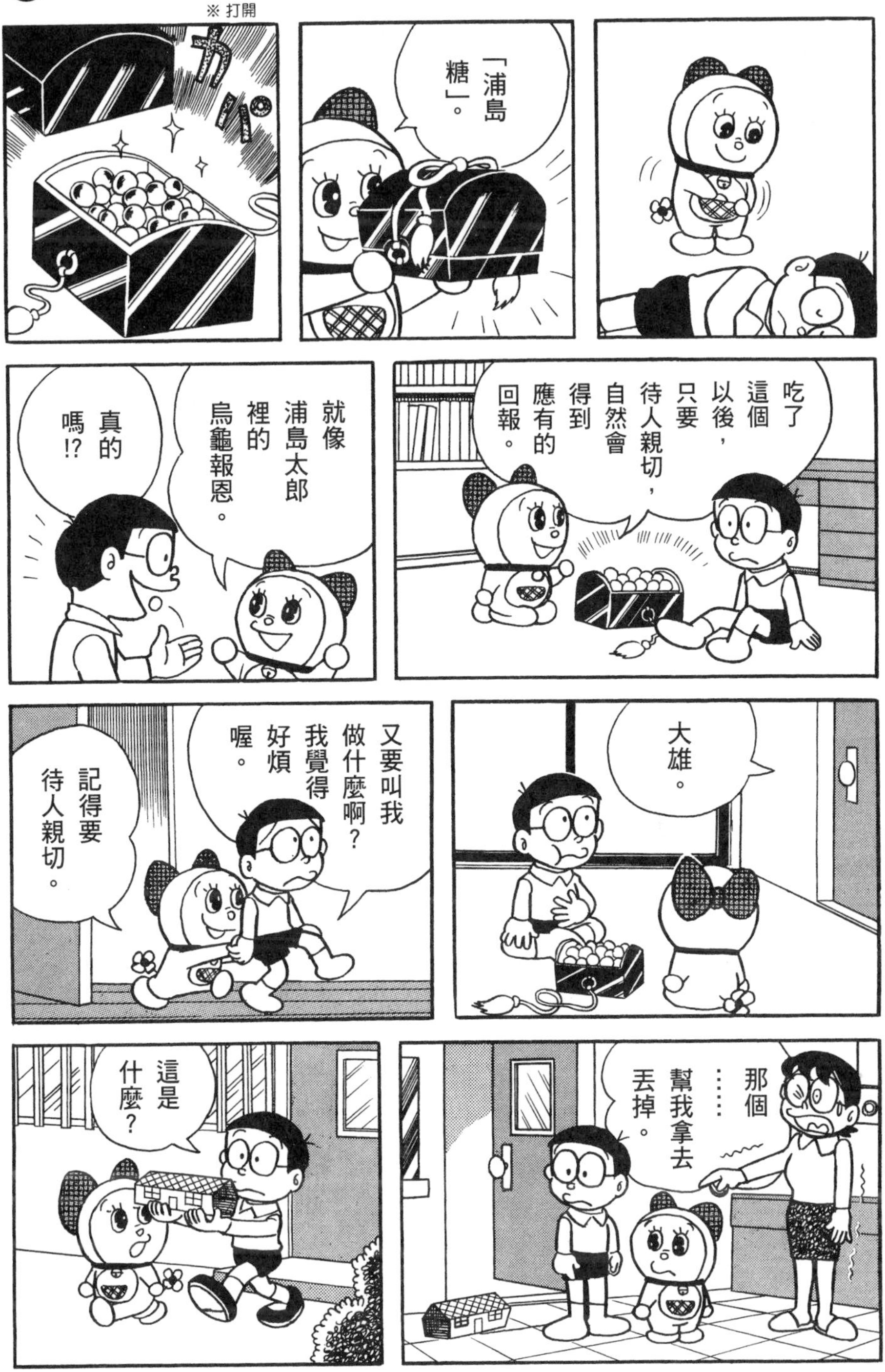
「浦島糖」。
カパ
吃了這個以後，只要待人親切，自然會得到應有的回報。
就像浦島太郎裡的烏龜報恩。
真的嗎!?
大雄。
又要叫我做什麼啊？我覺得好煩喔。
記得要待人親切。
那個……幫我拿去丟掉。
這是什麼？

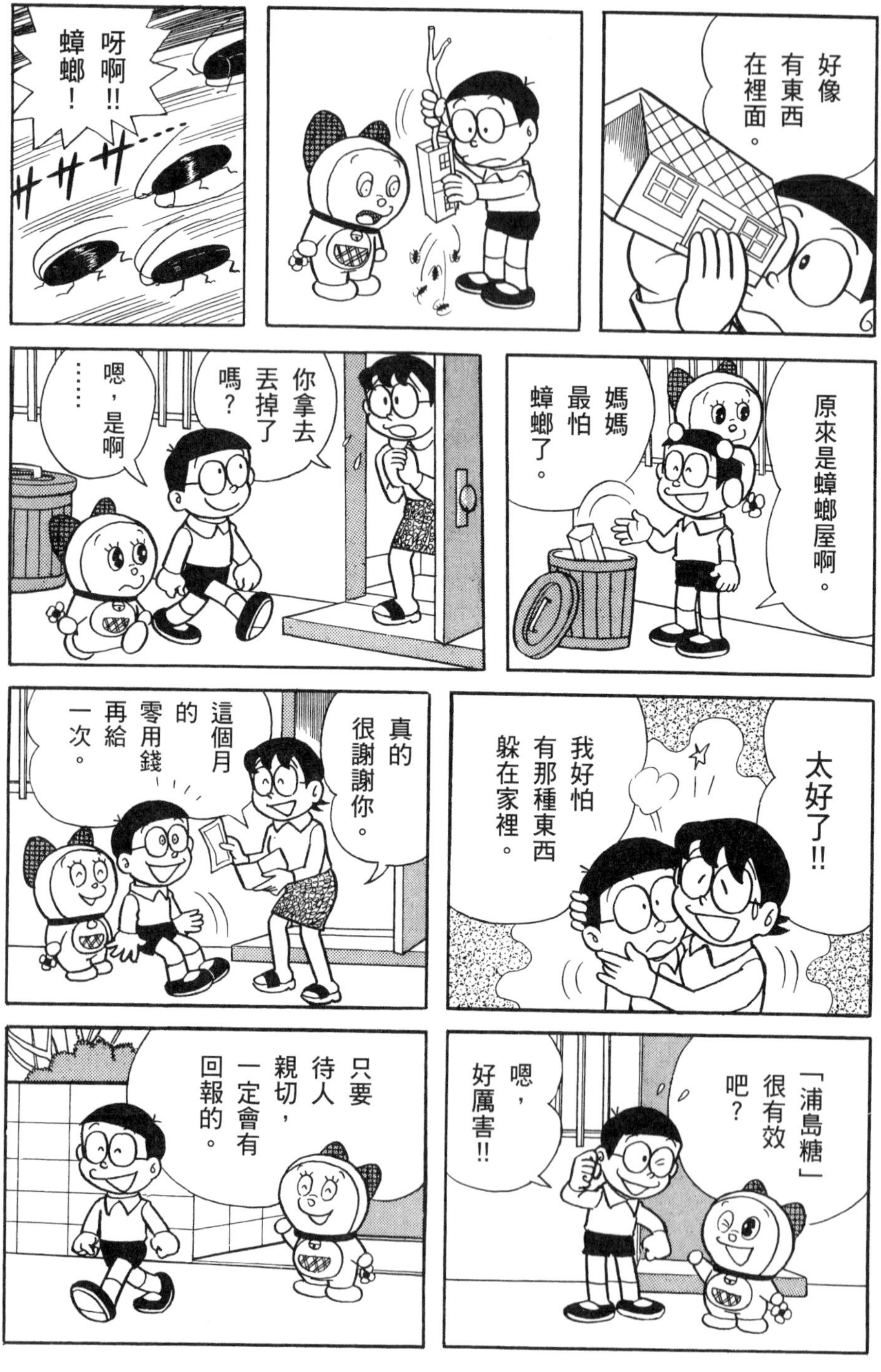
好像有東西在裡面。
呀啊!!
蟑螂！
サササ
原來是蟑螂屋啊。
媽媽最怕蟑螂了。
你拿去丟掉了嗎？
嗯，是啊……
太好了!!
我好怕有那種東西躲在家裡。
真的很謝謝你。
這個月的零用錢再給一次。
「浦島糖」很有效吧？
嗯，好厲害!!
只要待人親切，一定會有回報的。

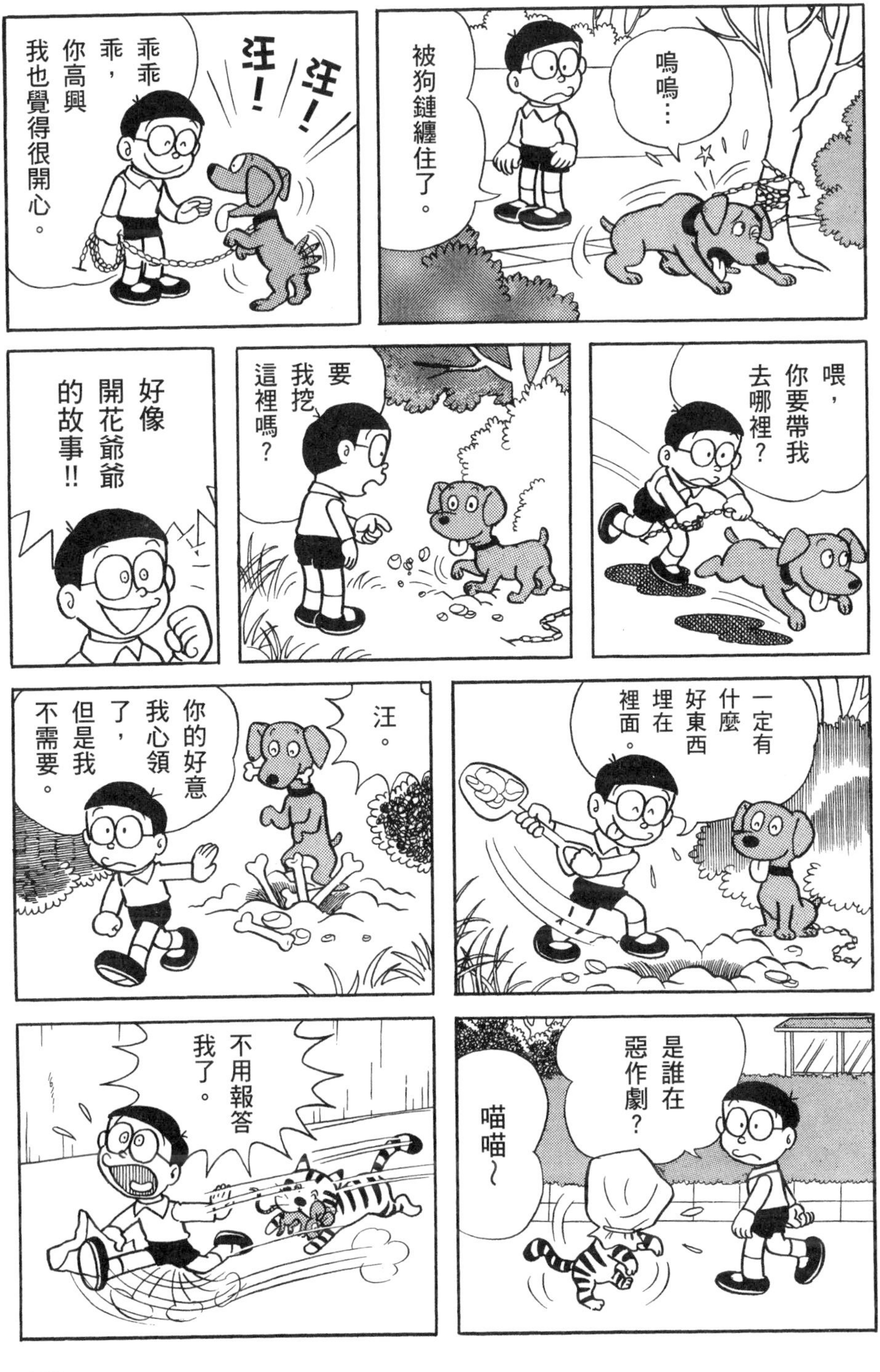
嗚嗚……
被狗鏈纏住了。
汪！汪！
乖乖乖乖，你高興我也覺得很開心。
喂，你要帶我去哪裡？
要我挖這裡嗎？
好像開花爺爺的故事!!
一定有什麼好東西埋在裡面。
汪。
你的好意我心領了，但是我不需要。
是誰在惡作劇？
喵喵～
不用報答我了。

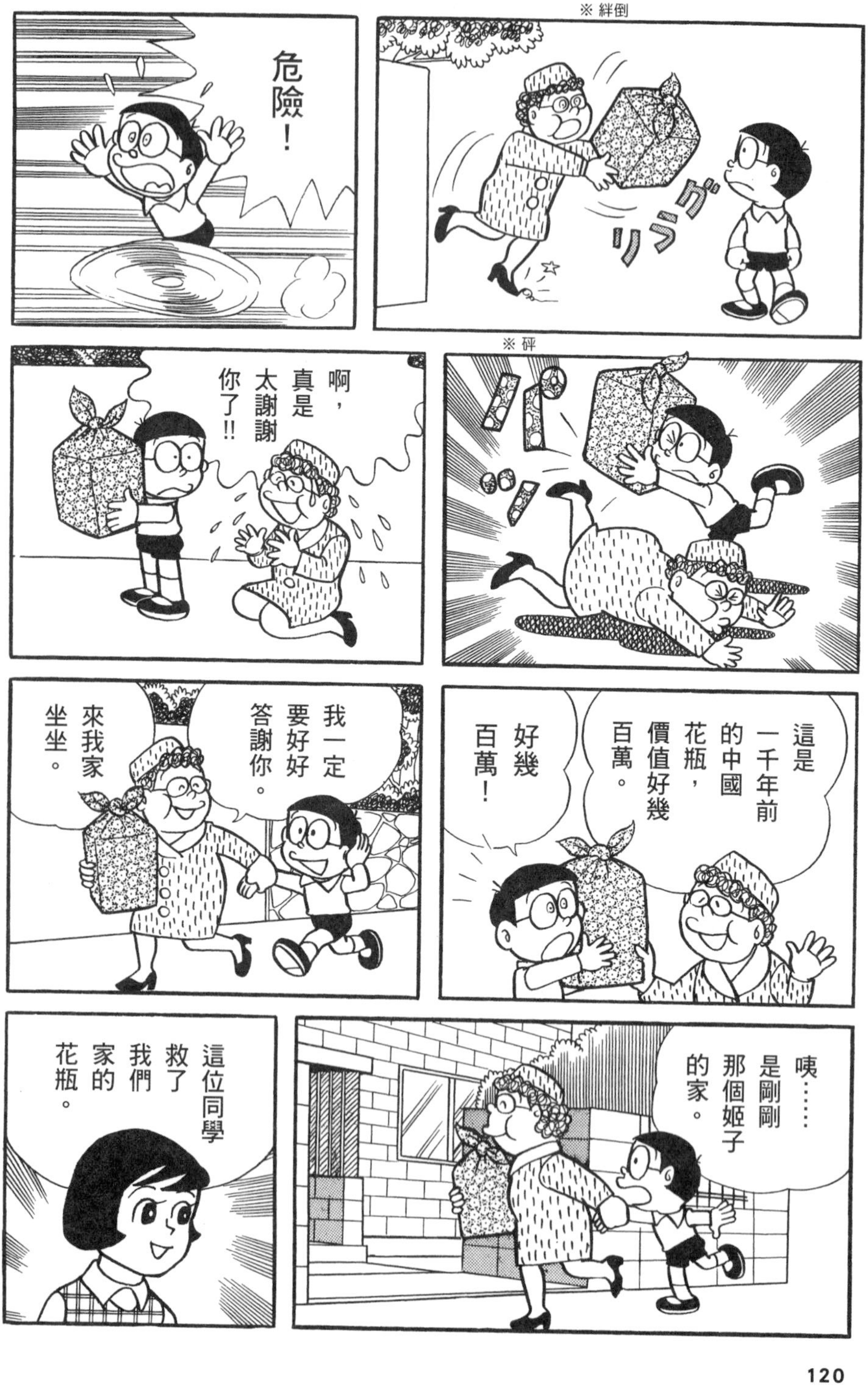
※絆倒
危險！
※砰
啊，真是太謝謝你了!!
這是一千年前的中國花瓶，價值好幾百萬。
好幾百萬！
我一定要好好答謝你。來我家坐坐。
咦……是剛剛那個姬子的家。
這位同學救了我們家的花瓶。

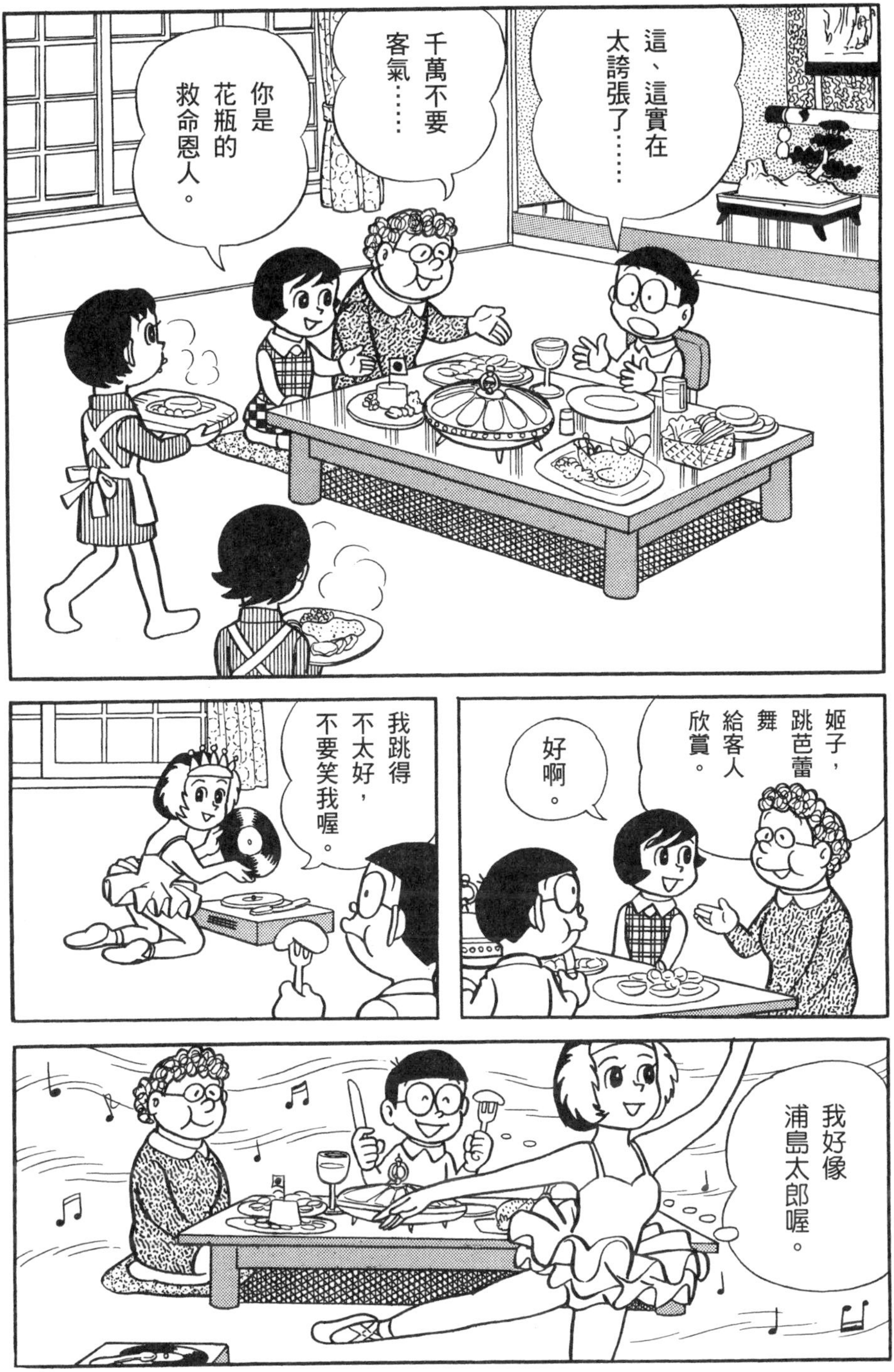
這、這實在太誇張了……
千萬不要客氣……
你是花瓶的救命恩人。
姬子，跳芭蕾舞給客人欣賞。
好啊。
我跳得不太好，不要笑我喔。
我好像浦島太郎喔。

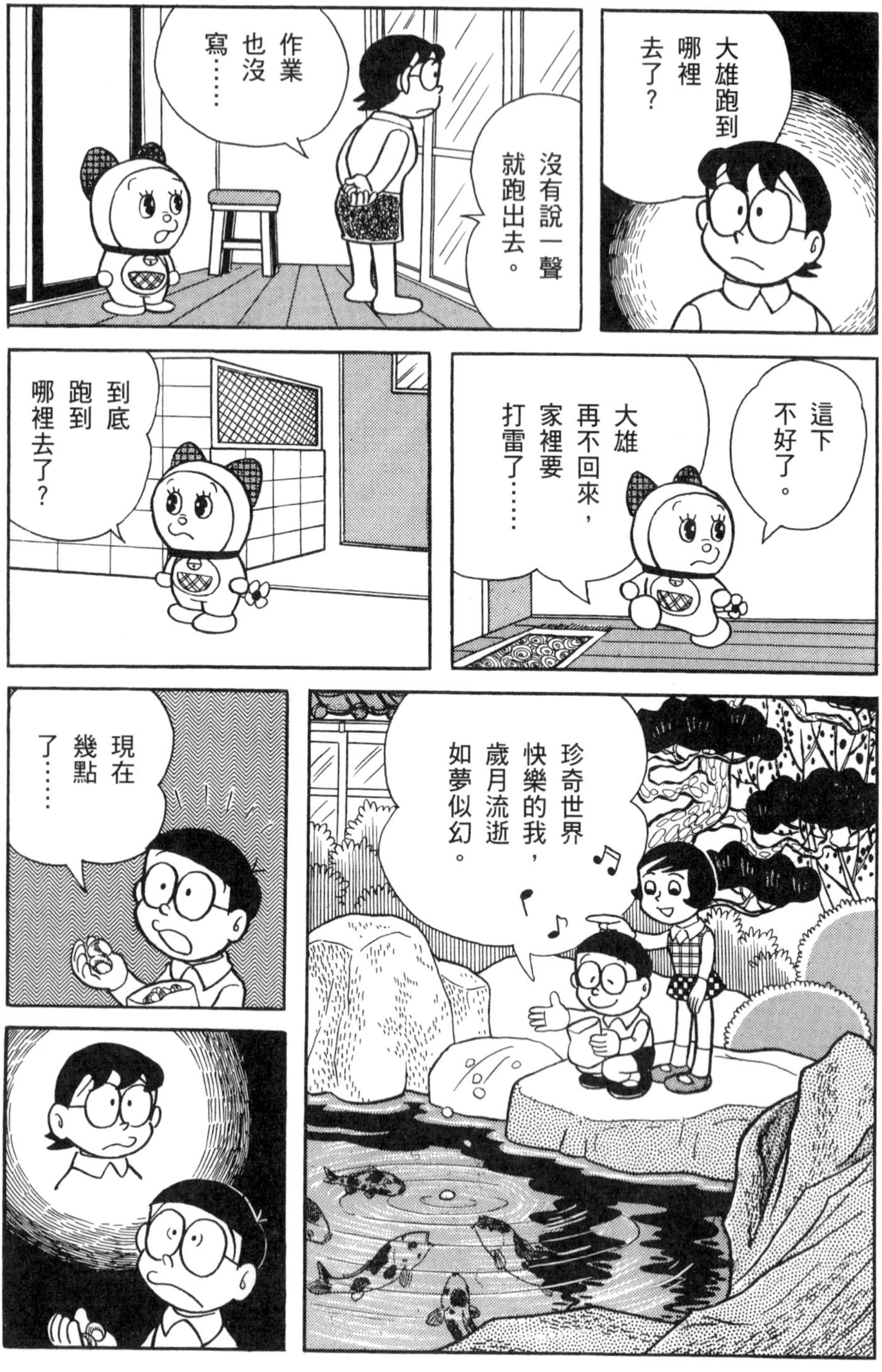
大雄跑到哪裡去了？
沒有說一聲就跑出去。
作業也沒寫……
這下不好了。
大雄再不回來，家裡要打雷了……
到底跑到哪裡去了？
珍奇世界快樂的我，歲月流逝如夢似幻。
現在幾點了……

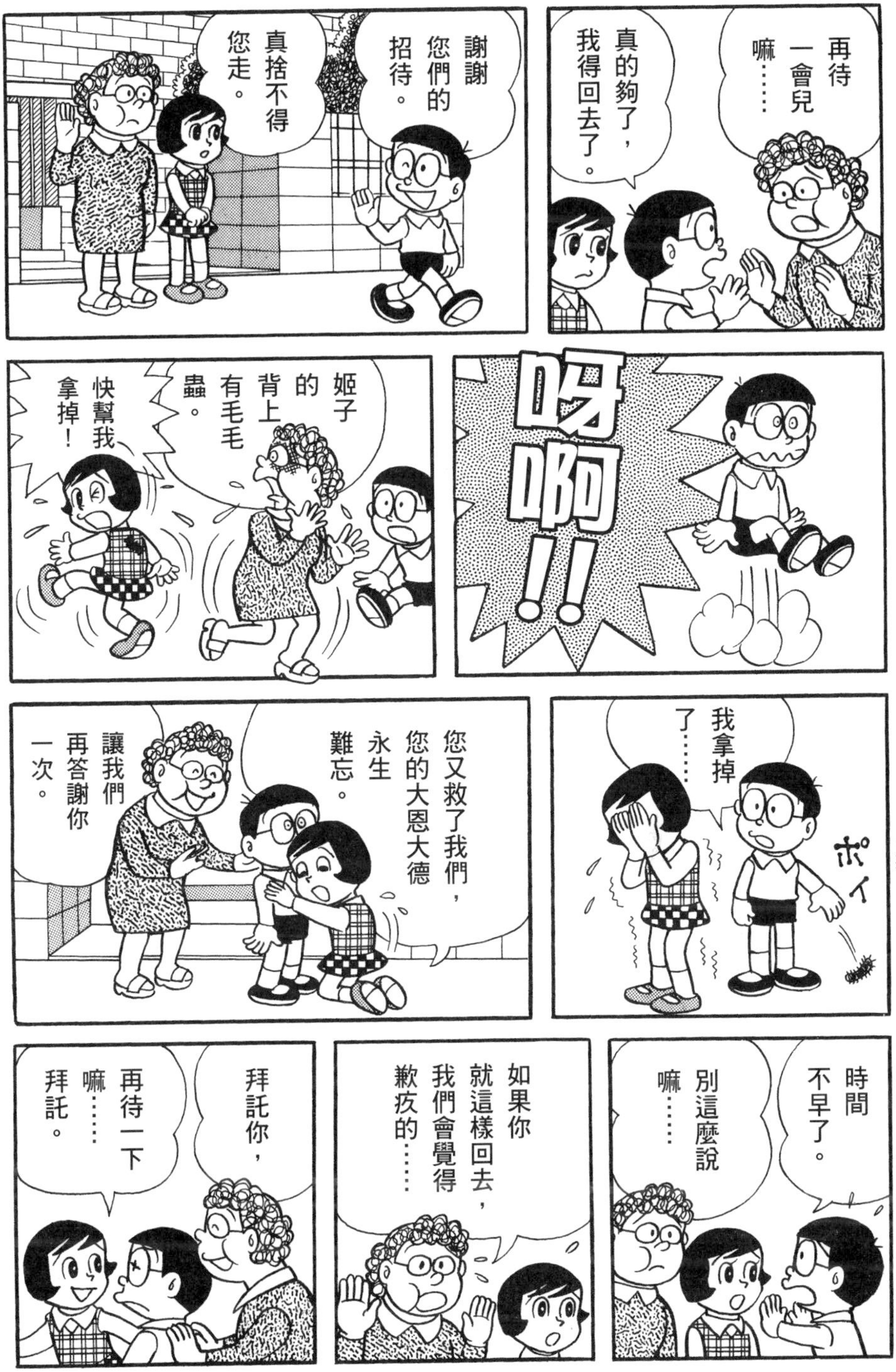

再待一會兒嘛……
真的夠了，我得回去了。
謝謝您們的招待。
真捨不得您走。
呀啊!!
姬子的背上有毛毛蟲。
快幫我拿掉！
我拿掉了……
ポイ
您又救了我們，您的大恩大德永生難忘。
讓我們再答謝你一次。
時間不早了。
別這麼說嘛……
如果你就這樣回去，我們會覺得歉疚的……
拜託你，
再待一下嘛……拜託。

※丟

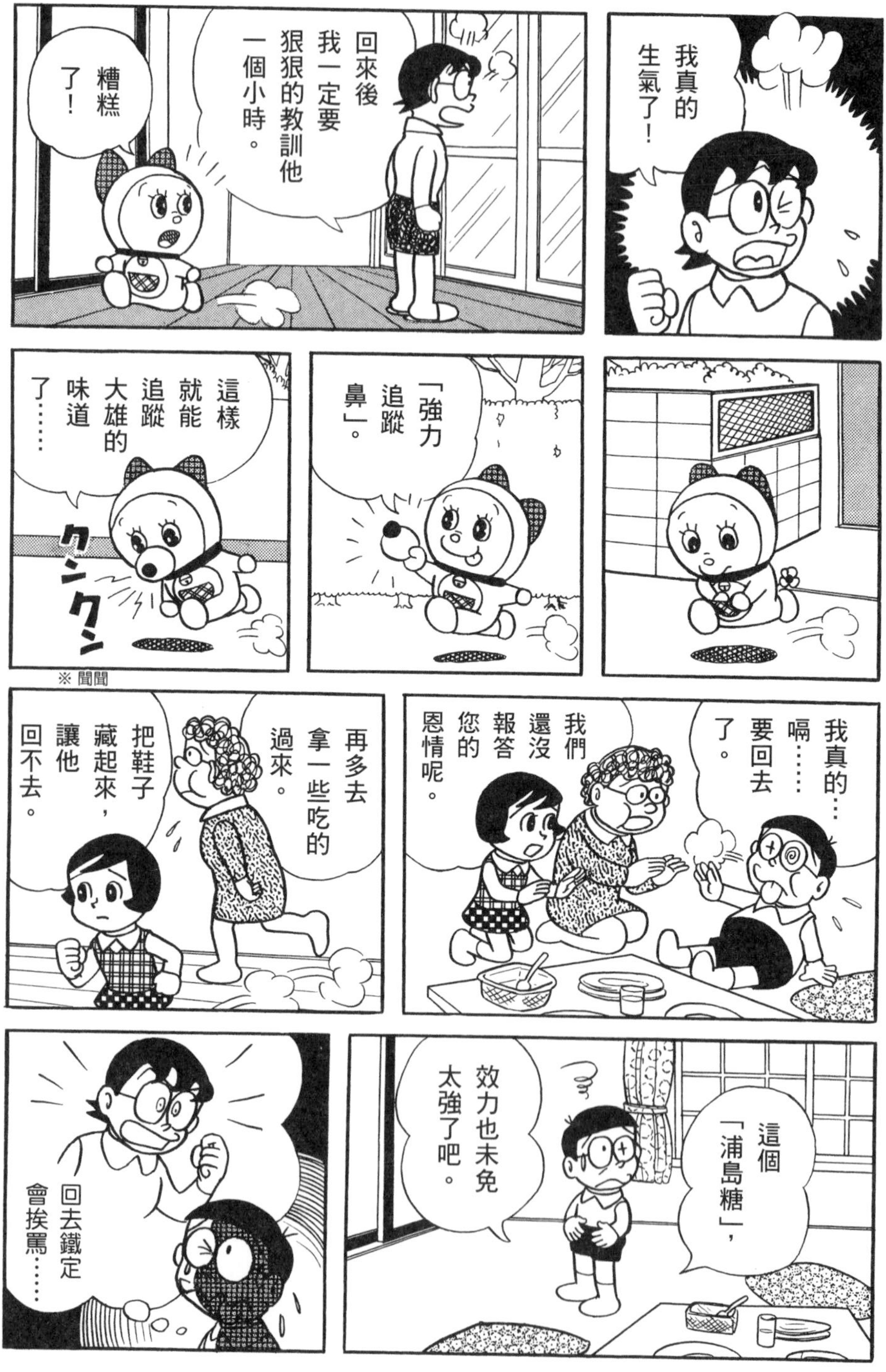
我真的生氣了！
回來後我一定要狠狠的教訓他一個小時。
糟糕了！
「強力追蹤鼻」。
這樣就能追蹤大雄的味道了……
クンクン
※聞聞
我真的……嗝……要回去了。
我們還沒報答您的恩情呢。
再多去拿一些吃的過來。
把鞋子藏起來，讓他回不去。
這個「浦島糖」，
效力也未免太強了吧。
回去鐵定會挨罵……

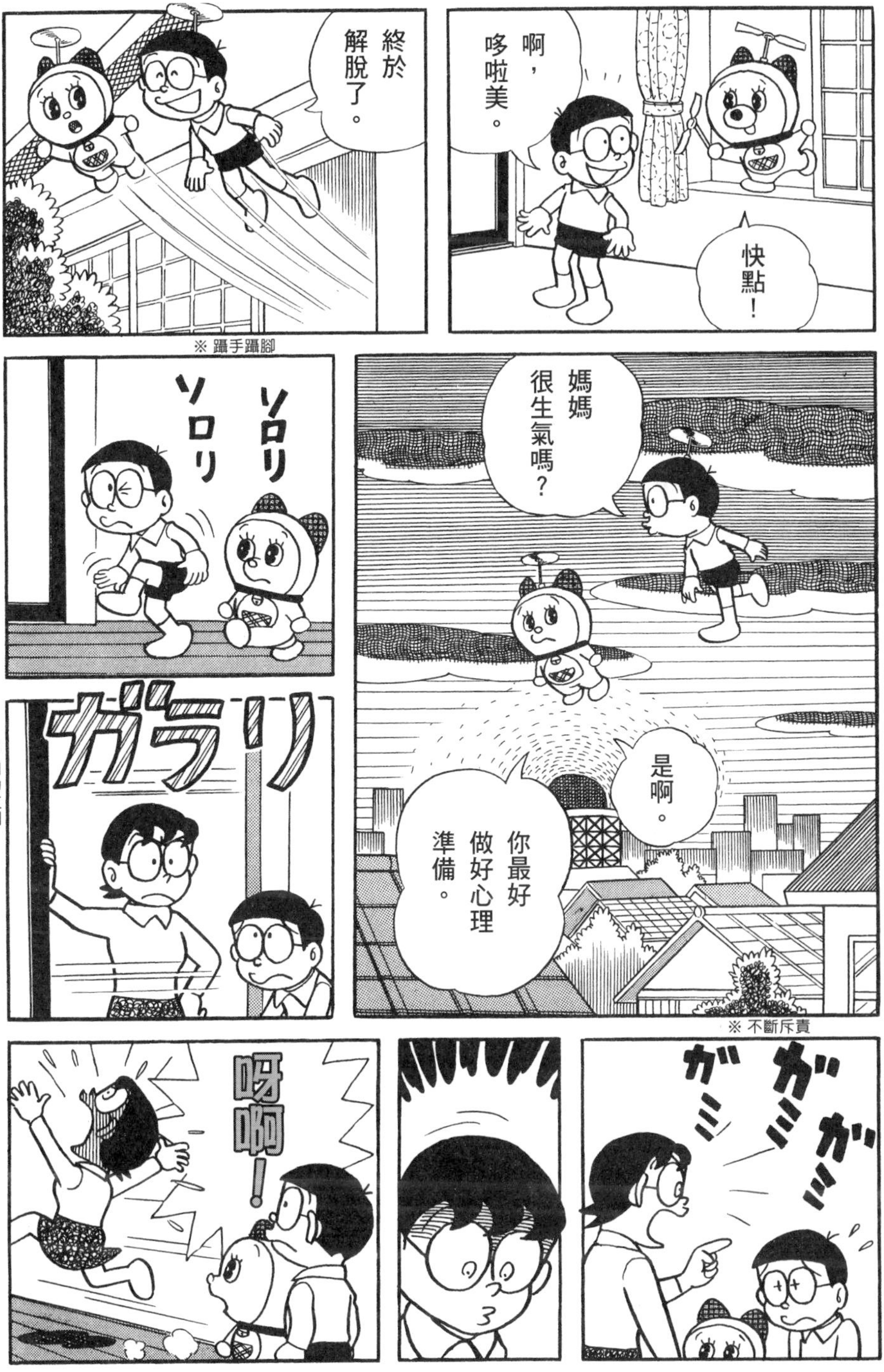
啊，哆啦美。
快點！
終於解脫了。
媽媽很生氣嗎？
是啊。
你最好做好心理準備。
ソロリ ソロリ
※ 躡手躡腳
ガラリ
※ 用力拉開
ガミガミ ガミガミ ガミ
※ 不斷斥責
呀啊！

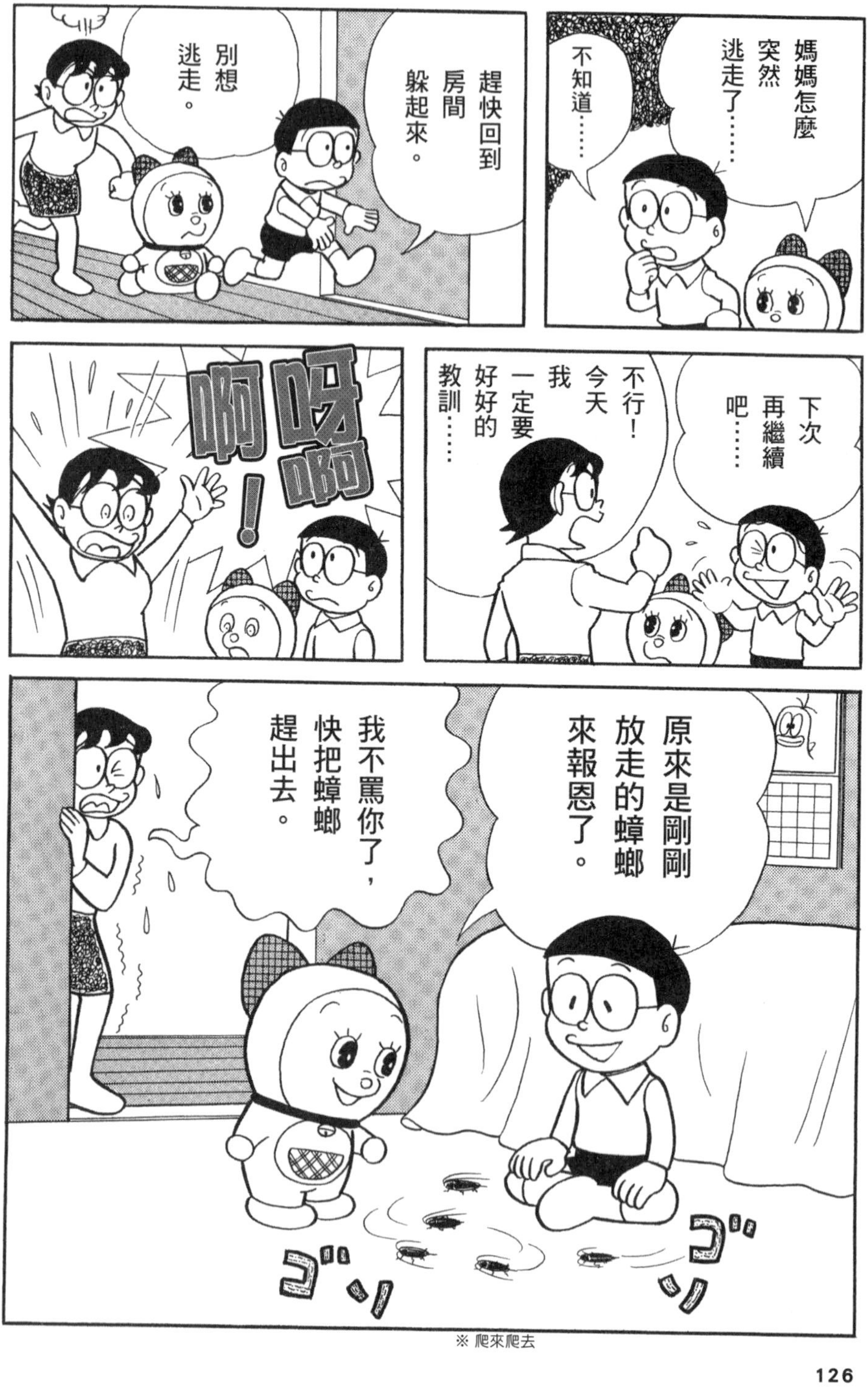
媽媽怎麼突然逃走了……
不知道……
趕快回到房間躲起來。
別想逃走。
下次再繼續吧……
不行！今天我一定要好好的教訓……
呀啊啊！
原來是剛剛放走的蟑螂來報恩了。
我不罵你了，快把蟑螂趕出去。
ゴソ
ゴソ
※ 爬來爬去

糖果和飴，是一樣的東西嗎？

英文裡砂糖其實就是糖果的語源喔！

不管是過去還是現在，大人小孩都最喜歡的點心肯定非「糖果」莫屬。剛好能夠放進嘴巴的大小，逐漸融化在口中所擴散出的甜味正是受大家喜愛的原因！糖果（Candy）這個名詞的詞語來源有很多說法，有一說是來自於阿拉伯語裡的砂糖「Quand」，另一說是從拉丁語裡的砂糖「Can」、以及代表成形凝固的「Dy」的合體。

現在中文普遍都稱為「糖果」，但在以前是叫做「飴」喔！

作為甜味劑使用在料理上的「水飴」是以前日本用來祭祀的貴重供品。在甜食和點心較少的古代，營養價值高且能獲得滿足感的「甜味」，是只有少數人才能體會到的奢侈樂趣。

然而糖果的存在就是為了讓大家能更簡單取得，並且長時間的享受它的美味，這也是為什麼糖果可以超越國境與時代，深受大家喜愛。

● 糖果大致分成兩種

・硬糖

將材料經過高溫加熱，做成硬邦邦的糖果。

・軟糖

將材料以低溫加熱，做成柔軟的糖果。

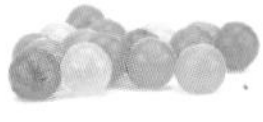
水果糖

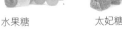

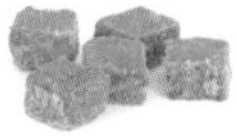
太妃糖

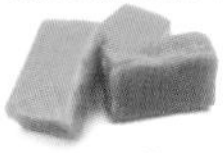
牛奶糖

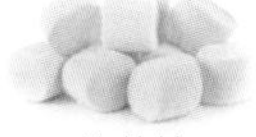
棉花糖

會變胖？會蛀牙？跟砂糖好好相處的方法

糖果的主原料是砂糖和水飴。每次只要吃有加糖的點心就會被大家說「會胖喔！」、「會蛀牙喔！」等等，其實這樣的說法不大正確。

砂糖的熱量其實不到脂肪的一半，「砂糖並不等於肥胖」，更何況砂糖中的葡萄糖是在讀書時，大腦所不可或缺的重要營養素。而蛀牙會跟砂糖有關則是因為牙齒表面附著了糖分，糖分被細菌和酸分解，溶解掉牙齒的琺瑯質。如果要防止蛀牙，最好的方式就是好好刷牙，做好牙齒清潔。

糖果有各式各樣的口味，有些吃下去會有氣泡感、或是在口中出現霹哩啪拉感等多重感受，真的是很有趣的點心，真想要和它好好相處！

知識小百科

感到疲累時為什麼會想要吃「甜食」？

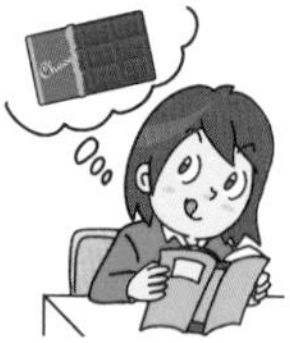

在讀書、集中注意力在某件事情，以及大量使用頭腦後總是會感到疲累，並且會非常想吃甜食。其實這是大腦發出能量不足的訊息。大腦唯一的能量來源是葡萄糖，雖然米飯、麵包、根莖類和水果等食物都富含葡萄糖，但與葡萄、無花果和蜂蜜相比還是稍嫌遜色。大腦是大胃王，在巨大的身體中只佔了 2% 而已，但葡萄糖的利用率卻高達 24%。因為葡萄糖無法儲存，所以吃甜食和飲料補充葡萄糖時，大腦會非常開心。這時大腦就會分泌出幸福的賀爾蒙「腦內啡」，讓身體與心情放鬆。

糖果會慢慢融化是因為加了水飴

製作糖果時不可或缺的其中一個原料就是「水飴」。與原本就在大自然中存在的甜味「砂糖」不同，「水飴」是從馬鈴薯、玉米和稻米等穀物中的澱粉再製出來的。就好比米飯會越嚼越甜是因為唾液裡的澱粉酶會把澱粉分解，生成糖分。像這樣用酵素分解澱粉，產生出來的甜味（糖分）就是「水飴」。

可是「要甜味的話加砂糖不就好了嗎？」這樣說並沒有錯。但把砂糖煮乾冷卻之後並不會變成糖果，而是會像方糖一樣馬上就溶解。糖果最大的特徵就在於「會在口中緩慢融化」，而會緩慢融化就是「水飴」的功勞。

● 水飴的用途

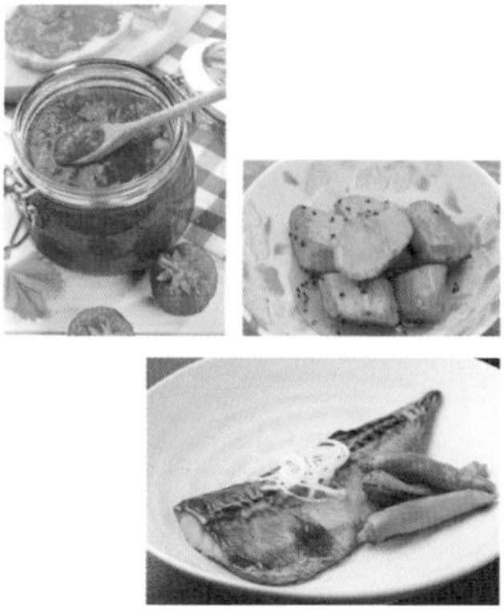

▲ 水飴在很多地方都有用到，可以讓果醬、拔絲地瓜、照燒和佃煮在做好後出現好吃的顏色。

「香料」和「食用色素」該怎麼使用呢？

當我們在感受味道時，不可或缺的一個要素就是「香味」。曾經有人做過一個實驗，先用布將眼睛遮起來，然後再喝下有桃子香味的蘋果汁，大部分的人都會誤判說出「這是桃子汁！」。糖果也一樣，如果不使用香料來增添香味的話，就只會有甜味。藉由加入草莓、葡萄和橘子等香味，才會品嘗到各式各樣的糖果。

食物雖然有各種不同顏色，但是天然的顏色很容易因為溫度及氧化等原因而變色，很難一直維持，所以如果要讓各種顏色能夠長久保持的話，就需要使用「食用色素」。鮮豔的顏色可以增進食慾，也可以讓心情跟著變好。所以食用色素對糖果來說是不可或缺的要素。

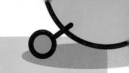

軟糖和口香糖對身體有益？

軟糖是為了強化咀嚼能力才開發的食物

柔軟又有彈性，還有著類似果凍的口感。不用咀嚼，含在嘴裡也會慢慢融化這一點又和糖果非常類似，這樣不可思議的點心就是——軟糖。

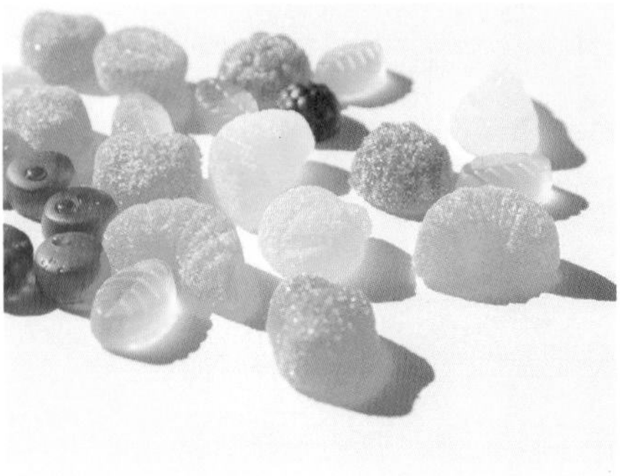

©Elena Fahro/shutterstock.com

軟糖最早是由德國人發明的喔！軟糖在德語的意思是「橡膠」，一開始的出發點是為了增強小朋友的咀嚼能力。軟糖在日本被當成糖果食用是從一九八〇年代開始的，當時使用果汁做成的軟糖大受歡迎。所以日本軟糖的口感通常都是軟軟的，但道地德國軟糖的特徵卻是非常有嚼勁。

果凍是用果汁混合吉利丁、寒天或果膠等凝固成富有彈性口感的點心。所以軟糖和果凍是很類似的產品喔！果凍和軟糖的差別在於吉利丁的分量。吉利丁放比較多的話軟糖就會比較難融化，嚼勁就是這樣出來的。

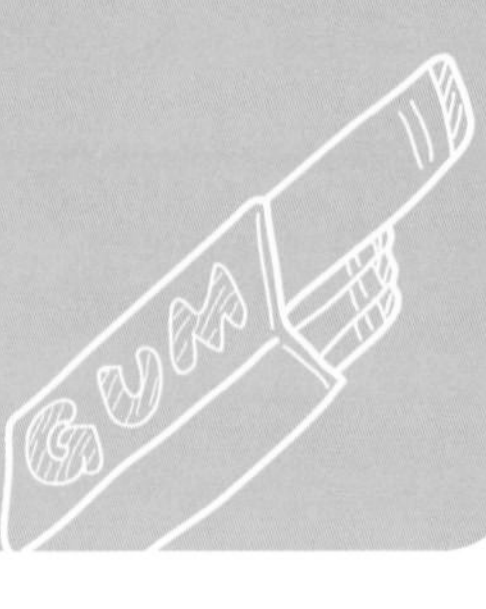

口香糖出乎意外的效果——幫助消化、預防蛀牙

和糖果、軟糖、巧克力並列為受歡迎點心的就是——口香糖。口香糖分成了「片狀口香糖」、「泡泡口香糖」和「糖衣口香糖」。特徵分別為咀嚼後是變軟或延展，泡泡口香糖則可以吹出泡泡。

口香糖原本是很久以前居住在美洲大陸上的人所想出來的食物，當時的人有咀嚼人心果樹脂的習慣，後來移居到美洲的歐洲人也模仿起他們咀嚼人心果樹脂，並且慢慢的推廣到全世界。從人心果萃取出來的樹脂（天然橡膠）當作原料後，再添加甜味和香味就成為口香糖囉！口香糖之所以能夠具有延展性，是因為人心果萃取出來的樹脂具有「彈性（可伸縮性質）」。

嚼口香糖時是不是會有心情平靜或瞌睡蟲全被趕跑的感覺？原來「咀嚼」這個動作對身體和心理都是一件「好事」唷。咀嚼口香糖時，唾液分泌會增加，食物也會更快消化且吸收，還能保持口中的清潔。最近預防蛀牙的口香糖也非常受歡迎（請參考左邊專欄）。另外，大量咀嚼時，大腦會分泌組織胺等化學物質刺激飽食中樞，防止吃太多。而且大腦受到刺激後，也會增加血液的流動與活化，舒緩緊張和壓力，提高注意力和記憶力。

● 木糖醇口香糖是什麼？

木糖醇因為擁有預防蛀牙和增加牙齒再礦化的效果而成為熱門話題。如果想預防蛀牙的話，可以在每餐過後嚼含有 50% 以上木糖醇成分的口香糖。

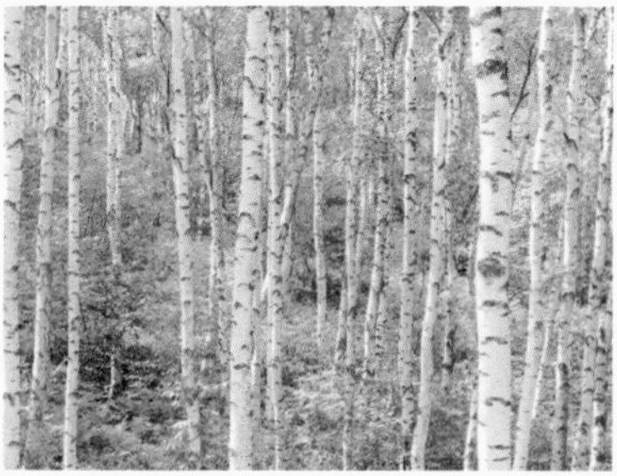

▲木糖醇是從白樺和櫟屬植物上的糖分中萃取出的天然甜味劑。

夢境幻想槍

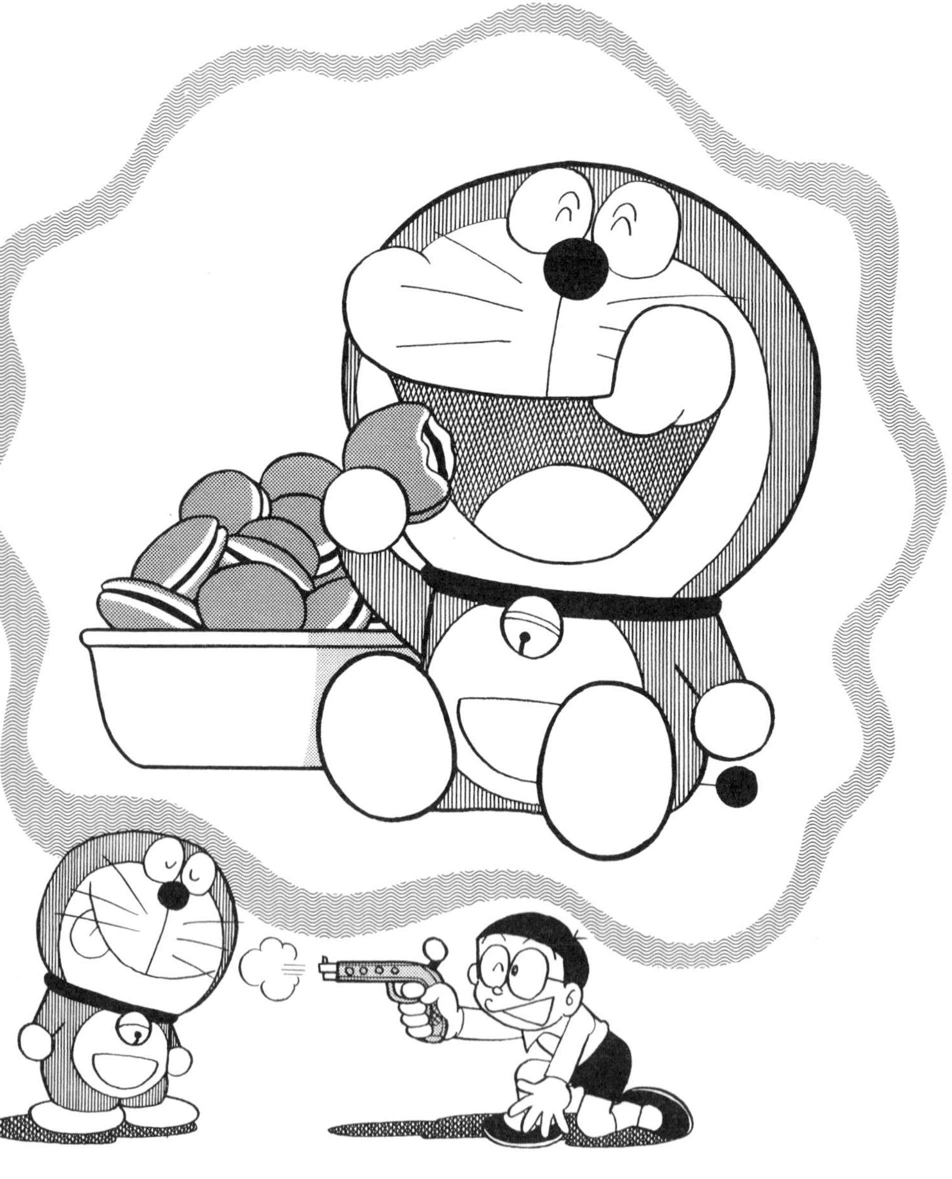

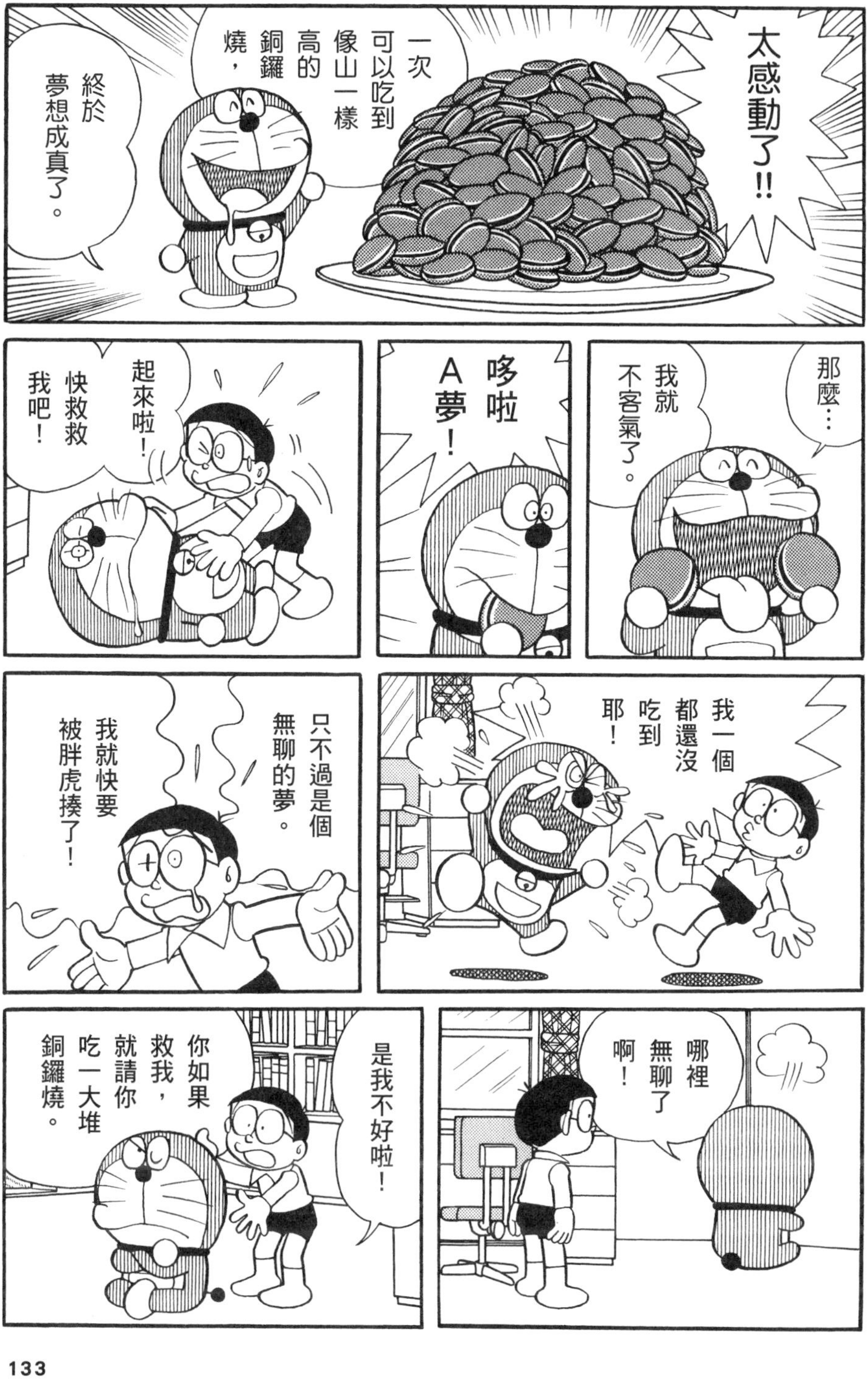
太感動了!!
一次可以吃到像山一樣高的銅鑼燒，
終於夢想成真了。
那麼……
我就不客氣了。
哆啦A夢！
起來啦！
快救救我吧！
我一個都還沒吃到耶！
只不過是個無聊的夢。
我就快要被胖虎揍了！
哪裡無聊了啊！
是我不好啦！
你如果救我，就請你吃一大堆銅鑼燒。

※ 鏘鏘

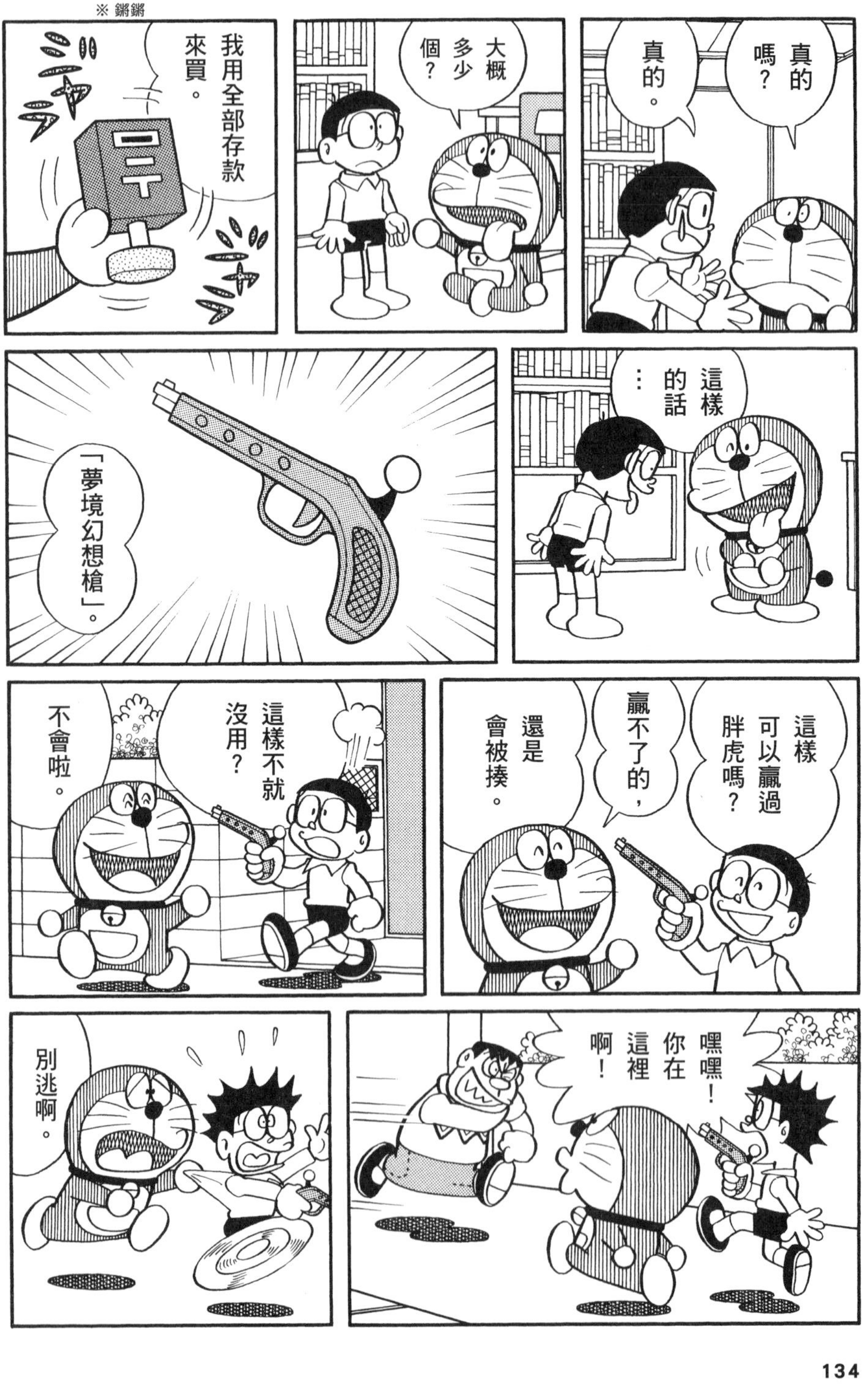
真的嗎？
真的。
大概多少個？
我用全部存款來買。
這樣的話……
「夢境幻想槍」。
這樣可以贏過胖虎嗎？
贏不了的，
還是會被揍。
這樣不就沒用？
不會啦。
嘿嘿！你在這裡啊！
別逃啊。

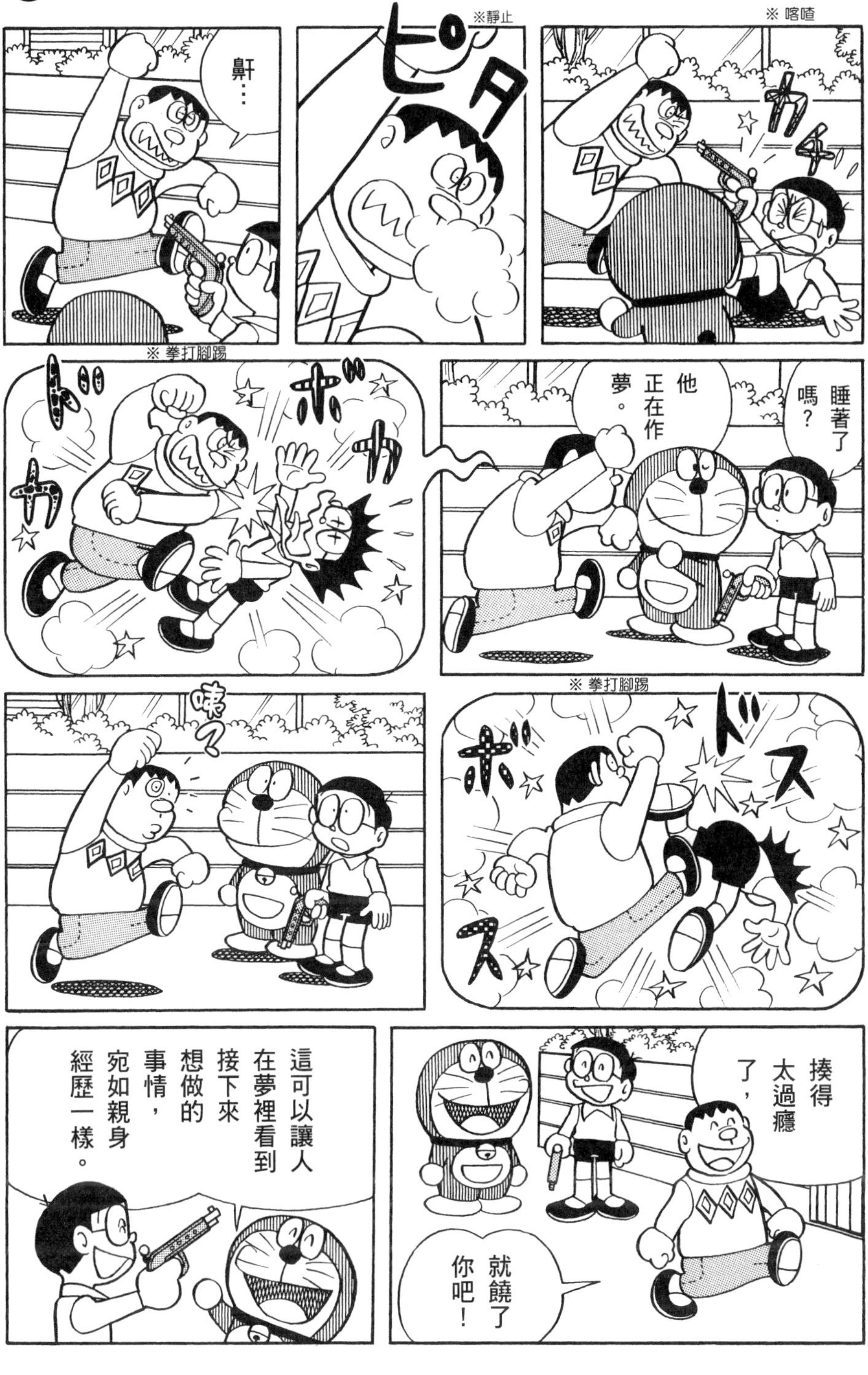
※喀喳
※靜止
ピタ
鼾…
睡著了嗎？
他正在作夢。
※拳打腳踢
※拳打腳踢
ドス
咦？
揍得太過癮了，
就饒了你吧！
這可以讓人在夢裡看到接下來想做的事情，宛如親身經歷一樣。

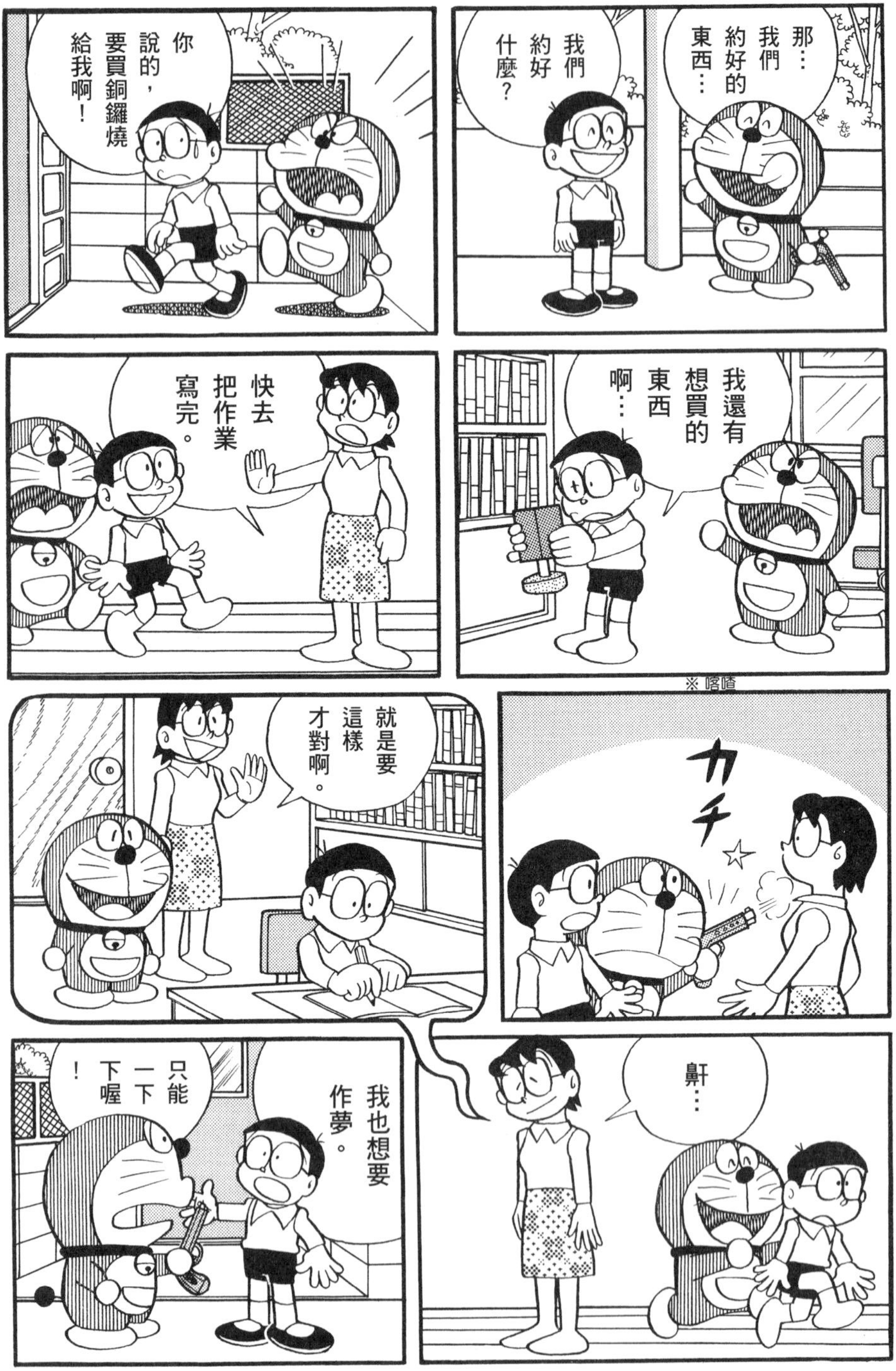
那…我們約好的東西…
我們約好什麼？
你說的，要買銅鑼燒給我啊！
我還有想買的東西啊……
快去把作業寫完。
※喀嗒
カチ
就是要這樣才對啊。
鼾…
我也想要作夢。
只能一下下喔！

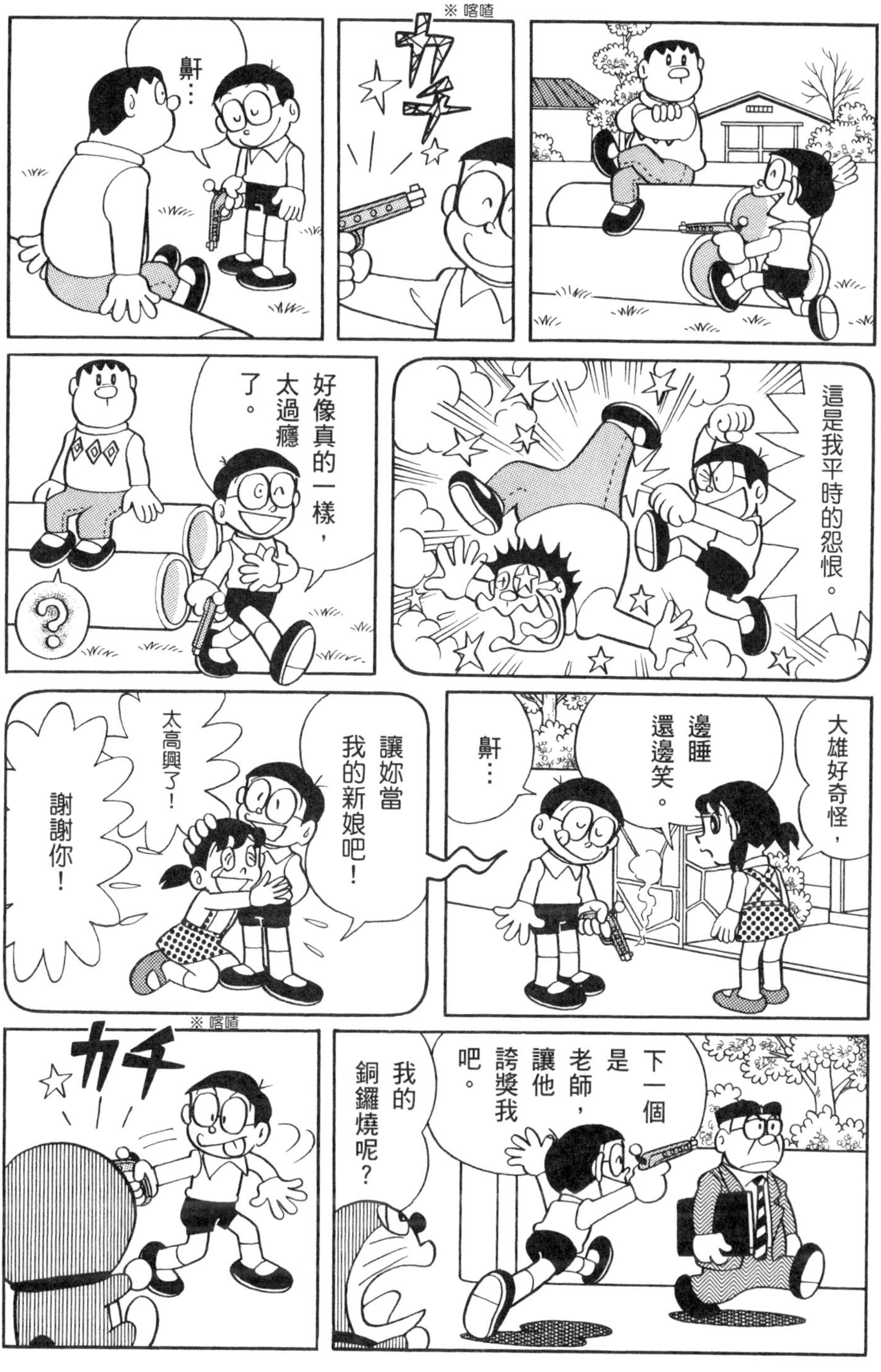
※ 喀嗟
鼾…
這是我平時的怨恨。
好像真的一樣，太過癮了。
大雄好奇怪，邊睡還邊笑。
鼾…
讓妳當我的新娘吧！
太高興了！
謝謝你！
下一個是老師，讓他誇獎我吧。
カチ
※ 喀嗟
我的銅鑼燒呢？

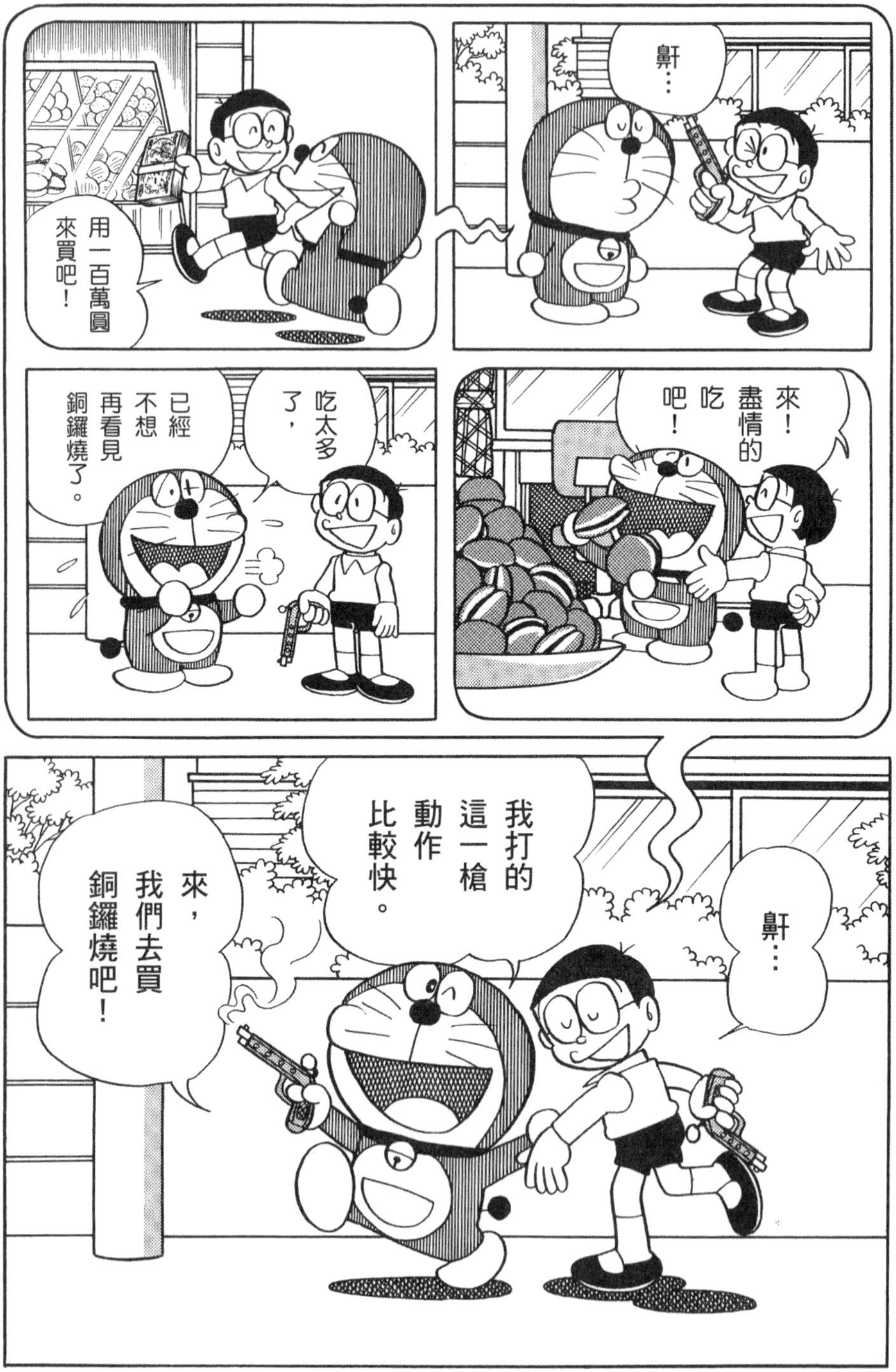
鼾…
用一百萬圓來買吧！
來！盡情的吃吧！
吃太多了，
已經不想再看見銅鑼燒了。
鼾…
我打的這一槍動作比較快。
來，我們去買銅鑼燒吧！

哆啦A夢最喜歡的食物——銅鑼燒是什麼樣的點心？

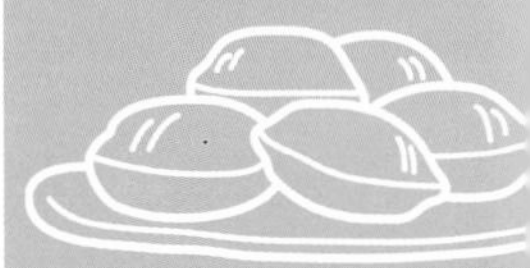

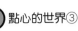

銅鑼燒名字的由來 其實是樂器

關於銅鑼燒大家知道多少呢？首先從名字來介紹，銅鑼燒的「銅鑼」兩字其實指的就是打擊樂器的銅鑼喔。有人說是因為「形狀和銅鑼很像」，也有人說是因為「在銅鑼上煎」等等，眾說紛紜，不過都跟銅鑼有關係。

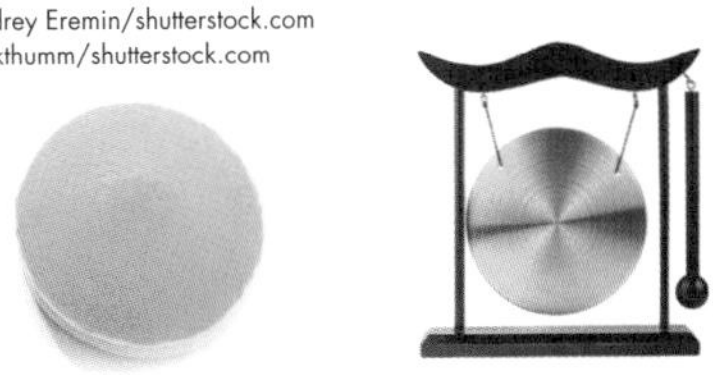

▲銅鑼（右）和銅鑼燒（左）的形狀確實很像。

銅鑼燒的起源來自於日本江戶時代（西元一六〇三至一八六七年）的「助惣燒」。先將麵糊倒在器具上，厚度大約像紙一樣薄，接著在上面放上紅豆泥，再折成長方形，這就是大阪燒和金鍔燒的原形。銅鑼燒的祖先可不是圓圓的喔！

江戶時代～大正時代的銅鑼燒歷史

那銅鑼燒是什麼時候才變成圓形的呢？

日本江戶時代末年，第一次以「銅鑼燒」的名字誕生，不過當時的形狀是圓柱形喔！當時京都的笹屋甜點坊老闆接到京都東寺的和尚委託製作「點心」，於是靈機一動想出在寺廟也可以方便製作的方法，把鐵板換成了銅鑼。作法是在熱好的銅鑼上倒入薄薄一層麵糊，中間放上紅豆泥後捲成細長棒狀就完成囉！像左邊圖片一樣，切成圓片後的剖面就和樹木切面一樣。直至今日，這個「銅鑼燒」在京都東寺每個月為弘法大師（空海）舉辦的「弘法日」前後三天（每月的二十號至二十二號）也都還有販售喔！

影像提供／笹屋伊織

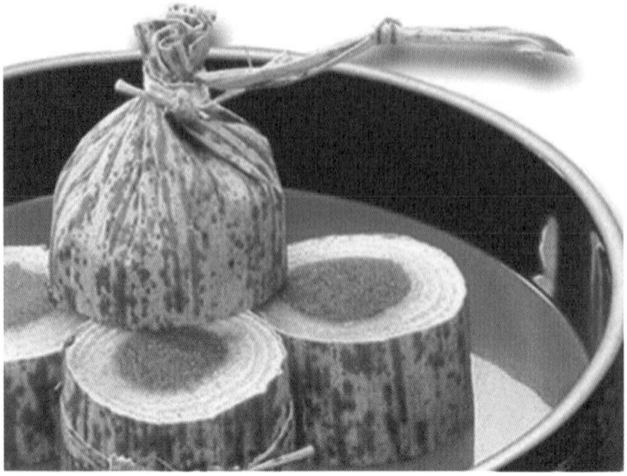

從1716年就營業至今的日本老店鋪「笹屋伊織」的「銅鑼燒」。

　進入日本的明治時代後（西元一八六八年至一九一一年），開始有「模仿銅鑼形狀」的銅鑼燒出現。但是，這個時代的銅鑼燒跟現在的形狀還是有些不同，明治時期是餡料和餅皮為一片，製作的店家為東京「梅花亭」的第二代老闆。但這個銅鑼燒之後就停止製作，直到平成十年（西元一九九八年）才又重新販賣。

　在哆啦A夢漫畫中出現的銅鑼燒，有著兩片像蛋糕一樣厚實的餅皮，中間夾著紅豆餡，這樣子的銅鑼燒則要等到大正時期了（西元一九一二年）。

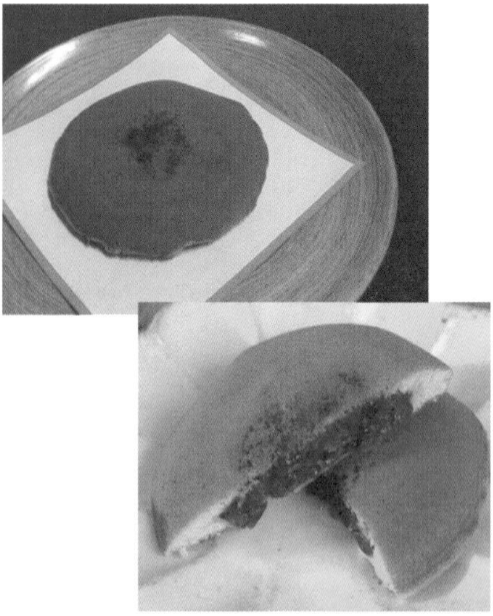

左邊是明治時期的銅鑼燒。雖然一樣是銅鑼的形狀，但跟大家熟知的銅鑼燒還是有些不一樣吧！

影像提供／梅花亭

銅鑼燒營養非常豐富，但一天吃一個就好喔！

接下來讓我們一起看看普普通通的銅鑼燒中所蘊藏的力量吧！在前面的漫畫中，原本在夢裡準備要大吃特吃堆成小山高的銅鑼燒的哆啦Ａ夢，因為被大雄干擾沒有吃到，但實際上他可能是幫了哆啦Ａ夢一個大忙。因為國小高年級（十二歲）的小朋友，一天所需要的能量標準（男女平均）約二千四百大卡。單單吃下一個一百公克的銅鑼燒（大約二百八十四大卡）就超過整天攝取量的百分之十了。以這樣的標準來看，只要吃十個銅鑼燒就超過一天所需的熱量。

營養均衡的要點是必須要三餐平均分配，銅鑼燒只能算是「點心」，不管再怎麼喜歡一天也只能吃一個喔！誰來跟哆啦Ａ夢說一下吧！

● 徹底分析銅鑼燒的內部…

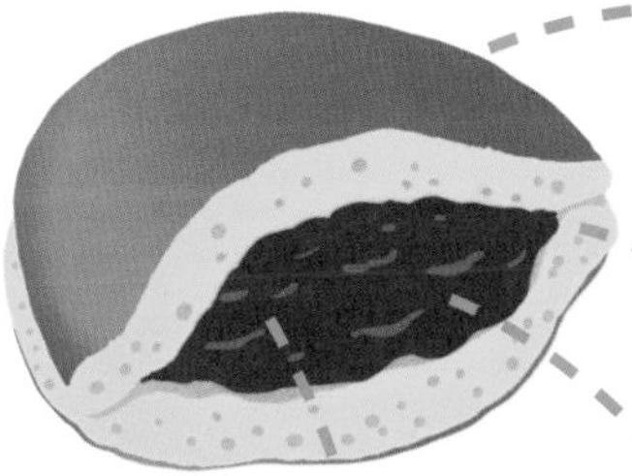

熱量／284 大卡
→大約是打一個小時網球所消耗的熱量。終究只是「點心」而已，1 天 1 個就好。哆啦Ａ夢是不是吃太多了呢？

蛋白質／6.6 公克
→國小高年級學生 1 天所需的蛋白質約 60 克，1 個銅鑼燒所占的比率約 10% 以上。

碳水化合物／58.7 公克
→國小高年級學生 1 天所需的碳水化合物約 315 公克，1 個銅鑼燒所占的比率約 19%。

脂肪／2.5 公克
→約為一顆布丁所含脂肪的一半，比三角蛋糕的 1/5 還少。

參考資料／日本食品標準成分表 2015 年版（七訂）、國人膳食飲養素參考攝取量修訂第七版（民國 100 年，衛生福利部）

※熱量和 3 大營養素的數值都是以 1 個 100 公克的銅鑼燒來做計算。

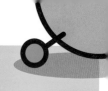

日本的點心有哪些種類？

銅鑼燒是「和菓子」還是「洋菓子」？

銅鑼燒的餅皮像鬆餅一樣所以是洋菓子？不對，有使用紅豆所以是和菓子？真是令人煩惱，實際上銅鑼燒是和菓子喔！日本的點心分成了「和菓子」和「洋菓子」兩大類。「和菓子」為從古代開始就深受日本人喜愛的日本原創點心，不過更早以前從中國傳入日本的「唐菓子」，以及在安土、桃山時代傳入的「東南亞菓子」等也都包括在裡面。「洋菓子」則是明治時代以後從西方傳入的點心。

明明是用煎的，為什麼銅鑼燒是生菓子呢？

雖然算是和菓子，但在左頁的表格中依照製作方法分成了許多種類。咦？銅鑼燒在和菓子中是歸類為生菓子。明明是煎過的餅皮把餡料包起來，為什麼是「生」的呢？和菓子的分類是由點心中所含的水分來區分為「生菓子」、「半生菓子」和「乾菓子」。銅鑼燒的中間夾著紅豆，有夾紅豆、奶油或果醬等的點心，完成之後所含的水分超過百分之三十以上的，就稱為「生菓子」。

●和菓子與洋菓子的種類

和菓子（日式傳統點心）

生菓子	餅菓子	米或米類加工品為主原料製成。	御萩、紅豆飯、大福、柏餅
生菓子	蒸菓子	將麵糊調整成形後蒸製完成的點心總稱。	山藥饅頭、外郎餅
生菓子	燒菓子	依照烤的器具不同區分，可分成鐵板、傳統木製雕刻模具、矽膠模具、烤箱等等。	平底鍋：銅鑼燒、櫻餅、金鍔
生菓子	燒菓子		烤箱：栗子饅頭、月餅、蜂蜜蛋糕
生菓子	流菓子	寒天、砂糖和紅豆為主原料的液態麵糊倒入容器成形。	羊羹、水羊羹
生菓子	練菓子	以紅豆和糯米粉為材料，加入砂糖混合揉勻，捏出形狀後就完成了。	練切、求肥
生菓子	油炸菓子	油炸的點心	紅豆甜甜圈、油炸月餅
半生菓子	紅豆菓子		石衣
半生菓子	其他雜菓子	把原本的食材和其他食材組合變化或加工。	最中餅、鹿子餅、州浜
半生菓子	燒菓子	同上記燒菓子	平底鍋：茶通
半生菓子	燒菓子		烤箱：桃山
半生菓子	流菓子	依據成品不同，可以比生菓子保存更久。	錦玉、羊羹
半生菓子	練菓子	同上記練菓子	求肥餅
半生菓子	砂糖醃漬菓子	以豆類為原料醃漬的甜納豆或用砂糖醃漬果實等。	甜納豆、文旦漬
乾菓子	打菓子（落雁）、押菓子（鹽釜）、掛菓子（粔籹）、燒菓子（丸房露）、飴菓子（有平糖）、油炸菓子（花林糖）、豆菓子（烘黃豆）、米菓（霰餅、仙貝）		

洋菓子（西洋點心）

生菓子	海綿蛋糕類	水果蛋糕、蛋糕捲
生菓子	奶油蛋糕類	起司蛋糕、年輪蛋糕
生菓子	泡芙類	泡芙、閃電泡芙
生菓子	發酵點心類	丹麥麵包
生菓子	酥皮類	水果塔、千層酥
生菓子	鬆餅類	格子鬆餅
生菓子	餐後點心	可麗餅、果凍
生菓子	料理點心	披薩、肉派

半生菓子	海綿蛋糕類、奶油蛋糕類、發酵點心類、水果塔類、一部分小水果塔類、砂糖醃漬類	
乾菓子	糖果類	水果糖、軟糖
乾菓子	巧克力類	純巧克力、外層裹巧克力的餅乾
乾菓子	口香糖類	泡泡口香糖、普通口香糖
乾菓子	餅乾類	甜餅乾、鹹餅乾
乾菓子	零食類	馬鈴薯類、玉米類、麵粉類

※紅字的部分本書有詳細介紹喔！

參考資料／「菓子入門」早川幸男著

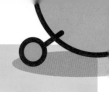

製作豆沙餡不可或缺的紅豆，是很厲害的食物嗎？

經過了約一萬年，豆類仍持續帶給人們力量！

製作銅鑼燒內餡不可或缺的紅豆，與黃豆及四季豆都屬於同一種豆類。日本人和豆類的密切關係遠從繩文時代（西元前一萬四千年到西元前三百年左右）就開始了。早期的豆類與稻米、小麥及玉米等穀類一樣，由人類當作食物種植。西元前八百到七百年前的南美洲人就已經有食用豆類的紀錄。

豆類分成兩大類，紅豆和四季豆屬於同一類，黃豆則和花生是同一類。紅豆、四季豆及豌豆等豆類的特徵是含有能夠提供身體活動及讀書時所不可或缺的糖類，而且它們的碳水化合物含量也非常高，約佔乾燥豆子整體的百分之五十以上。

上述豆類都是蛋白質含量大約百分之二十，脂肪約百分之二左右的「低脂肪、高蛋白」豆類。另外，隸屬於黃豆與花生的這一類豆類，碳水化合物含量則只有百分之三十，遠比

● 各式各樣的豆子

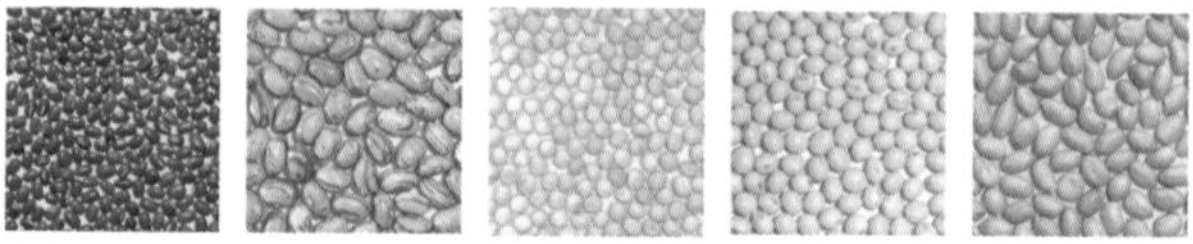

▲紅豆　▲腰豆　▲豌豆　▲黃豆　▲花生

影像提供／日本豆類協會（公益團體）

紅豆和四季豆還少。但脂肪含量佔了大約百分之二十，蛋白質含量則在百分之三十以上。而且它們的成分裡還含有人體必需的胺基酸，營養價值非常高，所以黃豆被稱為「田裡的肉」。

小小身體裡充滿力量的「紅豆」

同為豆類，紅豆厲害的不光只是含有大量的碳水化合物和蛋白質。首先，它還含有維他命，豆類裡富含維他命B_1、B_2、B_6，對體內能量產生和成長有非常大的幫助。再來是礦物質，對肌肉活動很有幫助的鉀，提供身體氧氣供給的鐵（如果缺鐵的話很容易貧血），能讓味覺、嗅覺和身體維持正常運作的鋅，更別提還有豐富的鎂和鈣。

對於營養不均衡的現代人來說，富含各種礦物質的紅豆根本就是超級食物。不只是甜點裡的豆沙餡料，在正餐中也可以攝取紅豆喔！例如「紅豆飯」或「蜜紅豆南瓜」都是很好的選擇。

● 紅豆的維他命和礦物質含量

		含量（毫克／100公克）		建議攝取量（毫克／天）
		乾燥豆	煮熟豆	
維他命	維他命 B_1	0.45	0.15	1.2
	維他命 B_2	0.16	0.06	1.3
	維他命 B_6	0.39	0.11	1.5
礦物質	鉀	1500	460	—
	鐵	5.4	1.7	10
	鋅	2.3	0.9	15
	鎂	120	43	380
	鈣	75	30	1000

※表上的建議攝取量（1毫克／天）是針對31～50歲男性的建議值。

參考資料／日本豆類協會（公益團體）、
國人膳食飲養素參考攝取量修訂第七版（民國100年，衛生福利部）

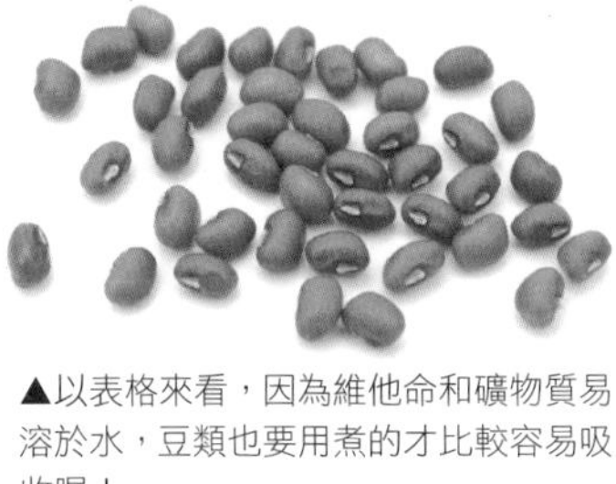

▲以表格來看，因為維他命和礦物質易溶於水，豆類也要用煮的才比較容易吸收喔！

一夜之間長滿了柿子

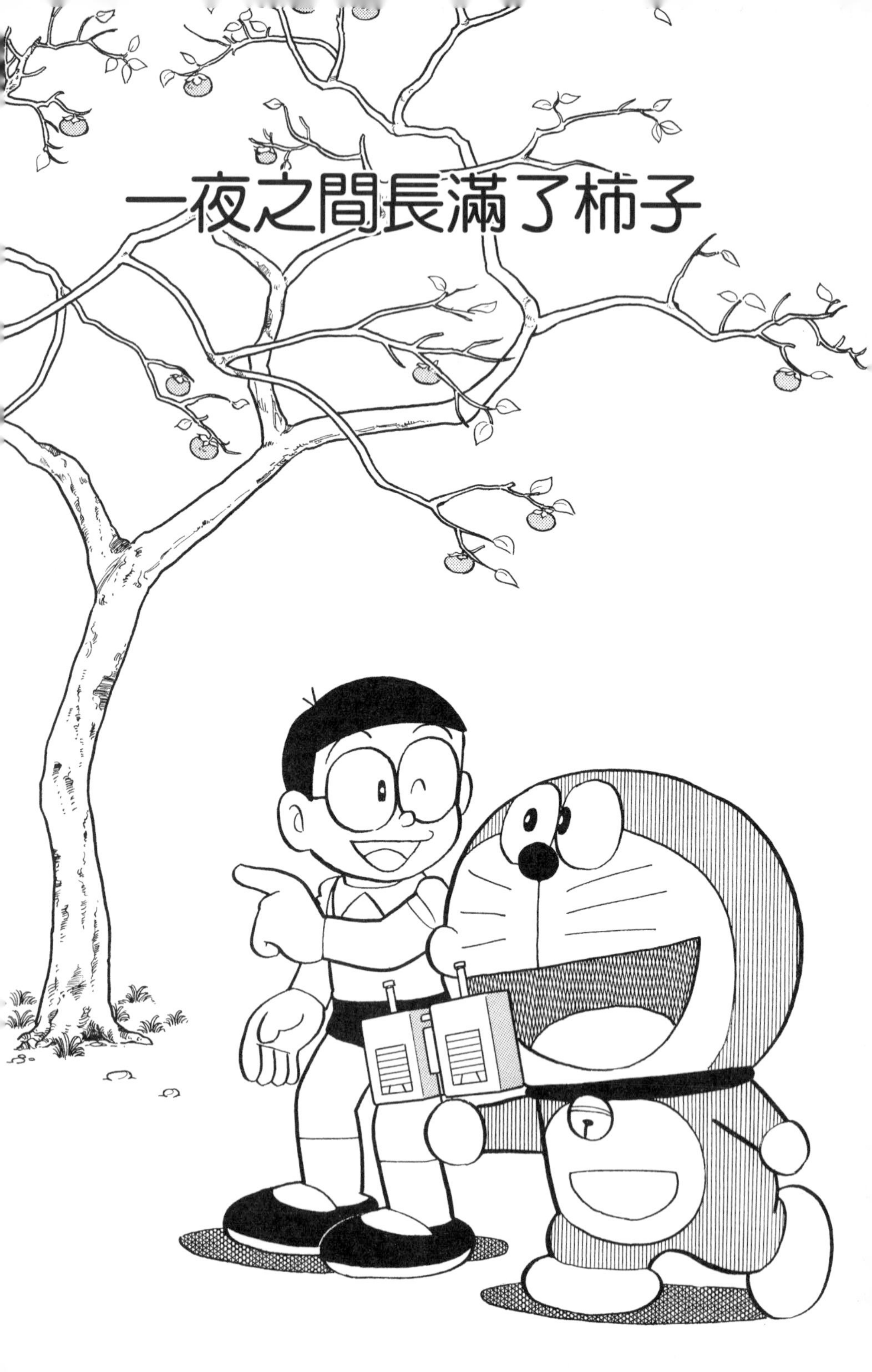

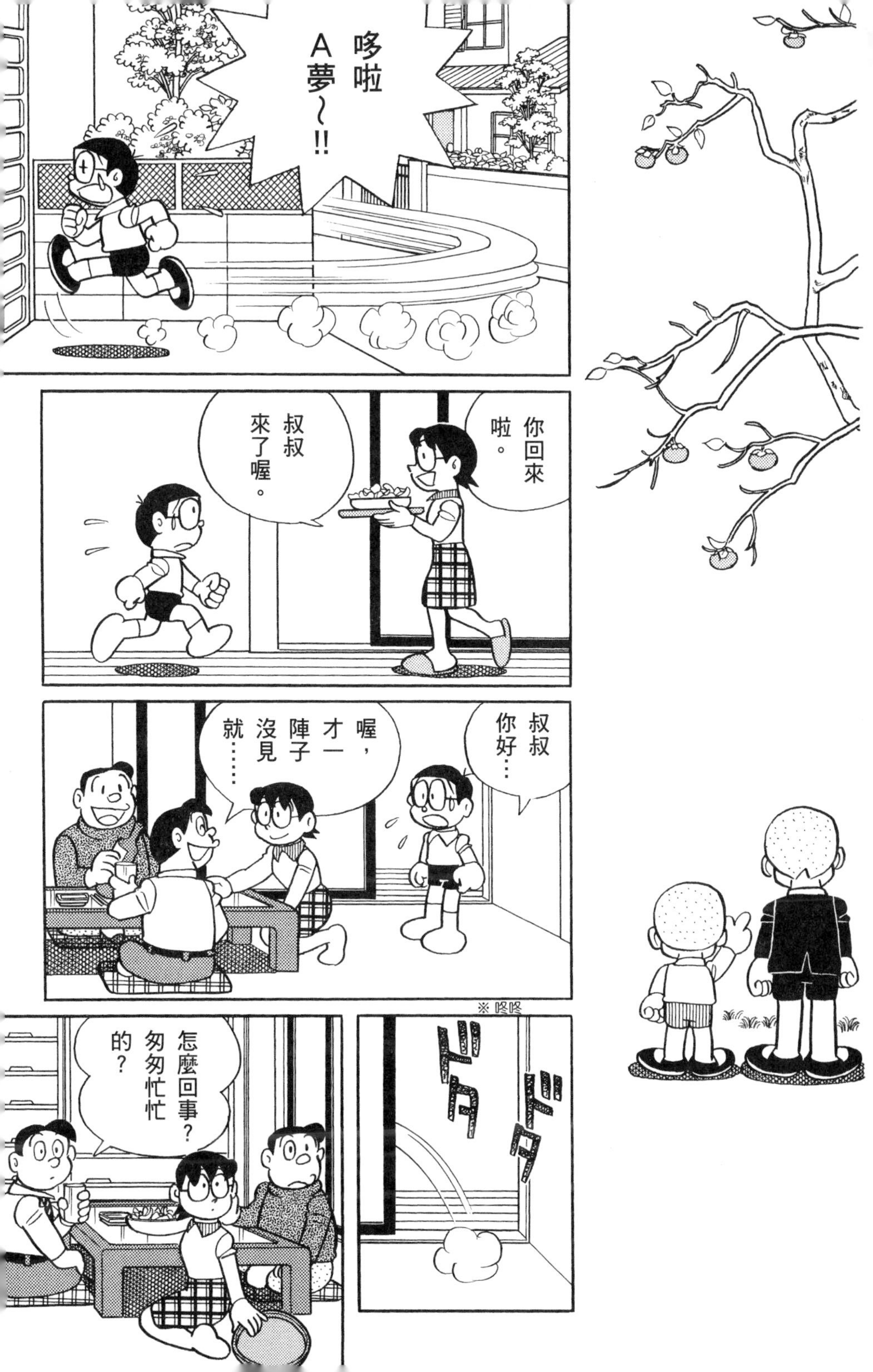
哆啦A夢~!!
你回來啦。
叔叔來了喔。
叔叔你好……
喔，才一陣子沒見就……
ドカ
ドカ
※咚咚
怎麼回事？匆匆忙忙的？

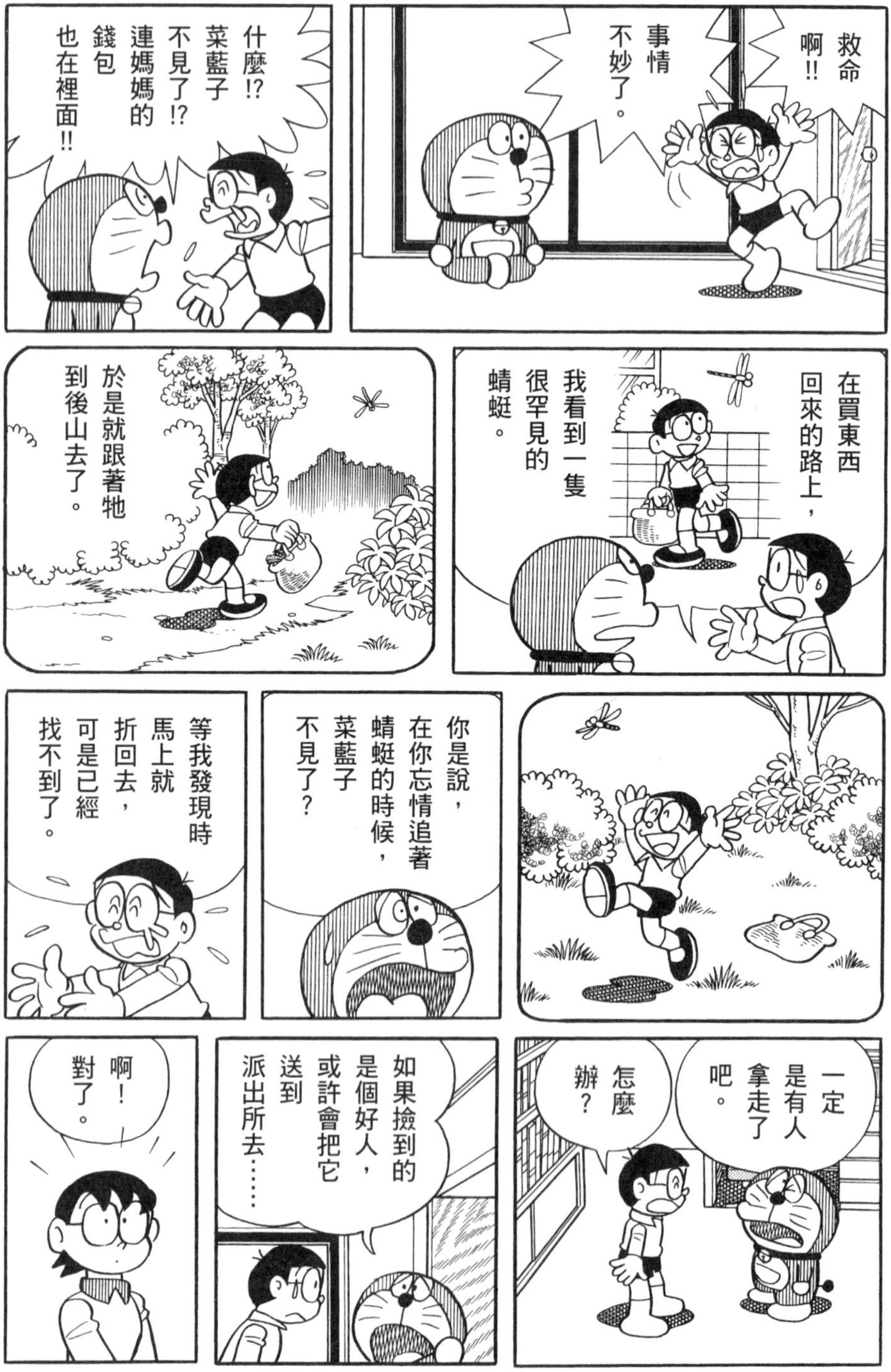
救命啊!!
事情不妙了。
什麼!?菜籃子不見了!?連媽媽的錢包也在裡面!!
在買東西回來的路上，我看到一隻很罕見的蜻蜓。
於是就跟著牠到後山去了。
你是說，在你忘情追著蜻蜓的時候，菜籃子不見了？
等我發現時馬上就折回去，可是已經找不到了。
一定是有人拿走了吧。
怎麼辦？
如果撿到的是個好人，或許會把它送到派出所去……
啊！對了。

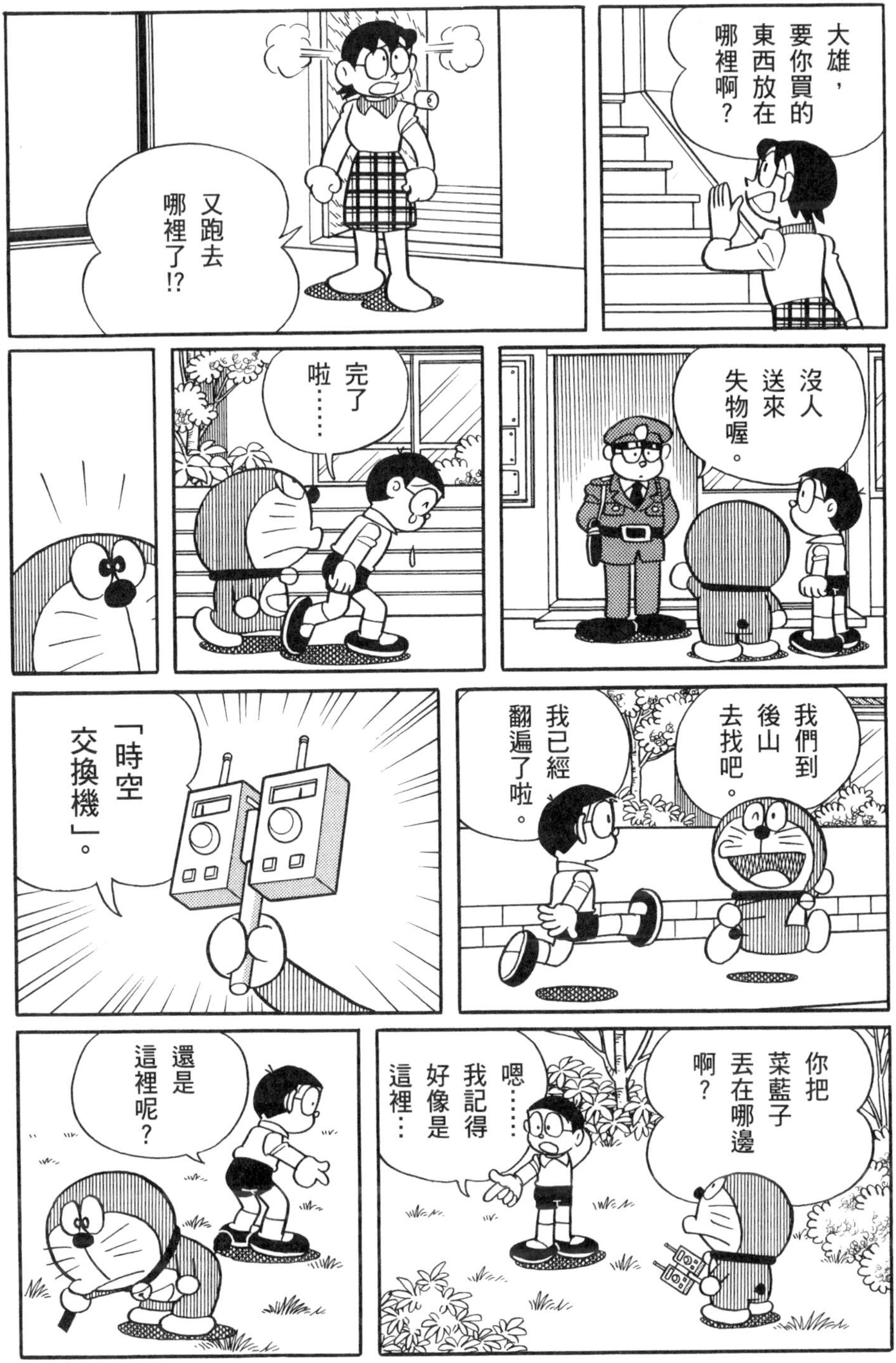
大雄，要你買的東西放在哪裡啊？
又跑去哪裡了!?
沒人送來失物喔。
完了啦……
我們到後山去找吧。
我已經翻遍了啦。
「時空交換機」。
你把菜藍子丟在哪邊啊？
嗯……我記得好像是這裡…
還是這裡呢？

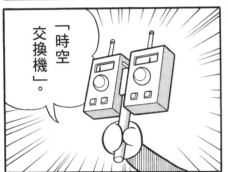

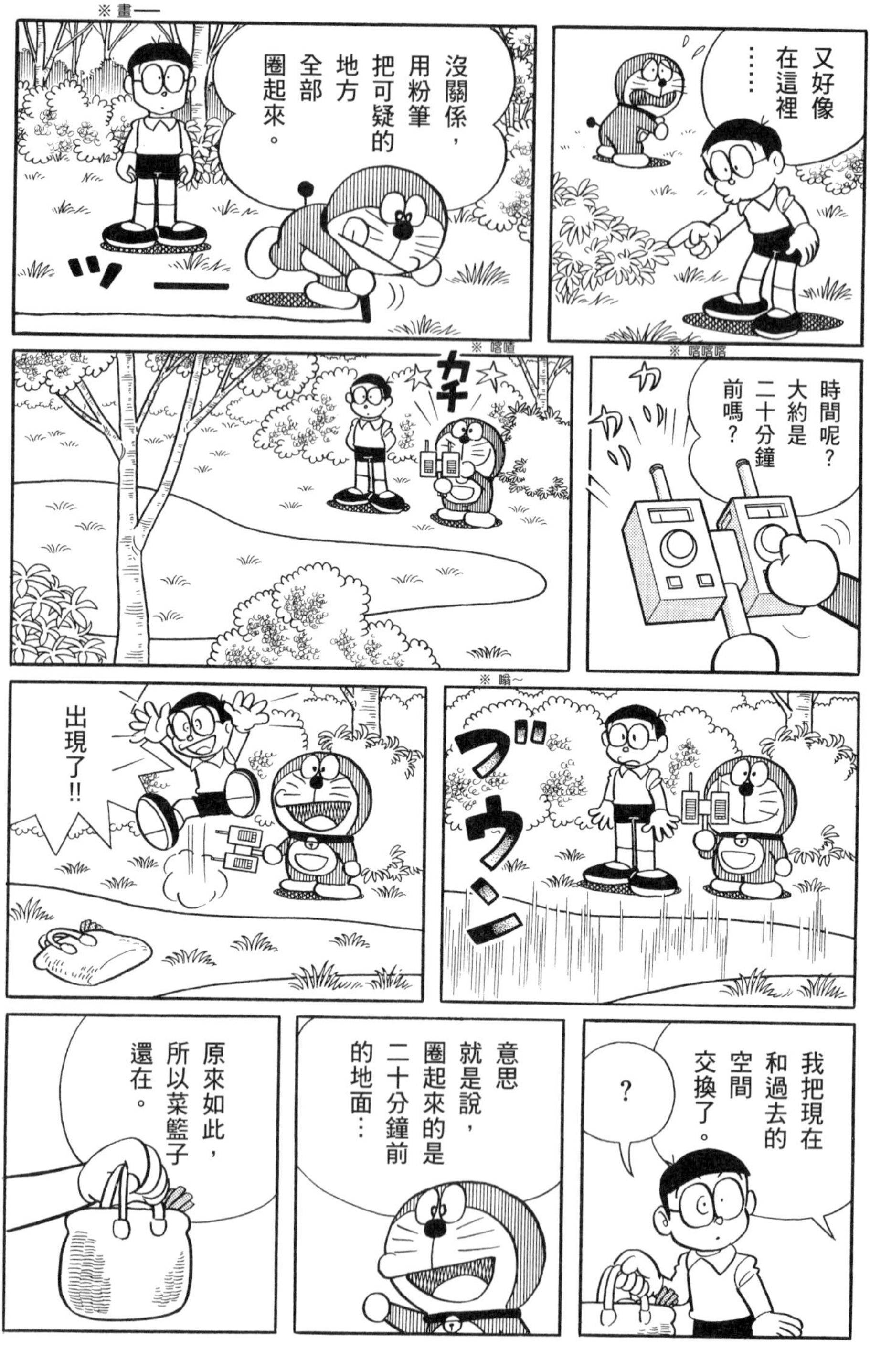
又好像在這裡……
※畫一一
沒關係，用粉筆把可疑的地方全部圈起來。
ツ——
※喀喀喀
カ
カ
時間呢？大約是二十分鐘前嗎？
※喀喳
カチ
※嗡～
ヴゥーン
出現了!!
我把現在和過去的空間交換了。
？
意思就是說，圈起來的是二十分鐘前的地面……
原來如此，所以菜籃子還在。

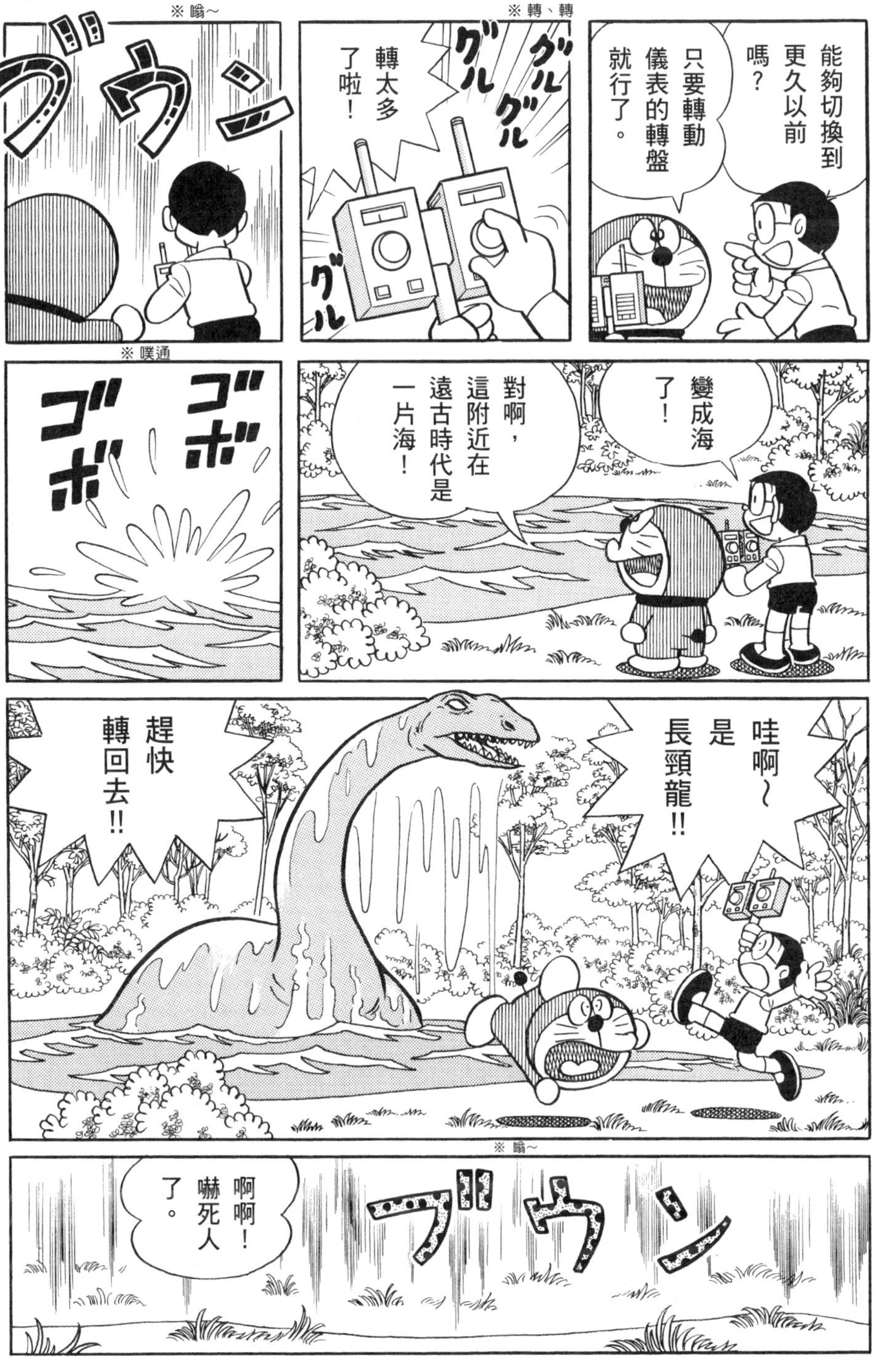
能夠切換到更久以前嗎？
只要轉動儀表的轉盤就行了。
※轉、轉
轉太多了啦！
※嗡～
變成海了！
對啊，這附近在遠古時代是一片海！
※噗通
哇啊～是長頸龍!!
趕快轉回去!!
※嗡～
啊啊！嚇死人了。

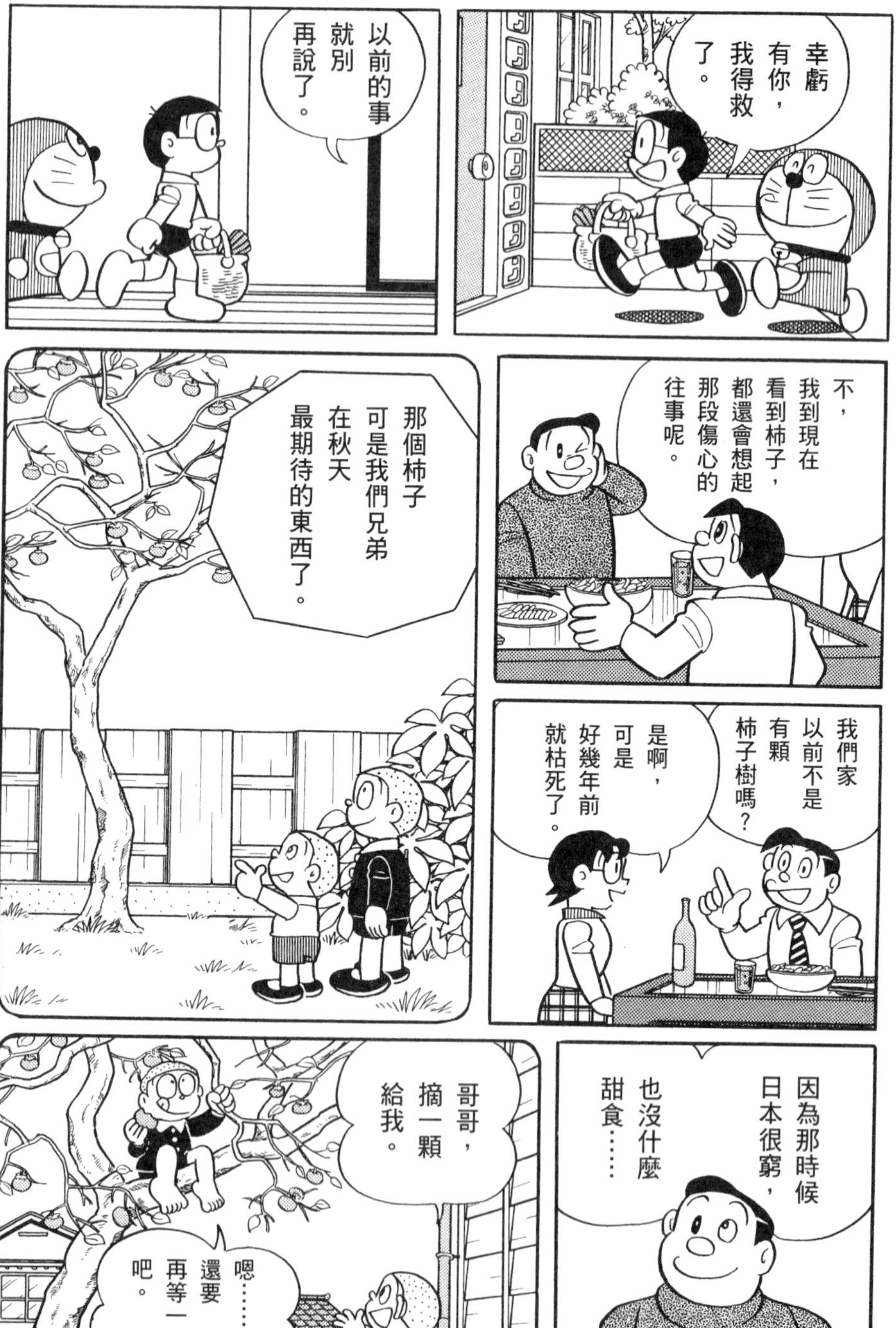
幸虧有你，我得救了。
以前的事就別再說了。
不，我到現在看到柿子，都還會想起那段傷心的往事呢。
我們家以前不是有顆柿子樹嗎？
是啊，可是好幾年前就枯死了。
那個柿子可是我們兄弟在秋天最期待的東西了。
因為那時候日本很窮，也沒什麼甜食……
哥哥，摘一顆給我。
嗯……還要再等一下吧。

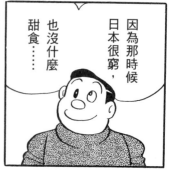

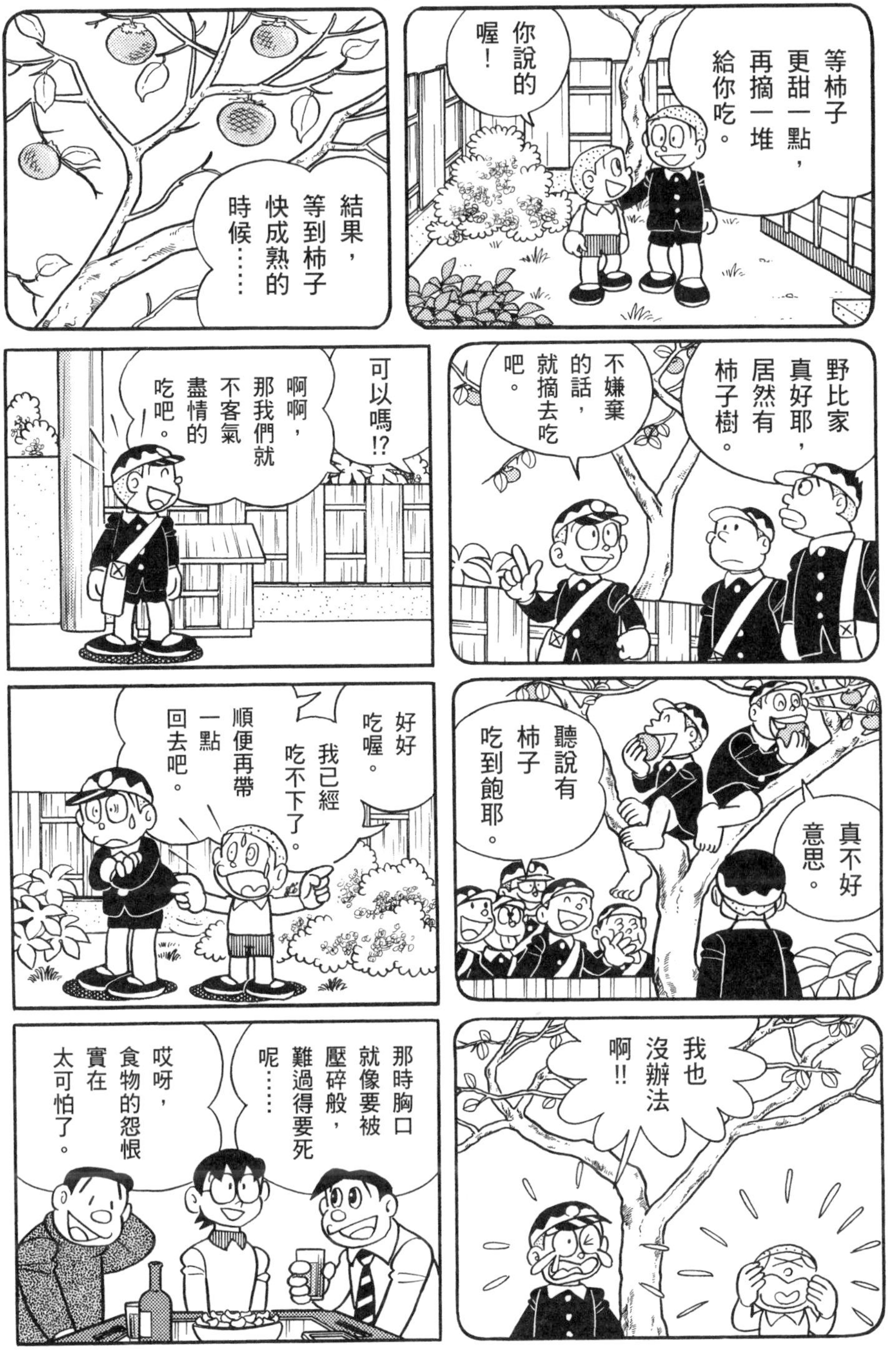
等柿子更甜一點，再摘一堆給你吃。
你說的喔！
結果，等到柿子快成熟的時候……
野比家真好耶，居然有柿子樹。
不嫌棄的話，就摘去吃吧。
可以嗎!?
啊啊，那我們就不客氣盡情的吃吧。
聽說有柿子吃到飽耶。
真不好意思。
好好吃喔。
我已經吃不下了。
順便再帶一點回去吧。
我也沒辦法啊!!
那時胸口就像要被壓碎般，難過得要死呢……
哎呀，食物的怨恨實在太可怕了。

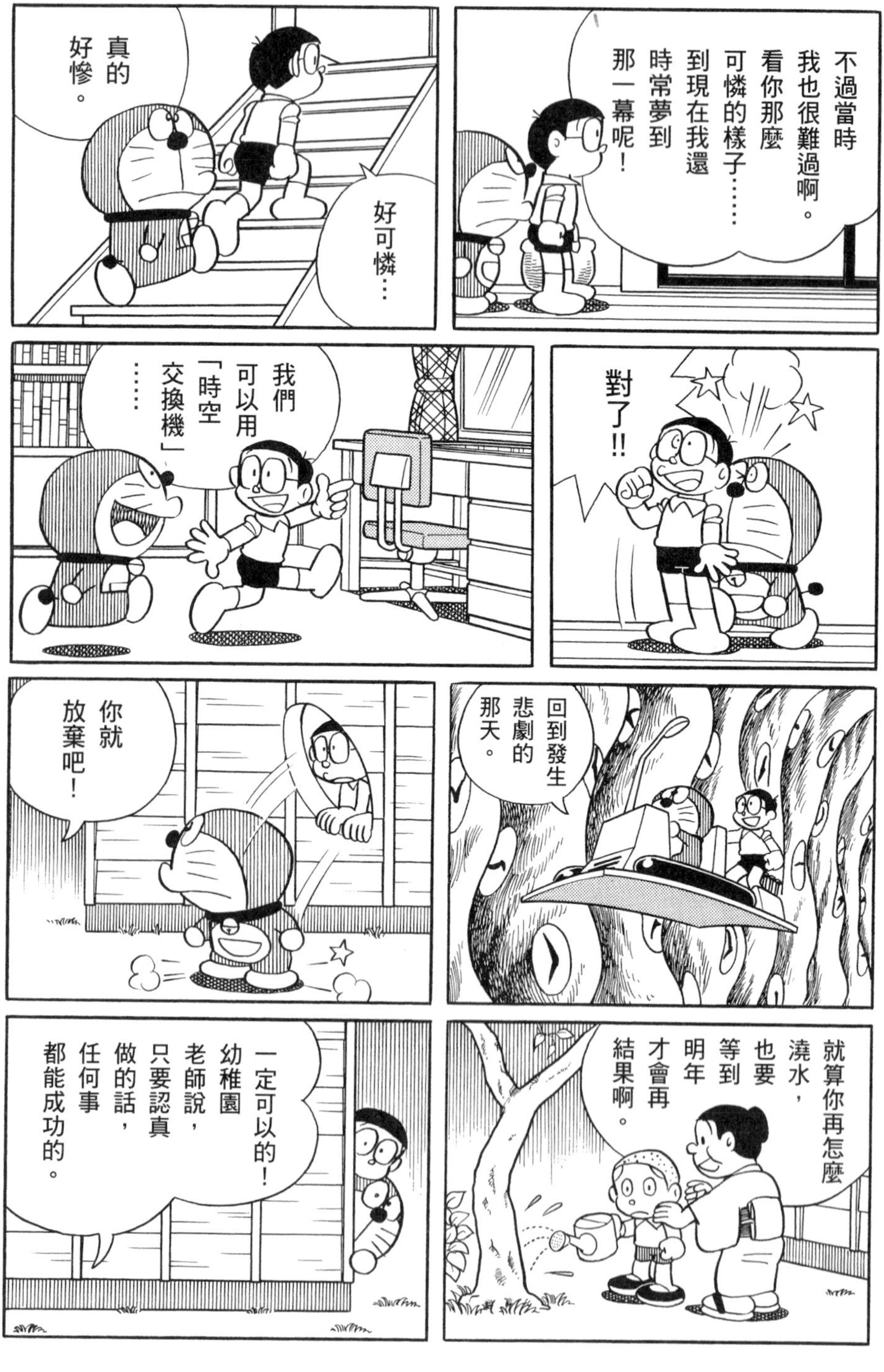
不過當時我也很難過啊。看你那麼可憐的樣子……到現在我還時常夢到那一幕呢！
好可憐…
真的好慘。
對了!!
我們可以用「時空交換機」……
回到發生悲劇的那天。
你就放棄吧！
就算你再怎麼澆水，也要等到明年才會再結果啊。
一定可以的！幼稚園老師說，只要認真做的話，任何事都能成功的。

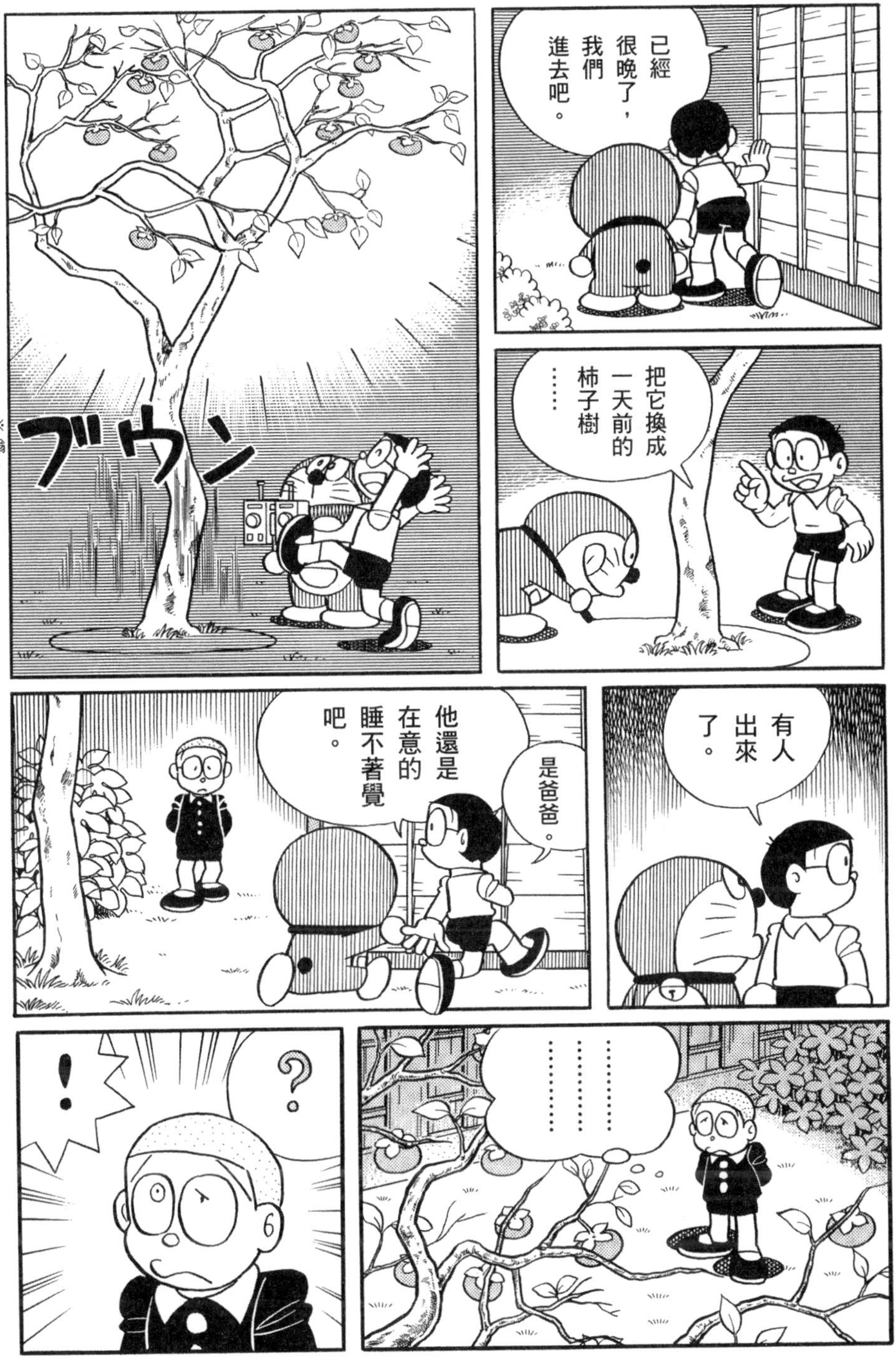
已經很晚了，我們進去吧。
ブウン
※嗡～
把它換成一天前的柿子樹……
有人出來了。
是爸爸。
他還在意的睡不著覺吧。
！
？
…………

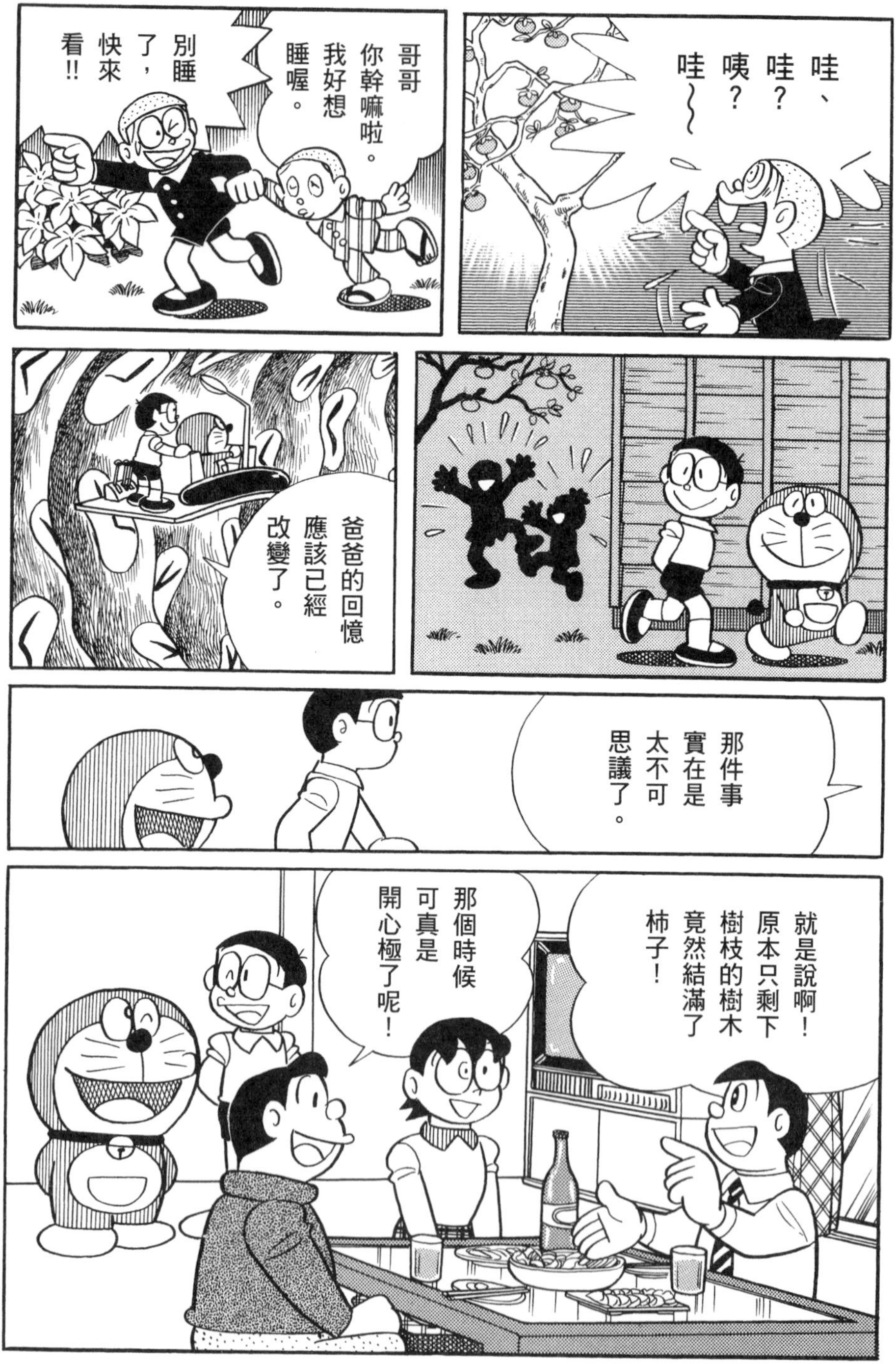
哇、
哇？
咦？
哇～～
哥哥你幹嘛啦。我好想睡喔。
別睡了，快來看!!
爸爸的回憶應該已經改變了。
那件事實在是太不可思議了。
就是說啊！原本只剩下樹枝的樹木竟然結滿了柿子！
那個時候可真是開心極了呢！

水果的「旺季」是什麼意思？

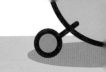

當一種水果最好吃的時期就稱為「旺季」

大雄爸爸回憶起的水果是柿子，其他還有蘋果、橘子、草莓等等。水果的種類非常多，各種形狀、顏色、味道和香味都不同。去超市時會看到一年中各式各樣不同的水果，但它們都各有各的「旺季」，或限定只有在某個季節才能吃得到。例如在初春時大量出現的草莓，到了夏季就會消失，換成桃子、西瓜和芒果等。像這樣在「旺季」出現的食物，也可以說是依照季節出現。「旺季」的意思其實就是食物生長良好，大量豐收的季節。旺季的水果營養價值高，而且又甜又好吃。大部分的水果都是不需要經過烹煮就可以直接食用的，所以維他命和礦物質等豐富的營養素也不會流失。

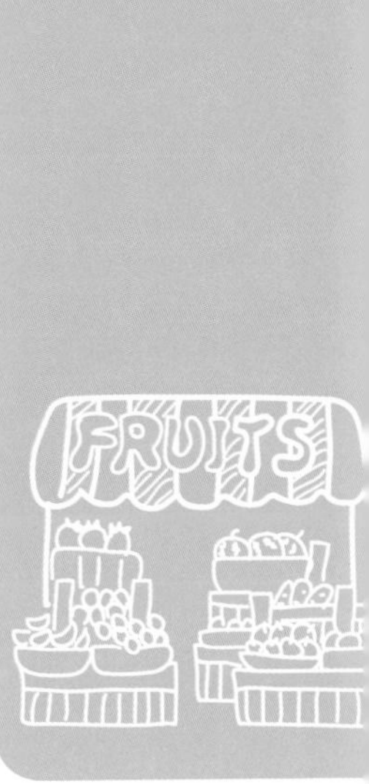
FRUITS

● 各個旺季主要水果

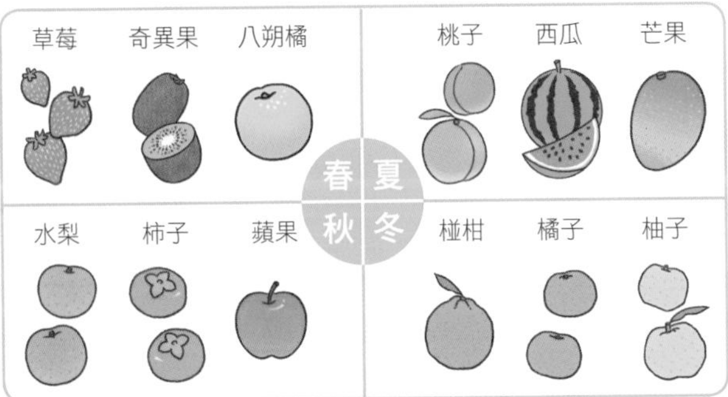
草莓
奇異果
八朔橘
桃子
西瓜
芒果
春
夏
秋
冬
水梨
柿子
蘋果
椪柑
橘子
柚子

參考資料／日本農林水產省統計（註：根據品種或產地不同，盛產的時間也會不同）

水果富含了哪些營養素呢？

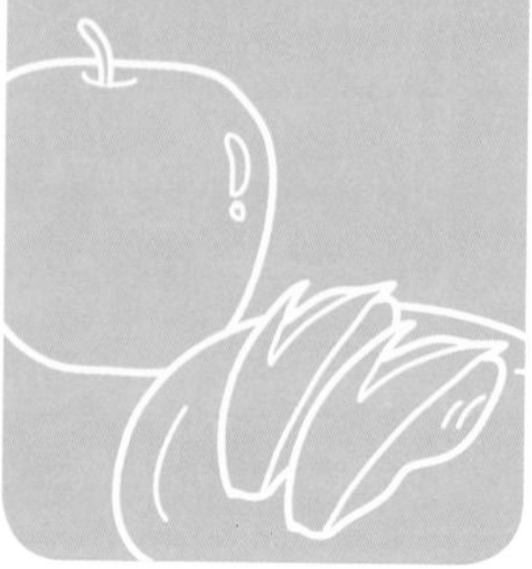

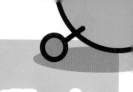

酪梨是水果？草莓和西瓜是蔬菜？

常常聽到人家說「長在樹上的是水果，長在地上的是蔬菜」。如果以這個想法來推斷，酪梨就會被歸類為水果，草莓則是蔬菜，所以這並不是完全正確的分類法。事實是「蔬菜和水果有非常多分類方法，即使根據種類和培育方式來分類，對有些水果來說也還是有困難。」大致上的分類可以分成，用在料理上的被認為是蔬菜，當成甜點吃的則是水果。但這樣分法還是會有例外，例如鳳梨可以直接食用所以稱為水果，但以糖醋肉來看的話就又變成蔬菜了。

維他命、礦物質和膳食纖維，通通都有喔！

水果中到底包含了多少營養素？這些營養素又是如何被人體吸收？被運用在哪裡呢？左頁整理了大家比較熟知的水果的營養素列表，對還在發育的各位來說，富含許多不可或缺營養素的水果對身體很有幫助，在點心時間把零食換成水果會是個不錯的選擇唷！

水果的營養素列表

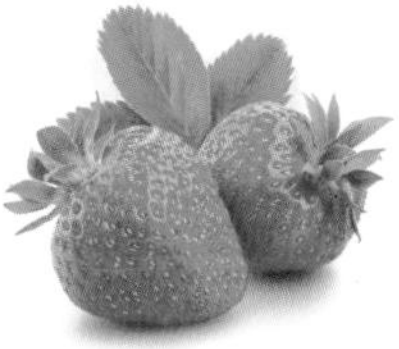

草莓

草莓含有豐富的維他命 C。維他命 C 會與膠原蛋白互相幫助，製造健康的血管、皮膚和黏膜，提高免疫力。只要大約吃 5 ～ 6 顆草莓，一天的維他命 C 就足夠了。

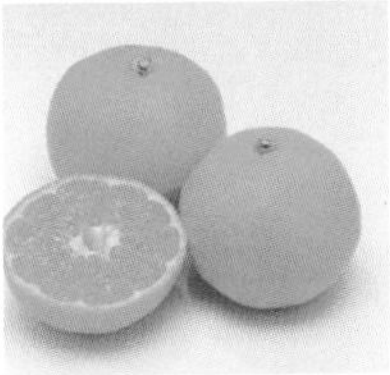

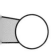

橘子

有沒有人對你説過「如果想要預防感冒就要多吃橘子」呢？這是因為橘子裡含有大量的維他命 A 和 C、礦物質、檸檬酸與鉀，可以消除疲勞、恢復精神。

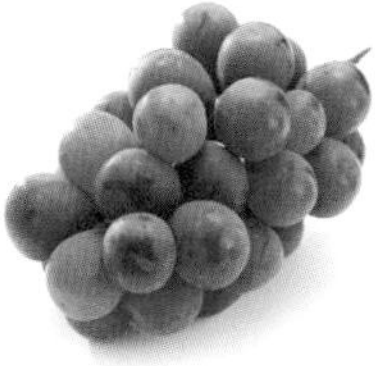

葡萄

葡萄主要的營養素是葡萄糖。葡萄糖和果糖等碳水化合物會轉化成大家身體的能量、消除疲勞，也可以補充大腦的營養源提高注意力。葡萄的果皮和種子有含量豐富的花青素等多酚類，對於回復眼睛疲勞、預防癌症及動脈硬化都有令人期待的效果。

蘋果

以前有一句名言「一天一蘋果，醫生遠離我」，蘋果就是這麼高營養價值的水果。當生病或身體虛弱的時候，會吃切成小塊狀的蘋果也是這個原因。蘋果裡面富含維他命 A、B、C、E，以及鉀、蘋果酸、多酚、膳食纖維等等好多對身體很有益處的營養素喔！

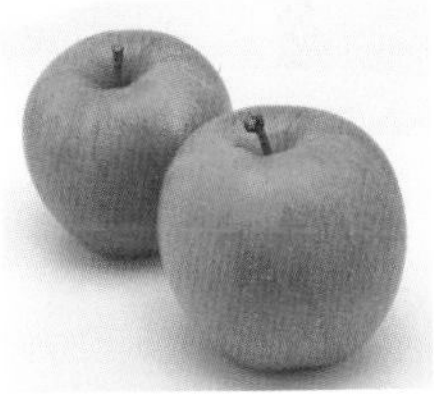

西瓜

西瓜除了含有非常多的水分及糖分之外，果肉裡還含有豐富的鉀，具有消除疲勞及利尿的作用（增加上廁所頻率，促進排出體內水分及老廢物質）。夏天天氣熱會需要喝很多水，在容易消耗體力且中暑的這個季節，西瓜是最適合的水果。

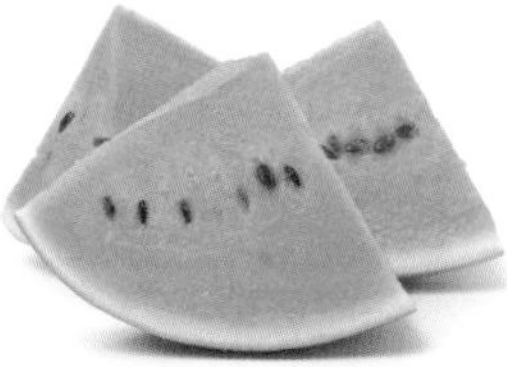

紅色、紫色和橘色……水果為什麼會這麼多彩？

透過讓動物吃下水果，把種子帶到遠方播種

紅色、紫色和橘色……水果有這麼多鮮豔的顏色其實是有原因的。例如蘋果和橘子都是長在樹上的果實，之所以會叫做果實，是因為裡面有種子。這些種子散落在各地後會長成新的樹木，這樣蘋果樹及橘子樹就可以越長越多。但是植物無法自己移動，所以只好藉由讓動物吃下肚後，替它們運送種子。為了要容易被動物找到，果實的顏色才會這麼鮮豔。

● 果樹的增生過程

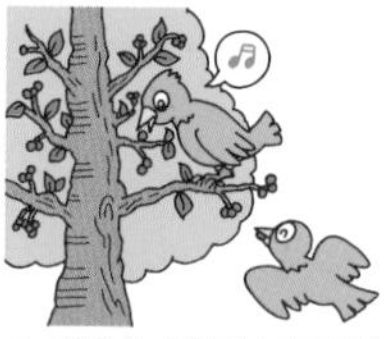

▲成熟的果實被鳥兒等動物吃進肚子。

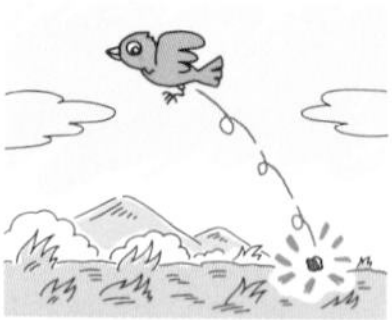

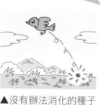

▲沒有辦法消化的種子變成容易發芽的狀態，隨著動物的糞便排出來掉在地面。

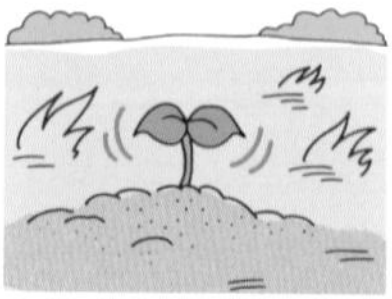

▲掉落的地方如果適合生長的話，種子就會在那邊發芽，然後長成新的樹木。

但是，蘋果和橘子的果實一開始都是綠色，漸漸成熟後才會變成紅色或橘色。這裡頭藏著什麼樣的祕密呢？

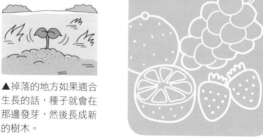

為了保護身體不受紫外線的傷害，促進光合作用的「植物色素」

植物的葉子和果實會呈現為綠色是因為裡面含有葉綠素。當果實漸漸成熟，葉綠素也會跟著慢慢減少，但類胡蘿蔔素和花青素會增加。而類胡蘿蔔素就是果實由綠轉變為紅色、橘色與黃色的原因。含有類胡蘿蔔素的水果有橘子和芒果，藍莓則是富含花青素喔！植物的色素不單只是給予該植物特有的顏色，還蘊含了健康的力量。在各個水果中含量較多的代表色素與其特徵請看下面的表格。

就像這樣植物的果實漸漸變成特定的顏色，顏色改變後就會發出「差不多可以吃了！來吃吧！」的訊息，這個狀態就稱為「成熟」。成熟後顏色改變的水果，味道和香氣都會變得香甜，裡面的種子也會生長完全。顏色變鮮豔才可以吃的訊息，其實是植物為了防止在果實成熟之前被鳥類和其他動物吃掉的智慧。

● 果實的色素與作用

紅色

代表果實：櫻桃、西瓜、草莓等
代表色素：茄紅素
作用：藉由活性酵素隔絕太陽的紫外線，保護植物不受紫外線傷害，並且讓自己更容易讓鳥類等動物看到。

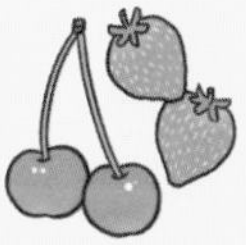

紫色

代表果實：藍莓、黑加侖等
代表色素：花青素
作用：保護果實不受紫外線傷害，而且花青素對人的眼睛很有益處。

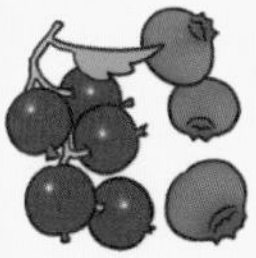

橘色

代表果實：橘子、芒果等
代表色素：類胡蘿蔔素
作用：具有抗氧化作用，幫助光合作用（植物自己製造氧氣和養分的功能）。

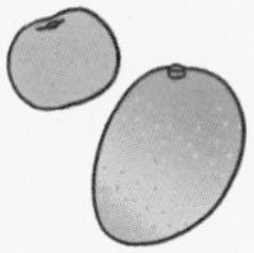

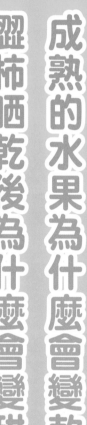

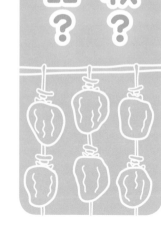

成熟的水果為什麼會變軟？澀柿晒乾後為什麼會變甜？

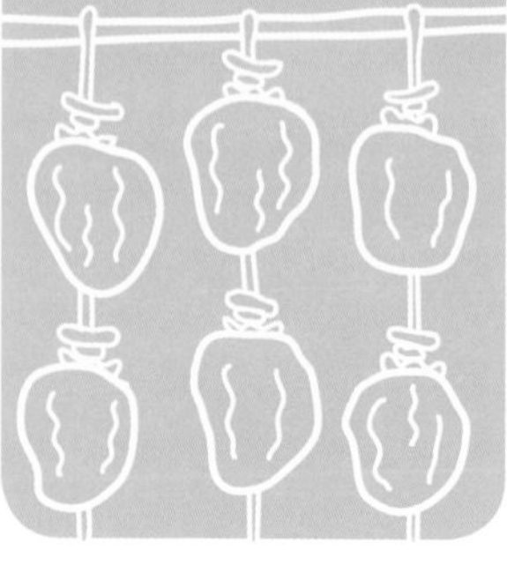

水果成熟的過程是果膠和乙烯在作用

尚未成熟的水果通常都是綠色並且硬邦邦的，既不甜也不好吃。一旦成熟就會變軟且甜，是最好吃的時候。但是過了一段時間後，水果就又會變得太軟，最後壞掉不能食用。為什麼會這樣呢？

其實祕密就在於果膠和乙烯這兩種物質。水果的細胞與細胞之間有果膠這個成分存在，在成熟之前果膠會支撐住水果的形狀。然後，水果會自行產生乙烯，分解果膠變成糖分。因為乙烯的作用，水果會變得香甜好吃，但支撐著水果形狀的果膠因為被分解成糖分，於是水果的形狀跟著改變，最後就會變軟。

用水果製成的果醬便是利用這個原理。水果煮過後會溶出果膠，加入糖一起煮就會開始果凍化，利用這個性質，就可以做出黏稠的口感了。

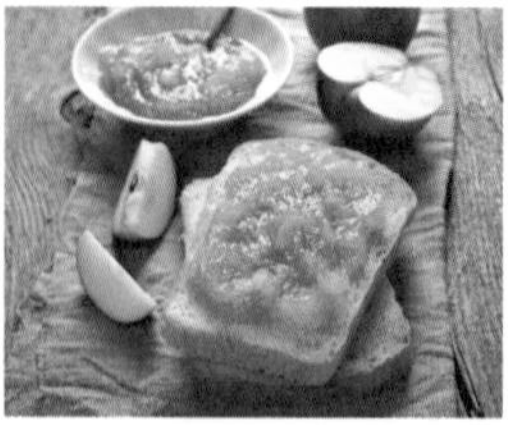

▲查查看果醬的做法，挑戰看看吧！推薦給初學者的入門款，是使用果膠含量豐富的蘋果所做出來的果醬。

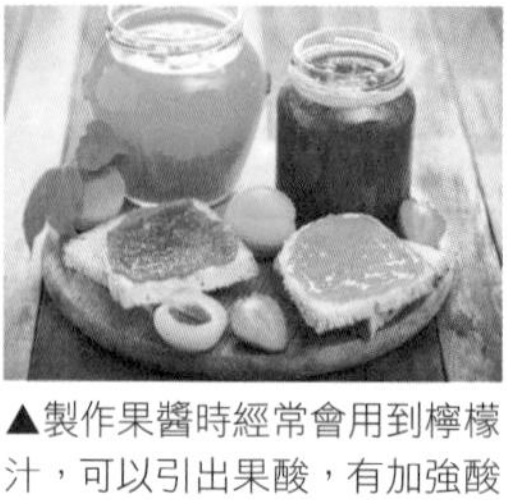

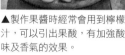

▲製作果醬時經常會用到檸檬汁，可以引出果酸，有加強酸味及香氣的效果。

澀味成分並沒有改變，只是變得較難感受到而已

如果想要吃到最好吃的水果，就要挑剛好成熟的新鮮水果，但是用來煮或烤的料理用水果卻不一定。例如做蘋果派時，大部分的糕點師傅都會選用尚未成熟、又酸又不好吃的蘋果來製作。這樣烤好之後，酸甜的平衡才會達到完美。

其他如果乾，是將水果晒乾之後，甜味會濃縮在水果裡頭的點心。柿餅選用的都是乾澀不好吃的柿子，但是晒乾後卻能變成美味的點心，真是不可思議！它的原理又是什麼呢？

澀柿子裡有一般茶葉中所含有的澀味成分單寧酸在裡頭，這就是「吃起來好澀！」的原因。然而，單寧酸並不會經過曝晒過就消失，只是我們的味覺變得感覺不到「澀味」而已。不是產生澀味的原因消失，而是變得不容易感覺到，這樣就能成為好吃的點心，真是奇妙呢！

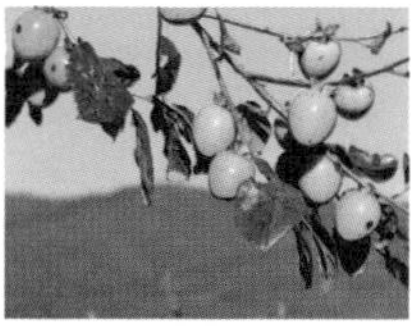
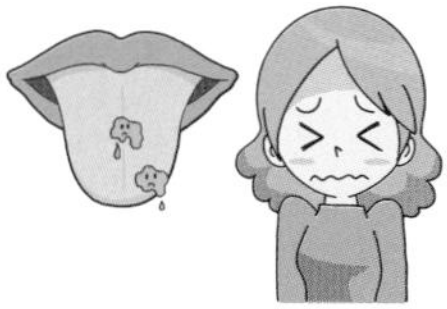

水溶性的單寧酸在舌頭上溶解，感覺到澀味。

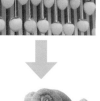

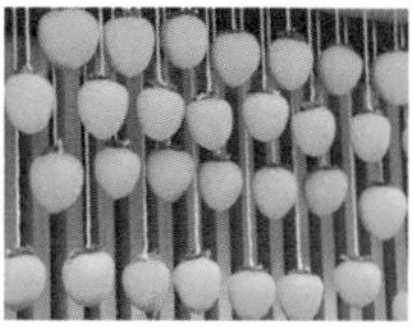

藉由晒乾，單寧酸變得不容易溶解，柿子中蘊含的水分消失後甜味隨之增加。

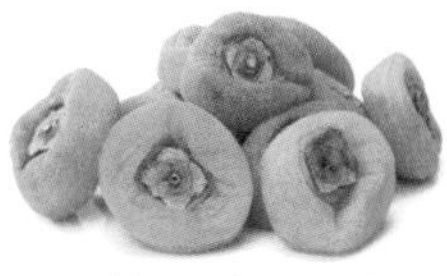
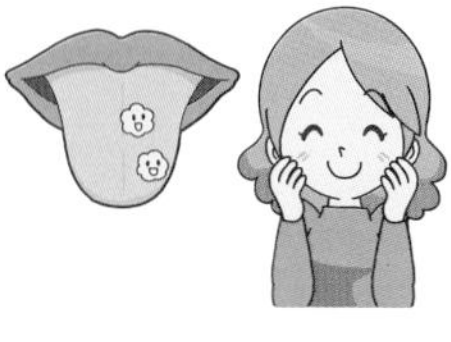

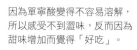

因為單寧酸變得不容易溶解，所以感受不到澀味，反而因為甜味增加而覺得「好吃」。

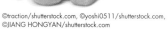

©traction/shutterstock.com, ©yoshi0511/shutterstock.com, ©JIANG HONGYAN/shutterstock.com

喝冒險茶來大冒險

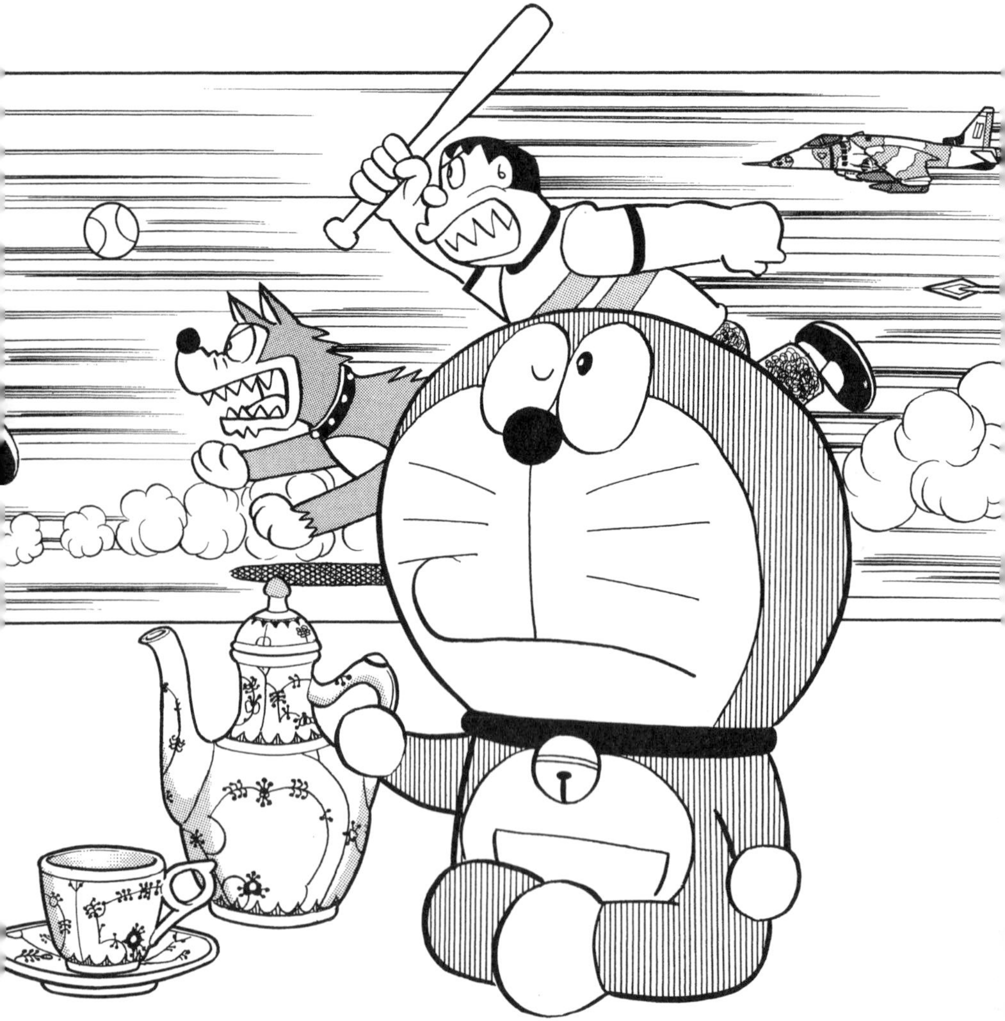

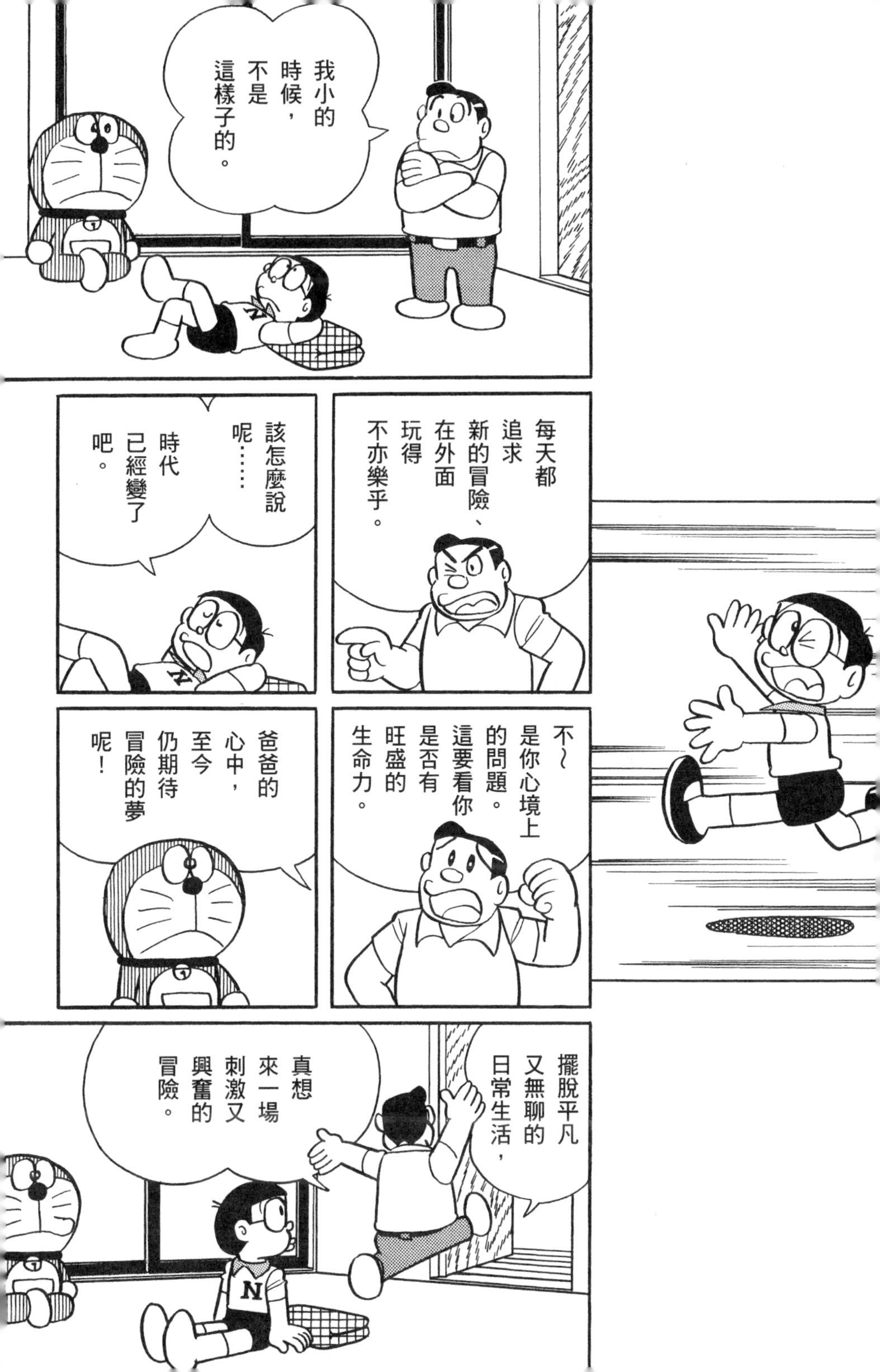
我小的時候，不是這樣子的。
每天都追求新的冒險、在外面玩得不亦樂乎。
該怎麼說呢……時代已經變了吧。
不~是你心境上的問題。這要看你是否有旺盛的生命力。
爸爸的心中，至今仍期待冒險的夢呢！
擺脫平凡又無聊的日常生活，
真想來一場刺激又興奮的冒險。

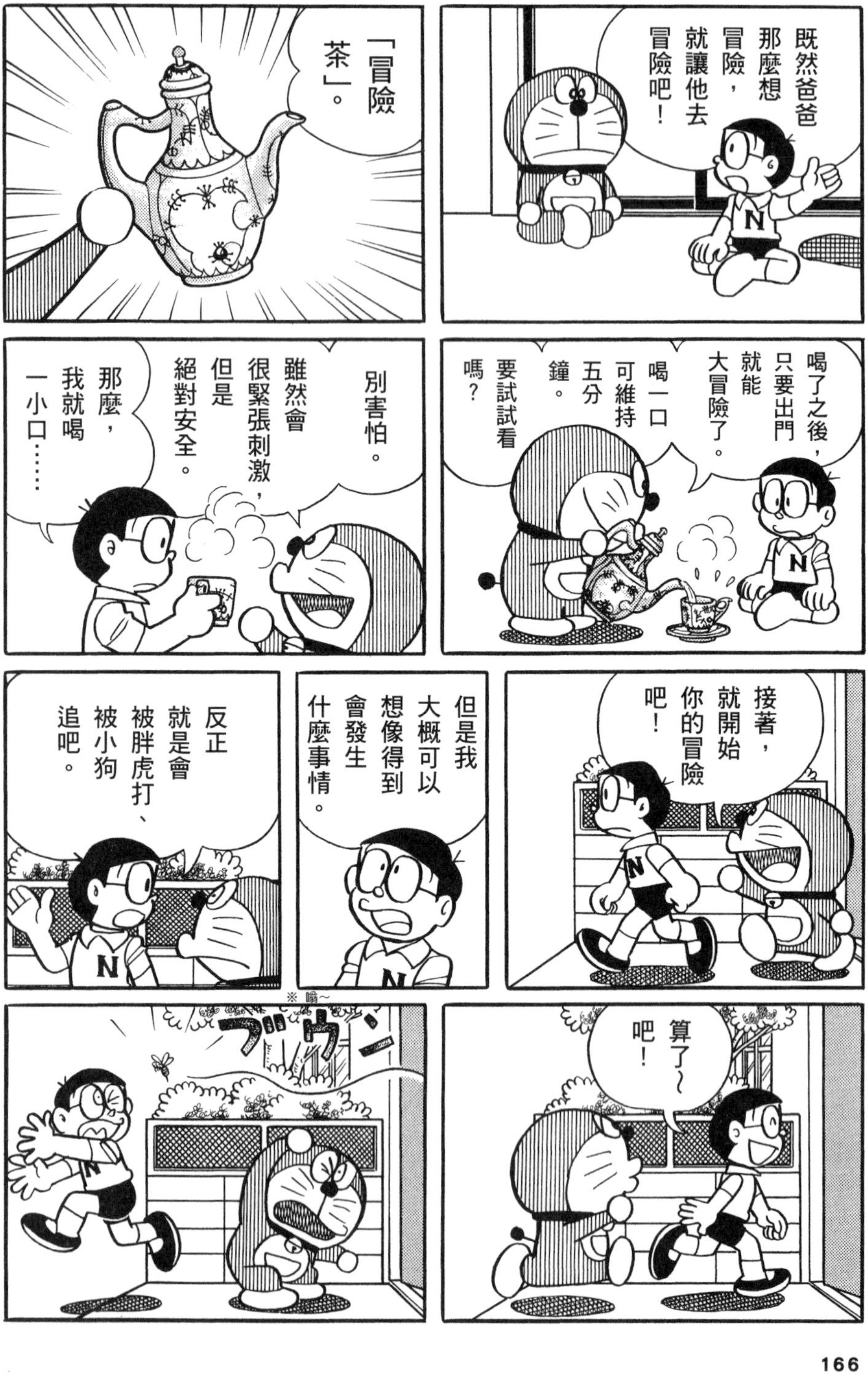
既然爸爸那麼想冒險，就讓他去冒險吧！
「冒險茶」。
喝了之後，只要出門就能大冒險了。
喝一口可維持五分鐘。
要試試看嗎？
別害怕。
雖然會很緊張刺激，但是絕對安全。
那麼，我就喝一小口……
接著，就開始你的冒險吧！
但是我大概可以想像得到會發生什麼事情。
反正就是會被胖虎打、被小狗追吧。
算了～吧！
ブウン
※嗡～

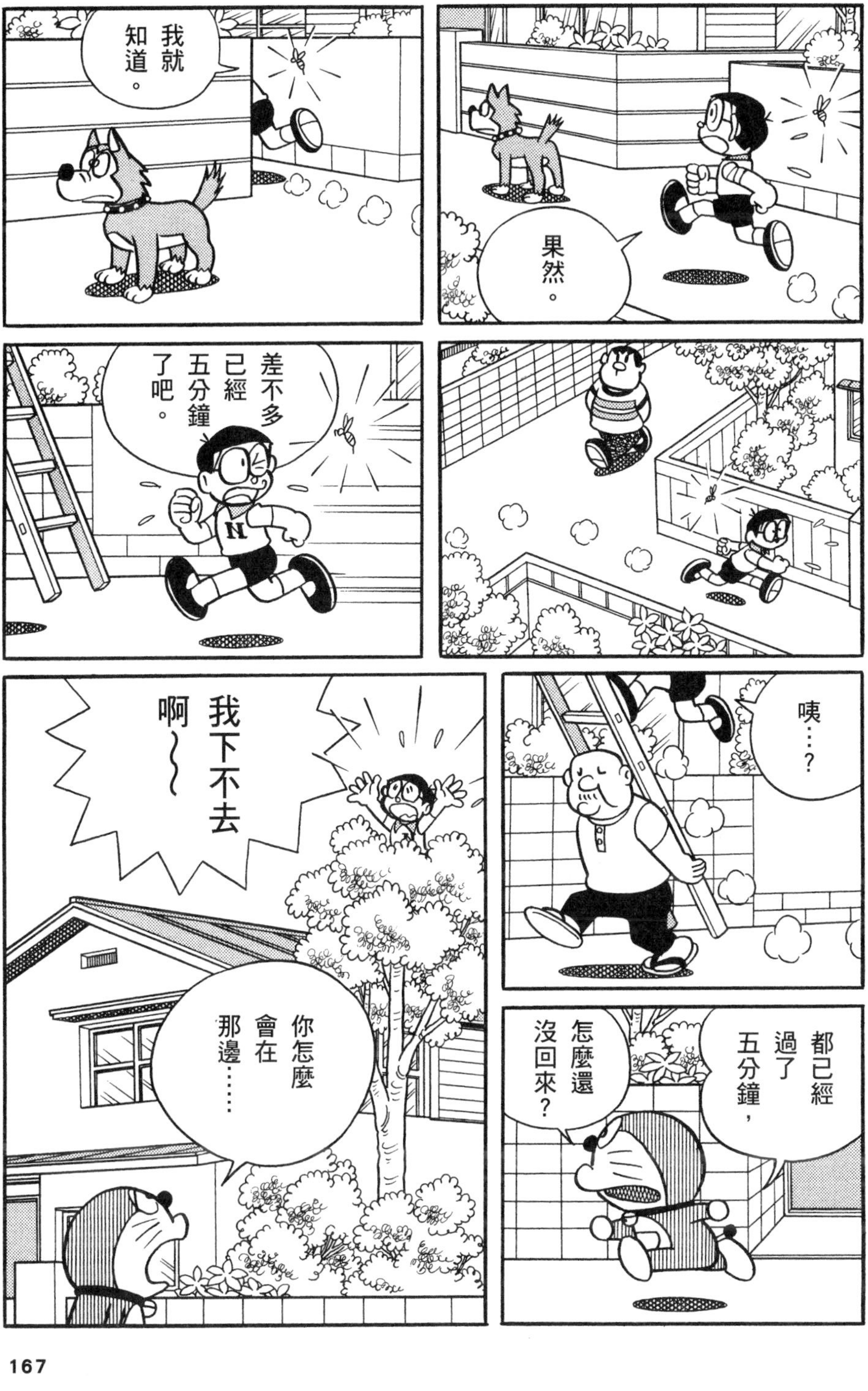
果然。
我就知道。
差不多已經五分鐘了吧。
咦…？
我下不去啊～～
都已經過了五分鐘，
怎麼還沒回來？
你怎麼會在那邊……

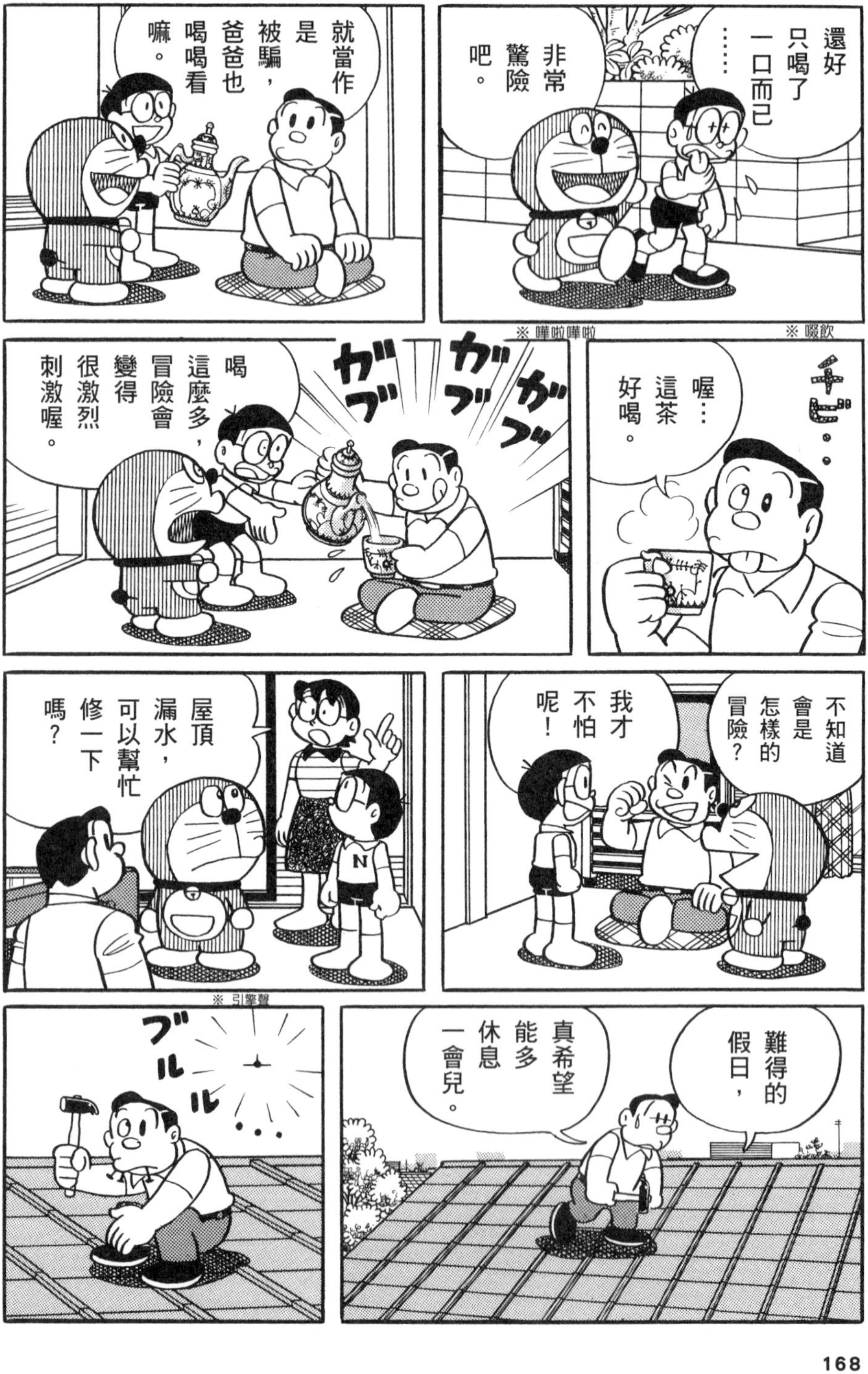
還好只喝了一口而已……
非常驚險吧。
就當作是被騙，爸爸也喝喝看嘛。
※ 啜飲
チビ・・
喔…這茶好喝。
※ 嘩啦嘩啦
ガブガブガブ
喝這麼多，冒險會變得很激烈刺激喔。
不知道會是怎樣的冒險？
我才不怕呢！
屋頂漏水，可以幫忙修一下嗎？
難得的假日，
真希望能多休息一會兒。
※ 引擎聲
ブルル…

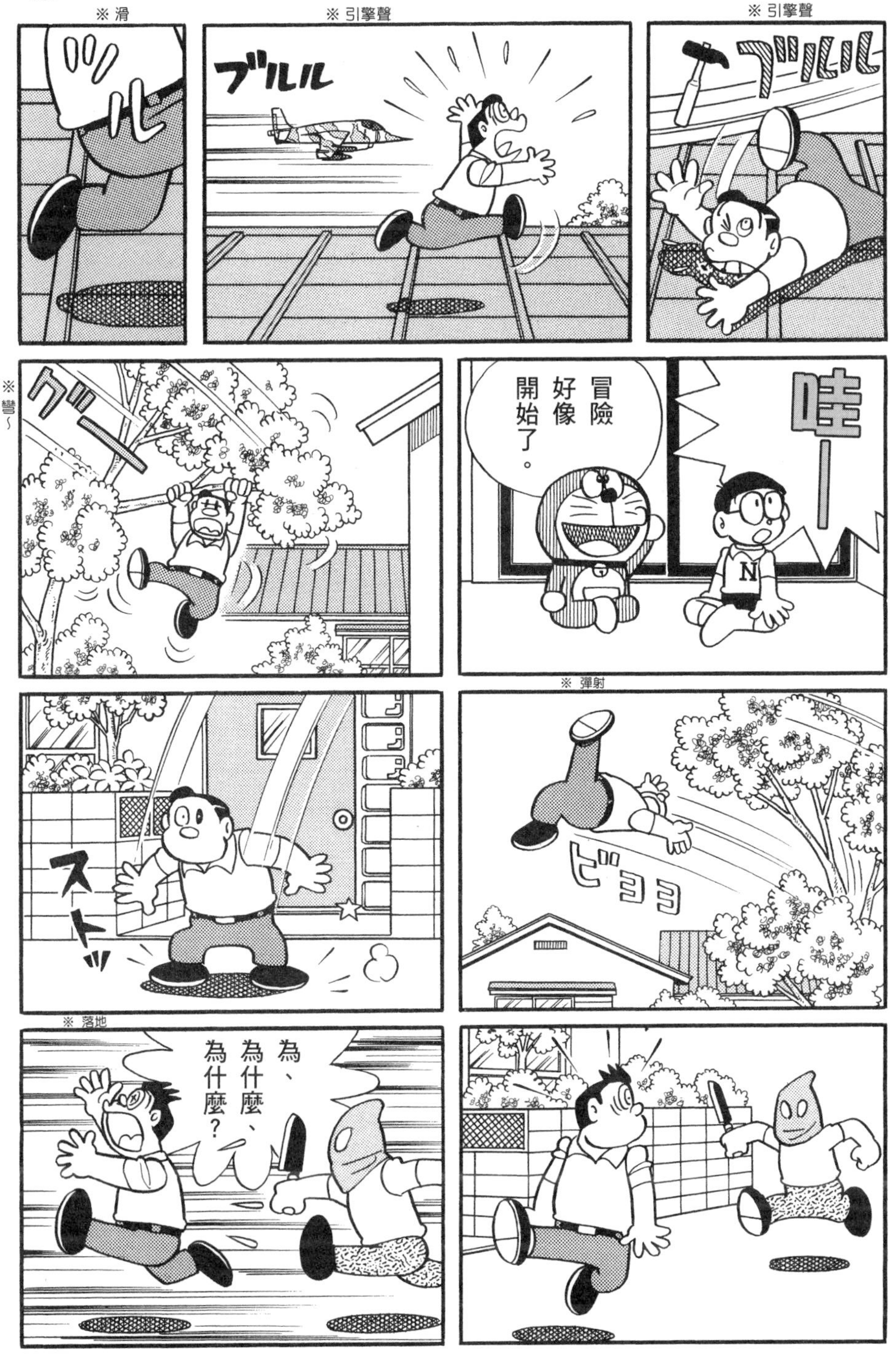
ブルル
※滑
ブルル
※引擎聲
ブルル
※引擎聲
冒險好像開始了。
哇——
グン
※彎～
ビョョ
※彈射
ストッ
※落地
為、為什麼、為什麼？

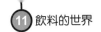

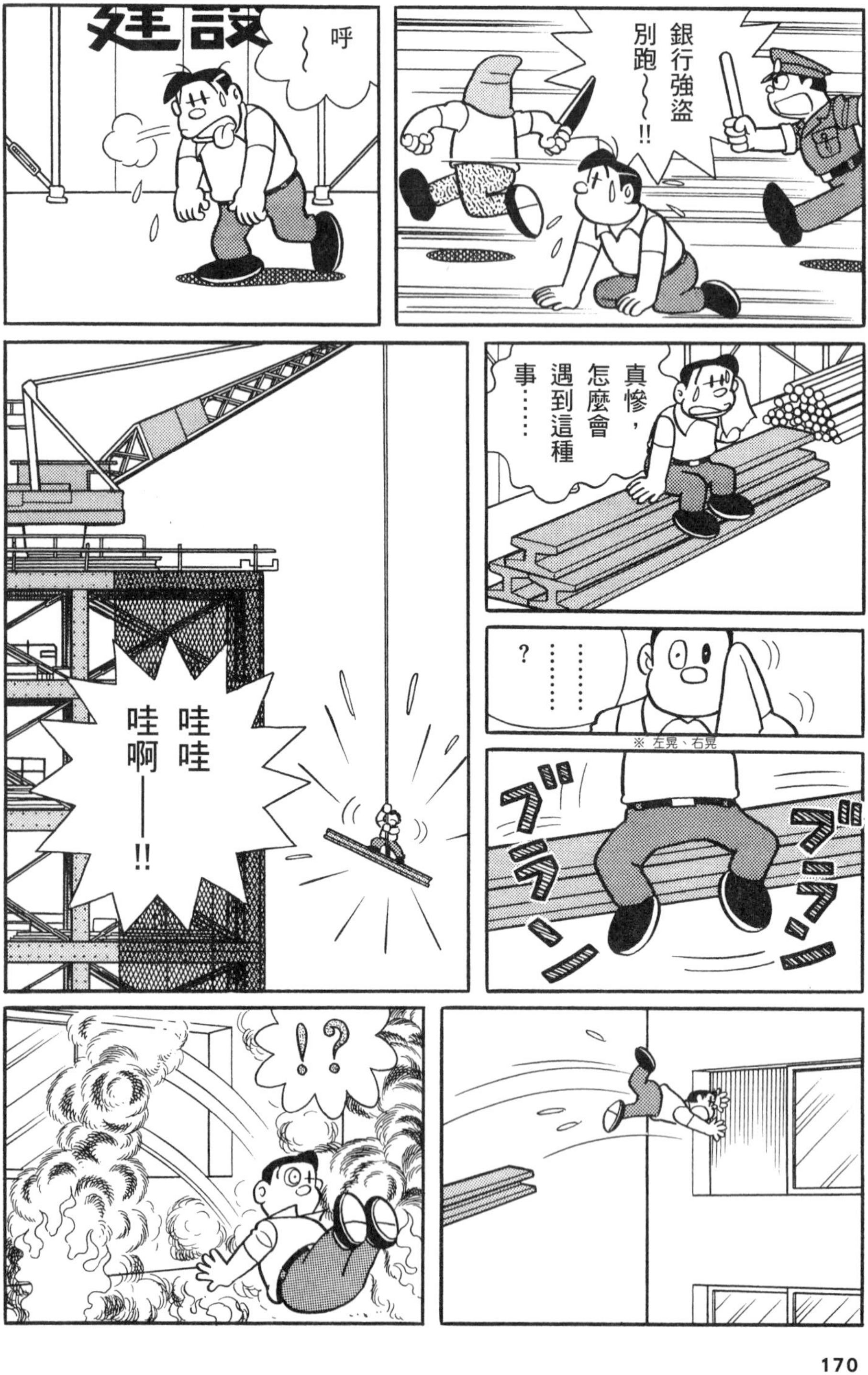
銀行強盜
別跑~~!!
建設
呼
真慘，怎麼會遇到這種事……
……
?
※ 左晃、右晃
ブラ～ン
ブラ～ン
哇哇
哇啊——!!
!?

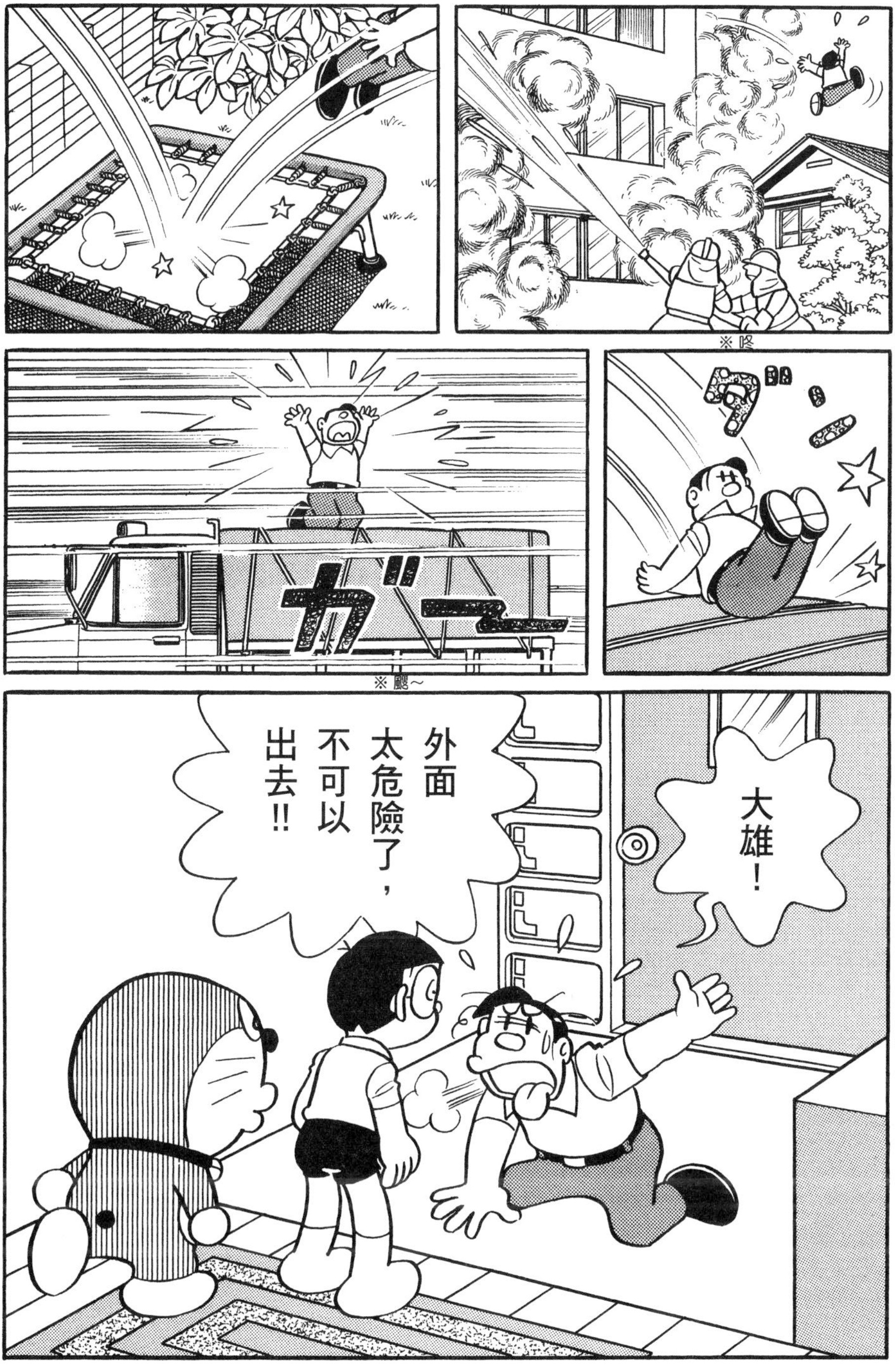
※咚
※颼~
大雄！
外面太危險了，不可以出去!!

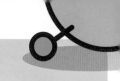

人類不攝取水分就無法活下去嗎？

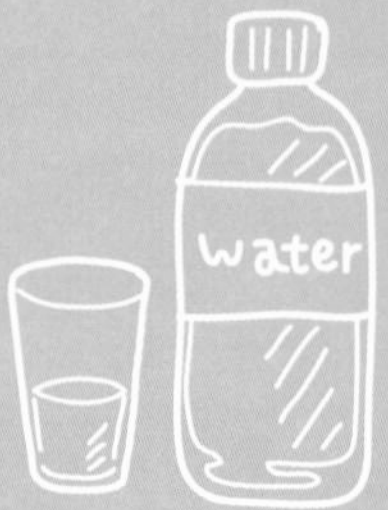

我們的身體有百分之七十是水構成的喔！

不只人類，對所有的生物來說，水是活下去必備的物質，特別是人體中大部分都是水構成的。雖然根據性別和年齡會有所不同，水分大約佔胎兒（肚子中的嬰兒）體重的百分之九十，新生兒的百分之七十五（剛出生的嬰兒），和各位年紀差不多的小朋友大約佔百分之七十，大人約佔百分之六十。年紀越來越大，水分佔有的比率會減少的原因是漸漸老化。

大家的身體大約是由幾百兆個細胞所組成的，人體有三分之二的水分是在細胞中，剩下的三分之一則是在細胞和細胞之間流動的血液及液體，無論哪一類，都是維持我們生命的重要環節。

人類不吃飯可以活過數週，但如果滴水未進的話，只能撐四到五天。所以補充水分是非常重要的喔！

知識小百科

運動飲料是什麼？

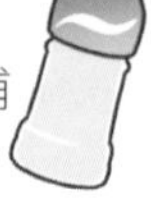

大量流汗後能夠立刻補充能量的就是運動飲料了。它可以快速補充體內因運動和流汗所流失的水分、電解質與礦物質。但它畢竟是富含較多糖分的飲料，平日盡量不要代替白開水來喝。

在人體中，水分是如何活動的呢？

喝進人體的水分會轉變成血液、汗水及尿液等型態在體內運送物質。汗水和尿液會排出體外以調節體溫、代謝老廢物質。另外，身體還會透過兩種方式排出水分——吐出氣體與皮膚蒸發，光是這兩種方式在一天內所排出的水分就高達二點五公升（數值以一般成人男子計算）。好多喔！

既然一天大約會排出二點五公升的水分，那當然也需要補水。我們除了從飲料，也會從食物中獲取水分。白飯、湯品、魚、肉、蔬菜和水果等等，幾乎所有的食物都含有水分，光是食物這部分就可以攝取到大約一公升的水分。食物在身體中轉換成能量時，經化學反應所產生的水分（又稱為代謝水、燃燒水）約零點三公升。剩下約一點二公升的水分就必須從開水或茶等飲料來補充。運動之後大量流汗造成流失更多的水分，所以會需要補充更多的水喔。

參考資料／日本厚生勞動省官網

● 1 天內水分的進與出

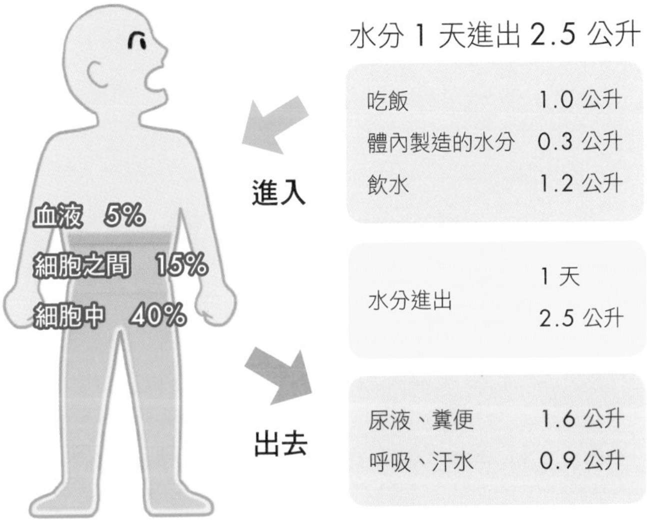
血液 5%
細胞之間 15%
細胞中 40%
進入
出去
水分 1 天進出 2.5 公升
吃飯 1.0 公升
體內製造的水分 0.3 公升
飲水 1.2 公升
水分進出 1 天 2.5 公升
尿液、糞便 1.6 公升
呼吸、汗水 0.9 公升

%（百分比）是「體重比」。

參考資料／中暑預防保健手冊（日本環境省）

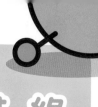

綠茶、紅茶、烏龍茶，其實都是同一種茶？

其實茶葉的種類只有一種，是根據培育與加工方法才有不同！

簡單來說茶分成了綠茶、紅茶、烏龍茶等等，但每種茶都是從茶樹上摘取葉子而來。所以根據茶樹的種類、培育與加工方法，就會製作出不同種類的茶。

日本製作的茶大部分都是屬於綠茶類，當中有三分之二是「煎茶」。茶的歷史可以追溯到中國的喝茶文化，種類有好幾百種。大概分成「綠茶」、「白茶」、「黃茶」、「青茶」、「紅茶」和「黑茶」這六大種類。大家熟悉的烏龍茶，其實是將茶葉發酵過後再加熱的青茶喔！

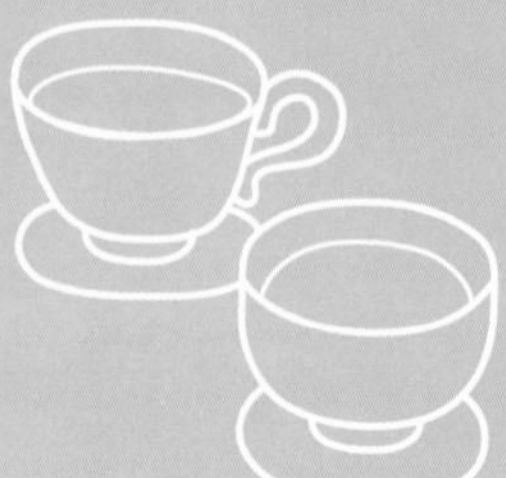

知識小百科

為什麼把蜂蜜倒進紅茶後，顏色就變深了？

在紅茶裡加入蜂蜜後會有一種溫和的甜味，非常好喝。但是為什麼紅茶加入蜂蜜後，茶的顏色就會變深呢？這是因為蜂蜜裡的營養成分和紅茶中的澀味成分單寧酸（在第 163 頁有出現喔！）結合後所產生的化學變化。另外，在紅茶裡加入檸檬後，茶的顏色則是會變淡，原因是檸檬中的檸檬酸與蘋果酸，和紅茶發生化學反應後變成酸性，造成原本在紅茶中的茶紅素減少了。

世界上大家喝最多的茶類是「紅茶」。根據製作的地方與氣候，紅茶的香味與味道會各有不同。依製造產地分成了印度的「大吉嶺」、斯里蘭卡的「烏巴」以及中國的「祁門」，這三種茶被稱為世界三大紅茶。

除了茶樹以外，也有從植物和穀物製造出來的茶品，例如麥茶、蕎麥茶、黑豆茶和花草茶等等。

茶原本被當成「藥」來喝

到底是從什麼時候開始喝茶的呢？

喝茶的歷史要追溯到中國，從現在算起大約四千年以前，中國是把茶當作藥來喝的。直到一千兩百年前，日本才把茶當成飲料來喝。一開始茶當然是非常貴重的物品，是只有少爺與貴族階級等少數人才能享受的高級飲品。一般人要等到江戶時代（西元一六〇三至一八六七年）才普遍能喝到茶，但當時的茶仍然非常高貴。對大家來說隨手都可以買到的瓶裝茶及罐裝茶，則一直要等到距今約三十年前才出現。

茶會因茶樹的種類、培育、製茶與沖泡等方法的不同，產生不同的香味與味道。為別人泡茶時，自己的心意也會表現在味道和香氣上，細心沖泡吧！泡出好喝的茶時，對方也會因為感受到你的心意而感到滿足喔！雖然沒有辦法像大雄喝冒險茶一樣，但喝下去也會有幸福的感覺喔！

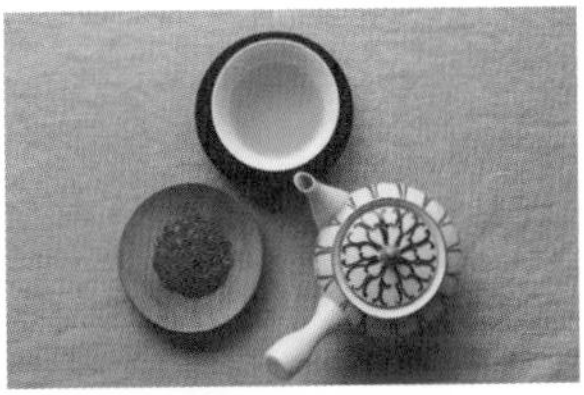
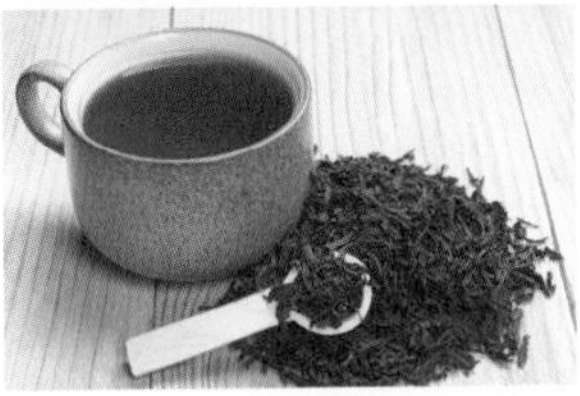
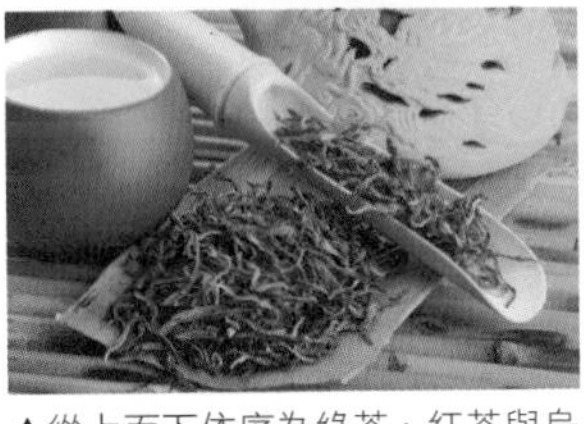

▲從上而下依序為綠茶、紅茶與烏龍茶的茶葉。

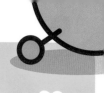

什麼是還原果汁？為什麼牛奶是白色的呢？

還原果汁和天然果汁到底有什麼不同？

仔細查看標有百分之百果汁的果汁紙盒或是瓶子的外包裝，通常都會標示著「還原果汁」或是「天然果汁」。而這兩個到底有什麼差別呢？

答案是還原果汁是由天然果汁經濃縮後所製成的濃縮果汁，再加水稀釋調整濃度所製造出來的。其原理和買了濃縮乳酸菌飲料後，需要以一比五的比例加水稀釋是一樣的。大家聽到含有百分之百果汁應該都會想像是「由成熟果實直接壓榨的純果汁」，其實這樣的果汁會在包裝上標示著「天然果汁」。不過「還原果汁」和「天然果汁」在營養上幾乎沒有差別，只是味道和香味會截然不同。

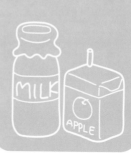

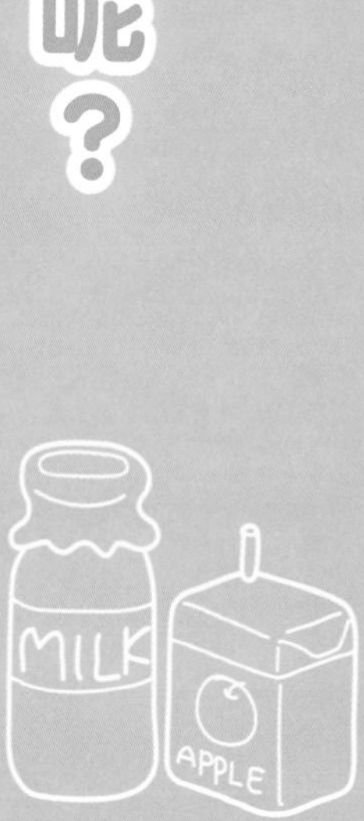

● 和蔬菜汁的相處方法

「沒吃蔬菜，喝蔬菜汁就好！」如果你也是有這樣觀念的人，請聽我説説。確實，蔬菜汁裡也會有蔬菜豐富的營養素，而且非常方便攝取。但一般蔬菜汁裡通常糖分過高而且濾掉了纖維，與直接吃蔬菜還是不一樣的。三餐吃蔬菜是必要的，蔬菜汁只是蔬菜量攝取不足時的代用品而已喔！

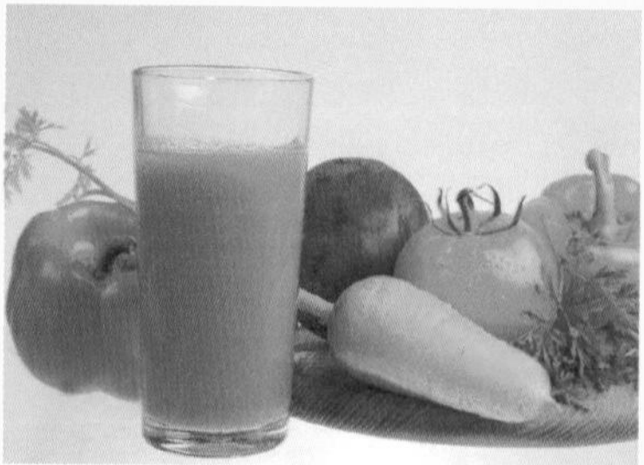

©margouillat photo/shutterstock.com

果汁通常會做的又香又甜，不知不覺就喝飽了。喝太多果汁容易造成吃不下正餐，請各位要多加注意喔！

為什麼牛奶是白色的呢？

雖然牛奶是飲料，但因為包含了所有的營養，所以也可稱為「完美食物」。看看下方的表格，牛奶裡有蛋白質、脂肪、碳水化合物等等營養素在裡頭。單單一杯（二百毫升）的牛奶裡就有兩百二十毫克的鈣質，是製造牙齒和骨頭的基本營養素。為了提高鈣質的使用效率，也要一起攝取魚類和香菇中的維他命D喔！

在這些營養素中，和牛奶顏色有關的是脂肪與蛋白質。這兩種營養素都有照光時會出現不規則反射的特性，當光出現不規則反射，我們的眼睛看見的就會是白色。以滴管吸取牛奶滴在玻片上，再以顯微鏡觀察，可以發現當中有許多的小顆粒與透明液體。牛奶看起來是白色的原因就在於這些小顆粒照射到光後出現不規則反射的結果。另外，營養午餐裡有時會出現牛奶，目的就是為了要促進成長期的骨骼發育唷！

●牛奶的成分

碳水化合物	9.6克
脂肪	7.6克
蛋白質	6.6克
鈣質	220毫克

※以一般牛奶 200 毫升的計算值。

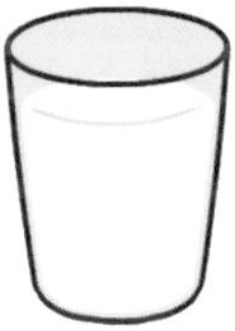

1 杯牛奶（200 毫升）的熱量為 134 卡。為了讓攝取進入身體的鈣質更容易活動，多出去戶外活動讓身體產生維他命 D 也很重要。

參考資料／日本食品標準成分表 2015 年版（七訂）、日本農林水產省官網

肚子餓才知道
食物的可貴

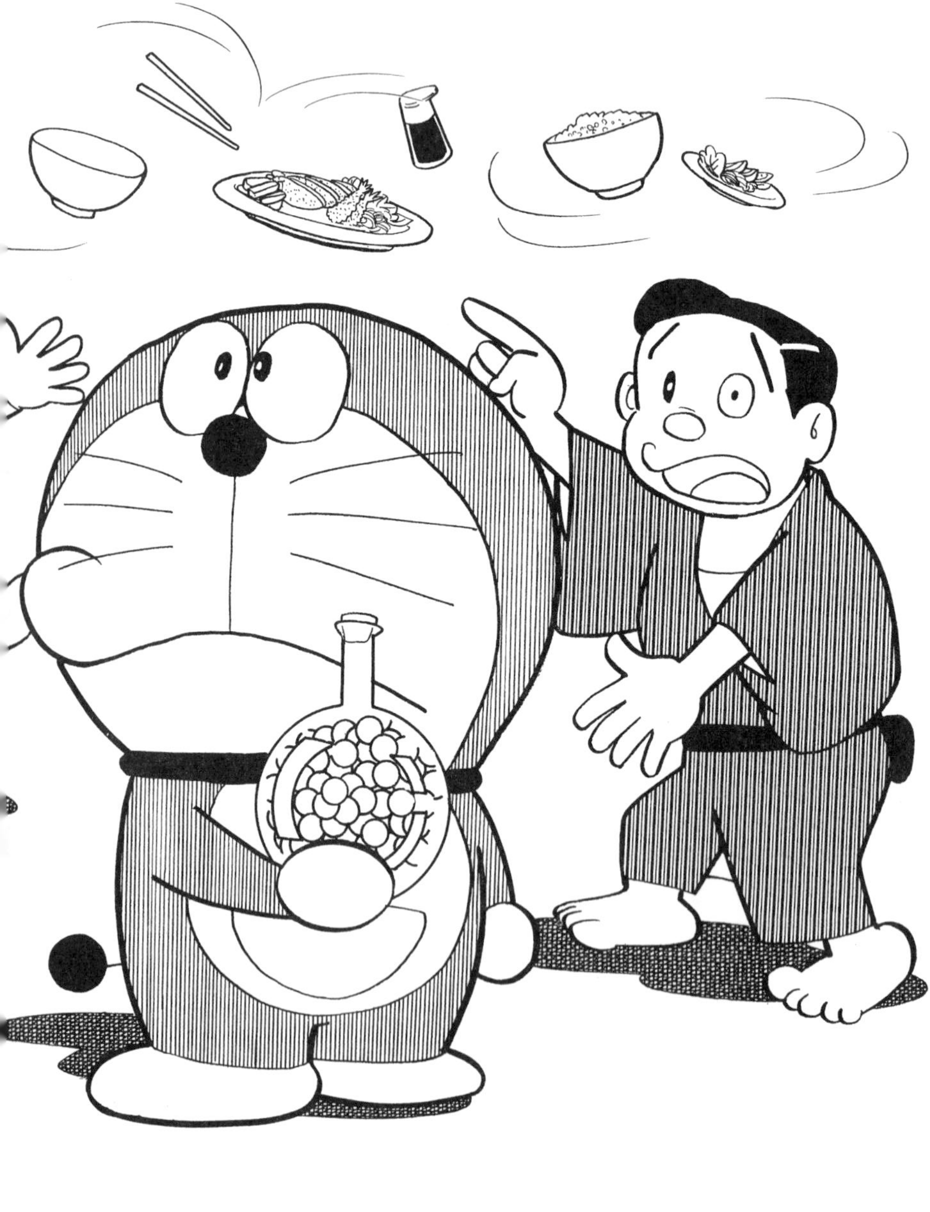

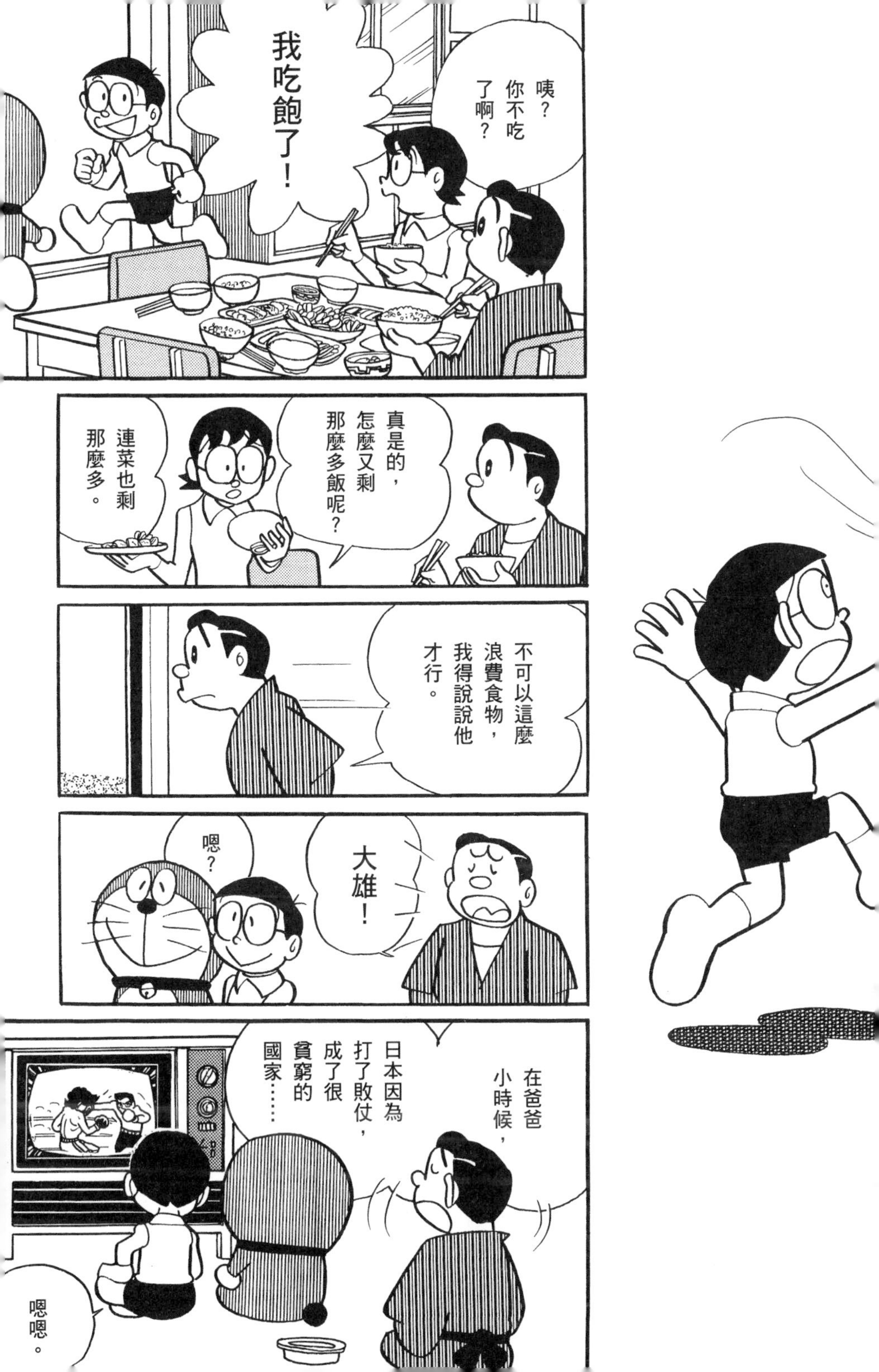
咦？你不吃了啊？
我吃飽了！
真是的，怎麼又剩那麼多飯呢？
連菜也剩那麼多。
不可以這麼浪費食物，我得說說他才行。
大雄！
嗯？
在爸爸小時候，
日本因為打了敗仗，成了很貧窮的國家……
嗯嗯。

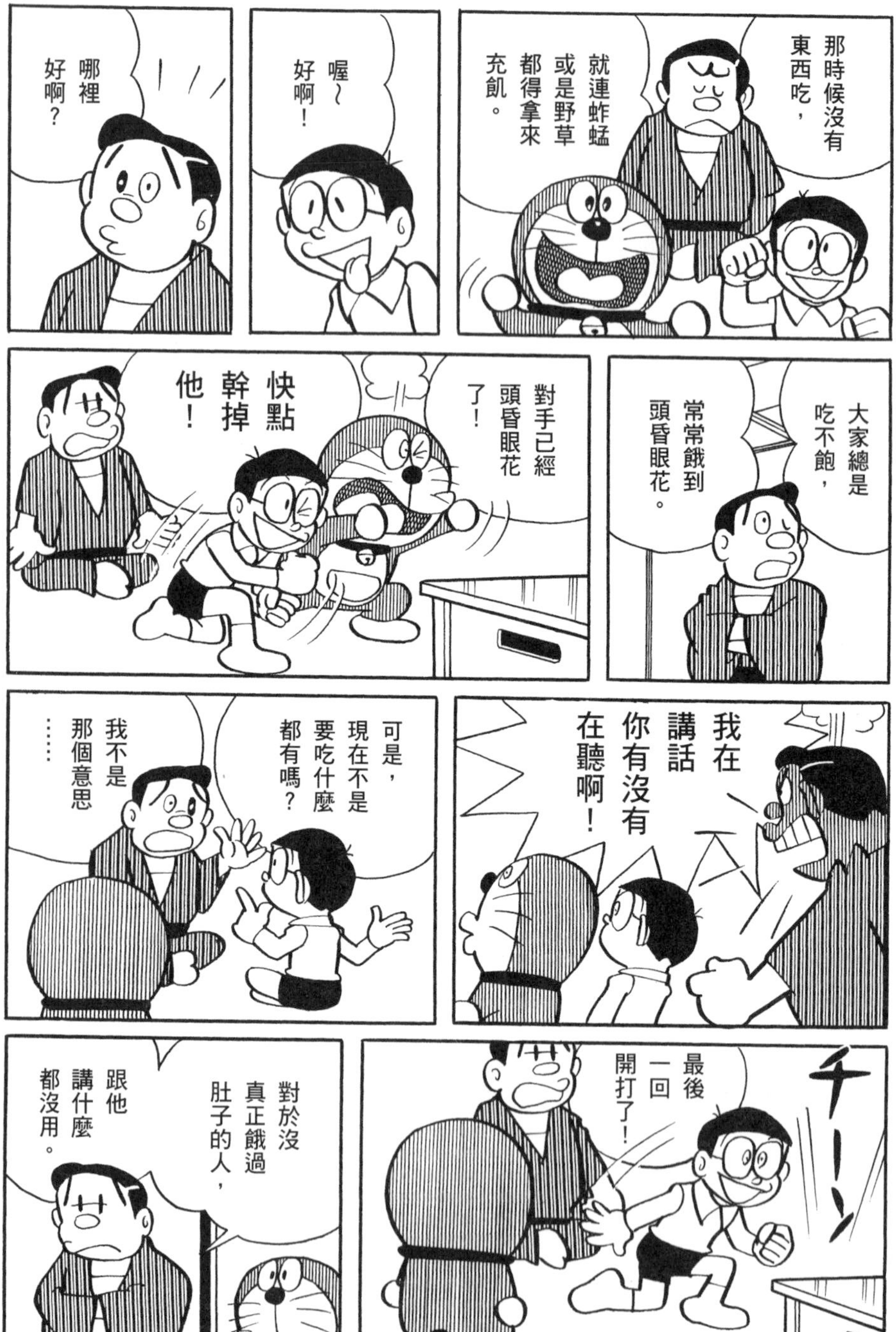
那時候沒有東西吃，
就連蚱蜢或是野草都得拿來充飢。
喔～好啊！
哪裡好啊？
大家總是吃不飽，
常常餓到頭昏眼花。
對手已經頭昏眼花了！
快點幹掉他！
我在講話你有沒有在聽啊！
可是，現在不是要吃什麼都有嗎？
我不是那個意思……
最後一回開打了！
チーン
對於沒真正餓過肚子的人，
跟他講什麼都沒用。

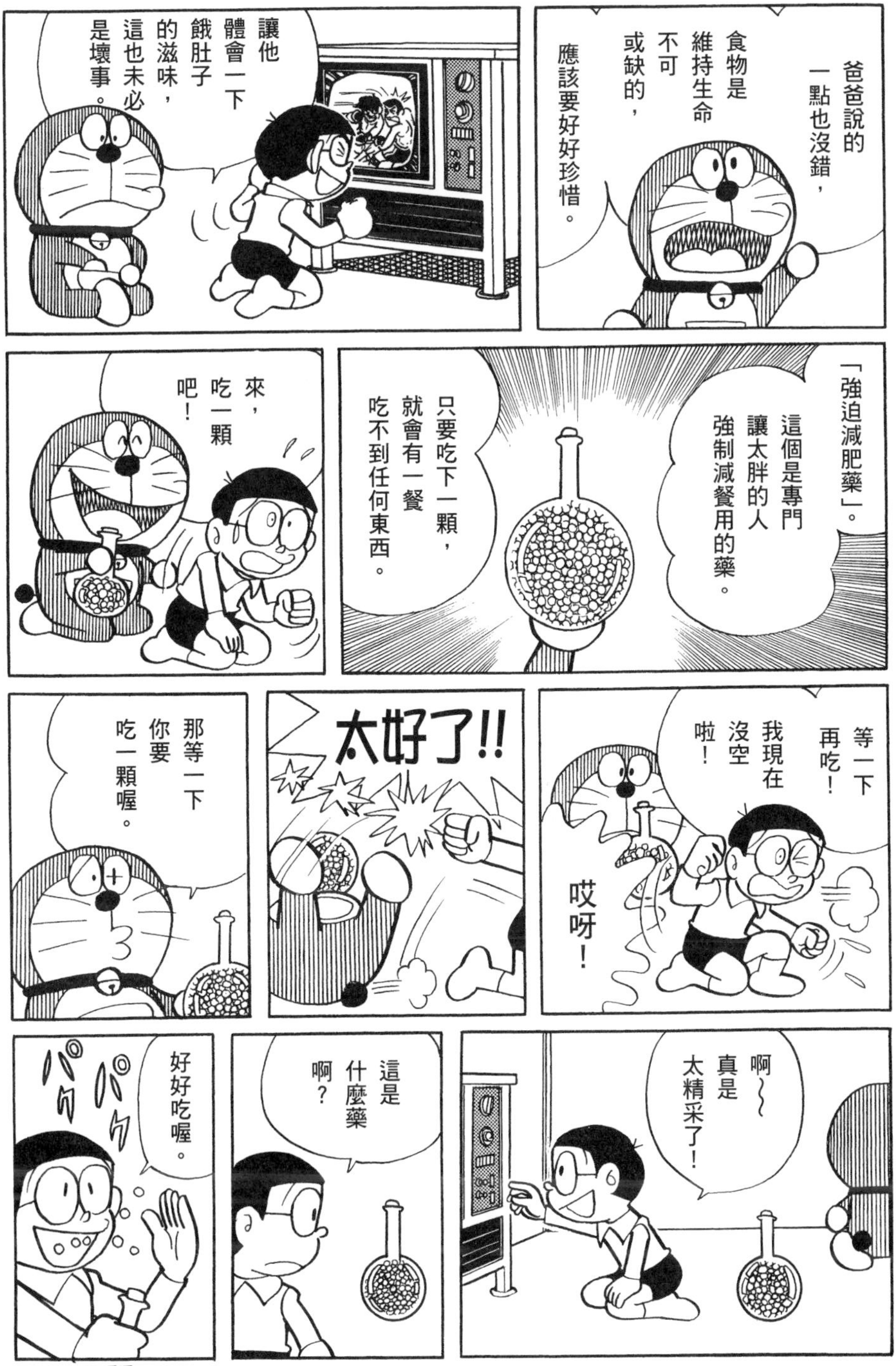
爸爸說的一點也沒錯，
食物是維持生命不可或缺的，
應該要好好珍惜。
讓他體會一下餓肚子的滋味，這也未必是壞事。
「強迫減肥藥」。
這個是專門讓太胖的人強制減餐用的藥。
只要吃下一顆，就會有一餐吃不到任何東西。
來，吃一顆吧！
等一下再吃！
我現在沒空啦！
哎呀！
太好了!!
那等一下你要吃一顆喔。
啊～～真是太精采了！
這是什麼藥啊？
好好吃喔。
パク パク

※ 嚼嚼

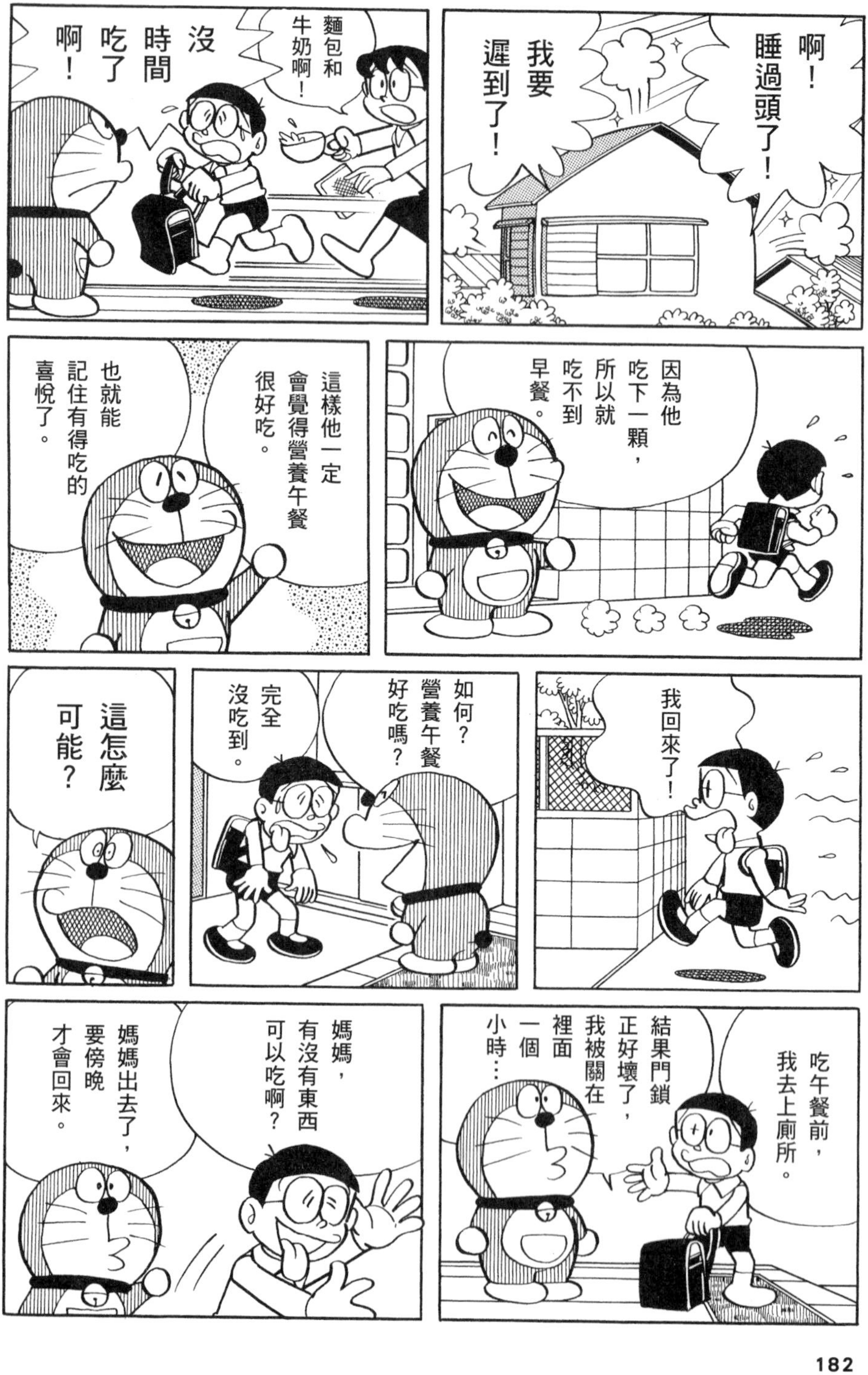
啊！睡過頭了！
我要遲到了！
麵包和牛奶啊！
沒時間吃了啊！
因為他吃下一顆，所以就吃不到早餐。
這樣他一定會覺得營養午餐很好吃。
也就能記住有得吃的喜悅了。
我回來了！
如何？營養午餐好吃嗎？
完全沒吃到。
這怎麼可能？
吃午餐前，我去上廁所。
結果門鎖正好壞了，我被關在裡面一個小時……
媽媽，有沒有東西可以吃啊？
媽媽出去了，要傍晚才會回來。

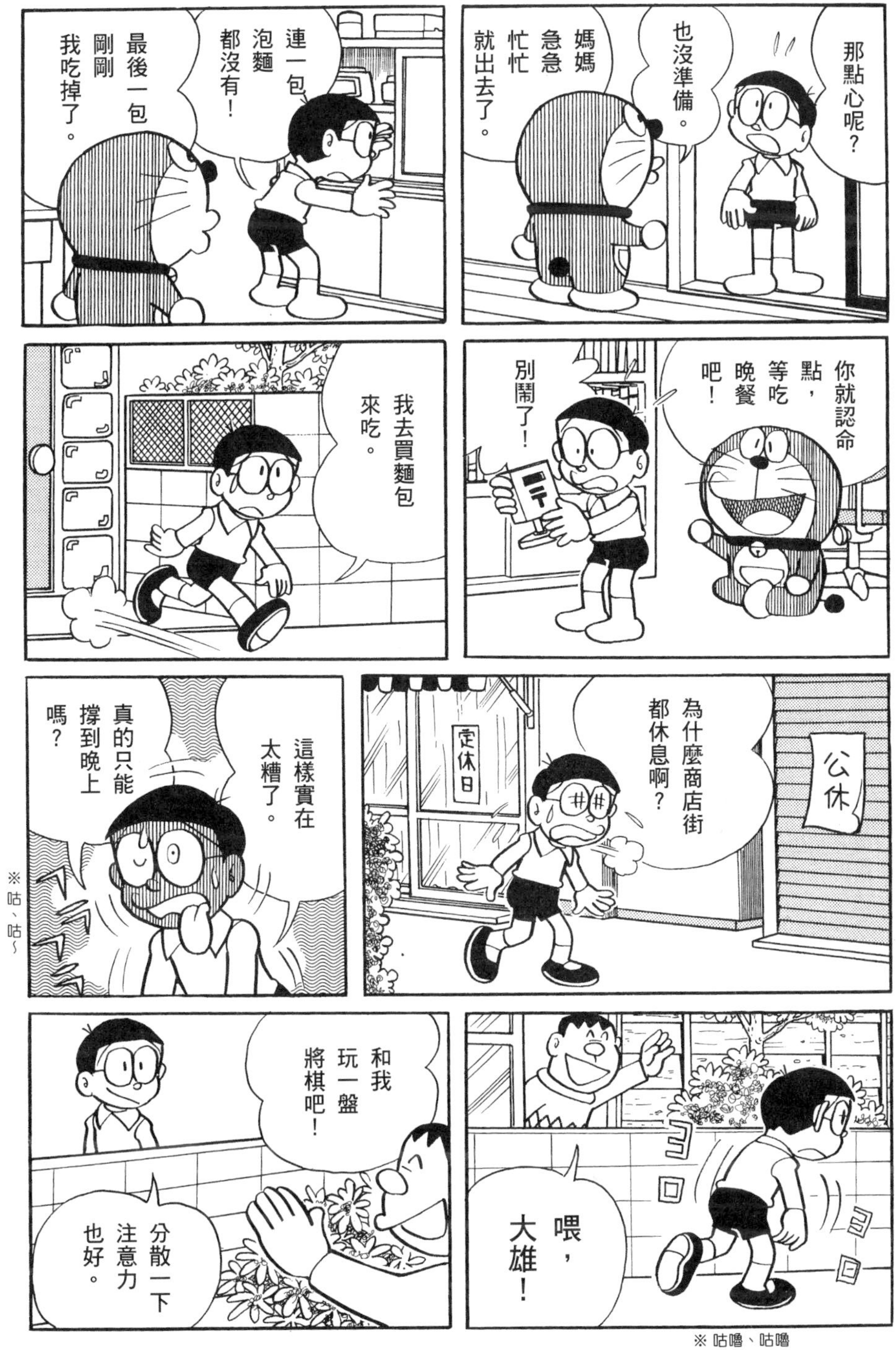
那點心呢？
也沒準備。
媽媽急急忙忙就出去了。
連一包泡麵都沒有！
最後一包剛剛我吃掉了。
你就認命點，等吃晚餐吧！
別鬧了！
我去買麵包來吃。
公休
定休日
為什麼商店街都休息啊？
這樣實在太糟了。
真的只能撐到晚上嗎？
※咕、咕～
喂，大雄！
和我玩一盤將棋吧！
分散一下注意力也好。

※咕嚕、咕嚕

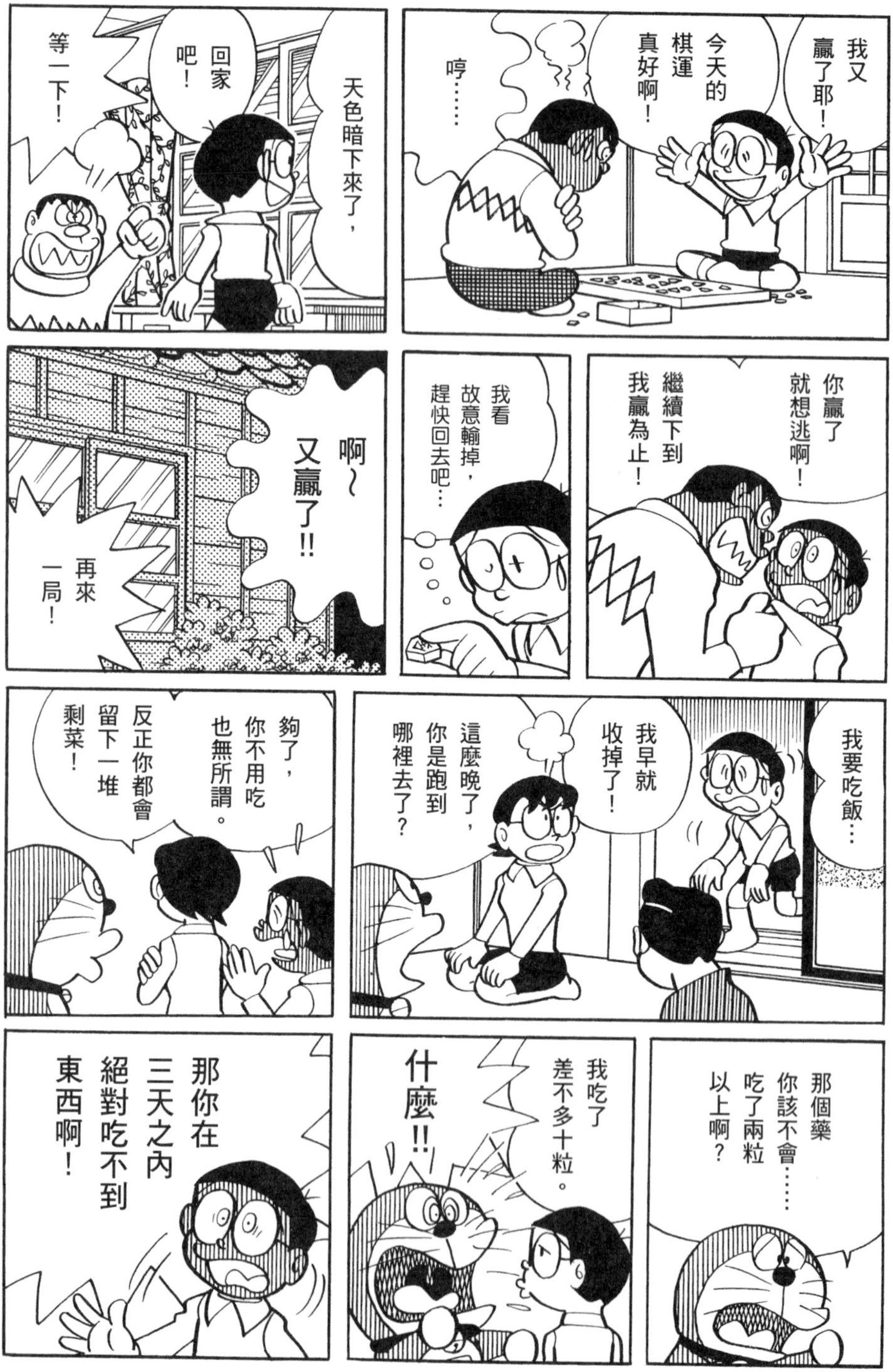
我又贏了耶！
今天的棋運真好啊！
哼……
天色暗下來了，
回家吧！
等一下！
你贏了就想逃啊！
繼續下到我贏為止！
我看故意輸掉，趕快回去吧……
啊~又贏了!!
再來一局！
我要吃飯……
我早就收掉了！
這麼晚了，你是跑到哪裡去了？
夠了，你不用吃也無所謂。
反正你都會留下一堆剩菜！
那個藥你該不會……吃了兩粒以上啊？
我吃了差不多十粒。
什麼!!
那你在三天之內絕對吃不到東西啊！

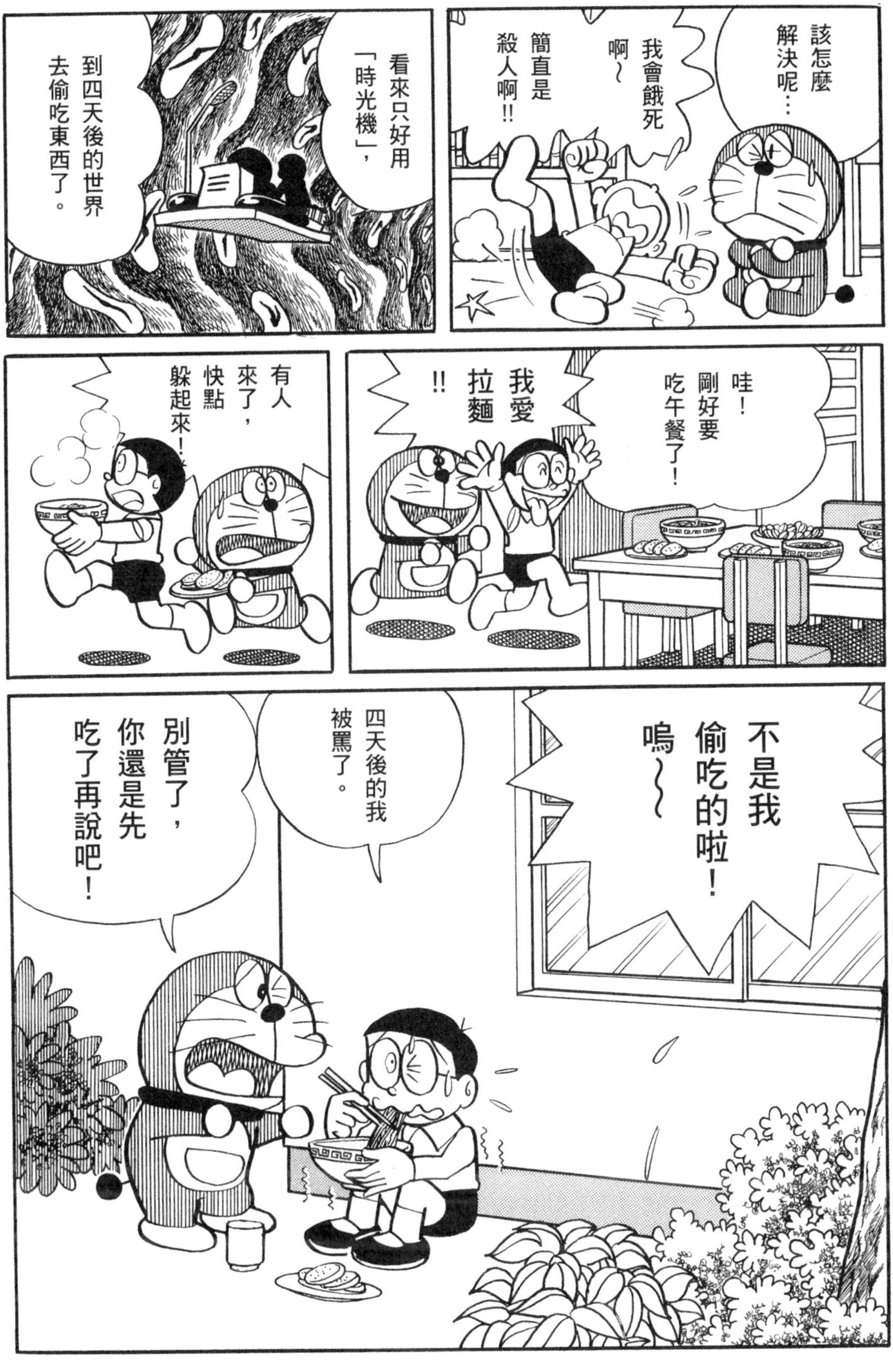
該怎麼解決呢…
我會餓死啊～
簡直是殺人啊!!
看來只好用「時光機」，
到四天後的世界去偷吃東西了。
哇！剛好要吃午餐了！
我愛拉麵!!
有人來了，快點躲起來！
不是我偷吃的啦！嗚～～
四天後的我被罵了。
別管了，你還是先吃了再說吧！

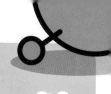

以為不會發生「沒有食物」這種事嗎？

「沒有食物」是隨時都有可能發生的事

在前面的漫畫中，大雄爸爸對大雄說「對於沒真正餓過肚子的人，跟他講什麼都沒用。」大家認為他為什麼會這樣說呢？各位家裡的冰箱可能隨時都有一大堆食物，如果沒有的話，只要花錢去店裡買就好，根本不會有「沒有食物」的狀況……你也是這麼認為的嗎？

想想看食物到餐桌前的過程吧！從農田或工廠生產出來的食物，會透過各種不同的運送方式配送到倉庫與商店，我們只要理所當然的吃下這些食物就行了。但是，如果因地震或豪雨造成災害，導致道路或鐵路崩塌，食物就會無法被送到受災地的商店與人家。阪神和東日本大地震就是自然災害中最顯著的例子，雖然活下來了，但很多人都經歷了好幾天沒有東西吃的日子。

世界上有很多人因為疾病、貧窮及戰爭而沒有食物可以吃。能吃到食物並不是理所當然的事，有很多人是「拚盡了全力工作只為了糊一口飯吃，但實際上卻連吃都吃不飽」。所以我們要謹記在心，正因為災害無法預知，我們更要珍惜食物。

了解食物後，對能吃到食物會更加珍惜

在日本有很多的食物都是從外國進口而來。一個國家所消耗的糧食，有多少百分比是由自己國家生產的比率，就稱為「糧食自給率」。日本的糧食自給率約為百分之三十九（熱量攝取基準取自二〇一五年。台灣在民國一〇五年的糧食自給率為百分之三十一）。雖然日本人所吃的米飯都是日本國內自行生產的，但在第六章裡出現的小麥以及在第一四四頁出現的黃豆，大都還是仰賴進口。這讓大人們對百分之八十的需求需要仰賴進口感到不安，有著「現在或許沒問題，但到了孩子們的時代時會不會就不夠了呢？」的想法。

為了保護重要的食物，我們可以怎麼做？

首先，不要挑食，要把桌上的食物吃光光，也就是不要浪費食物。然後，心中要保持一個觀念，能吃到好吃的食物並不是理所當然，買食物時只買自己能吃完的量就好。最後，當然要全部吃光光。

每個食材裡都含有能夠讓我們活下去的營養素，而要讓這些食材變得好吃則需要花費很長的時間做料理，讀到這裡你對這點應該已經有所了解。對能夠吃到食物懂得抱持著感謝的心、知福惜福，會讓你在做人處世上有更積極的態度。

● 不挑食也不浪費的訣竅

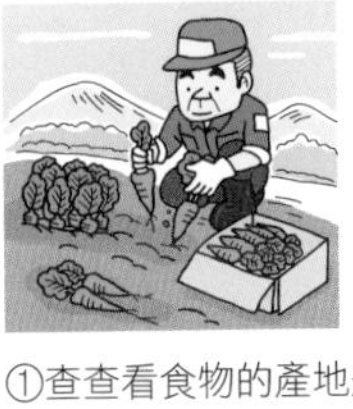

①查查看食物的產地是哪裡吧？拜訪產地，見到種植的人，你就會喜歡上蔬菜喔！

②調查各種料理的營養成分吧！鹿尾菜、豆腐渣和蘿蔔乾……了解為什麼它們每天都會出現在餐桌上！

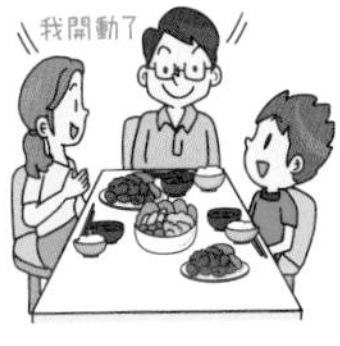

③盡量和家人一起吃飯吧！可以從「為什麼會喜歡吃青椒呢？」等話題開始，或許可以聽到有用的建議！

參考資料／日本農林水產省官方網站

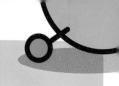

想重視吃飯這件事，該從哪裡著手呢？

讓吃飯變成快樂的事吧！

被家人唸著「筷子要拿好！」或「不要留下任何一顆飯粒，要好好吃乾淨！」等等，有時候是不是會覺得「唉！吃飯真麻煩！」而當被別人問到「你昨天晚餐吃什麼？」時，也可能有人會回答「我一邊看電視一邊吃晚餐，所以不記得了！」

吃飯是人類為了生存、維持生命所必須的行為，吃進去的食物與吃飯時的方法，更會對成長發育造成影響。雖然在吃飯時被點出要注意的事項會覺得麻煩，但其實那些提醒都是有原因的。吃飯時專心吃，珍惜能吃、有得吃並且更開心的吃吧！

不只跟家人，和其他人一起吃飯，有時也能發現很多有趣的事情喔！過年時和爺爺、奶奶以及親朋好友聚在一起熱熱鬧鬧吃飯時，飯是不是也變得更好吃了呢！

「這道料理好好吃喔，你是怎麼做的呢？」或是「這是什麼魚？」等提出一些與料理有關的問題，邊聽邊吃可以更了解食物，對它更有興趣，吃起來也會更好吃。

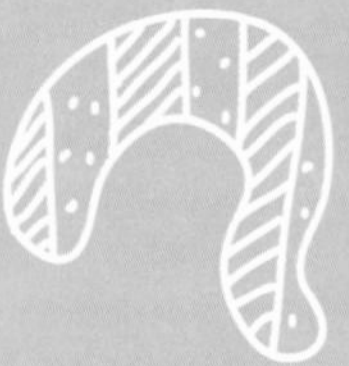

左頁的答案：①炒牛蒡②炸豬排③茶碗蒸④馬鈴薯燉肉

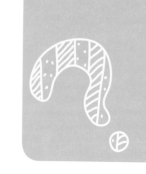

受到全世界認同的日本料理美妙之處

你知道在二〇一三年，聯合國教育科學文化組織（UNESCO）正式將日本料理列入「世界非物質文化遺產」中了嗎？從田裡、海、山與河川等地取得的豐富食材，再以獨特的技術料理。世界各地的人都對日本料理中「三菜一湯」的營養基準、帶出「鮮味」的健康料理，以及可以感受到四季變化的餐具和擺盤等表示好評。有機會和外國人說話的話，就可能會被問到有關「豆腐」和「納豆」的問題喔！

那日本料理的優點是什麼呢？想要了解的話，直接動手料理看看就知道了。開始做料理後，你就會知道，日本料理大部分都會以使用昆布和柴魚片為基底的高湯，來把食物中的鮮味帶出來。尋找食材時，你會知道有海產和山產。再來，如果想要煮出好吃的料理，需要用到什麼樣的廚具呢？要怎麼擺盤呢？最後，要考慮到身體，以米飯為中心準備菜單。為了誰做料理，能夠讓周圍的人感受到快樂那就是最大的幸福了！

● 你說得出下列料理的所有名字嗎？

（答案在右頁下方）

1

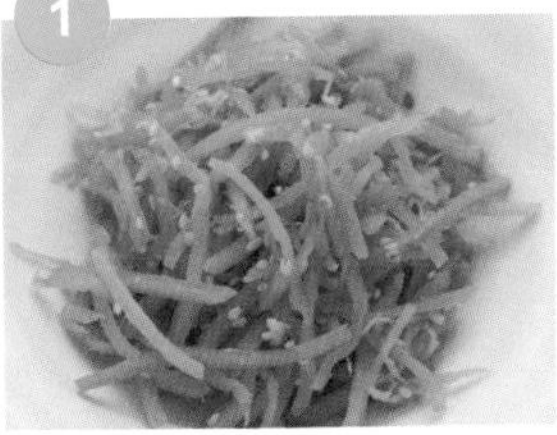

2

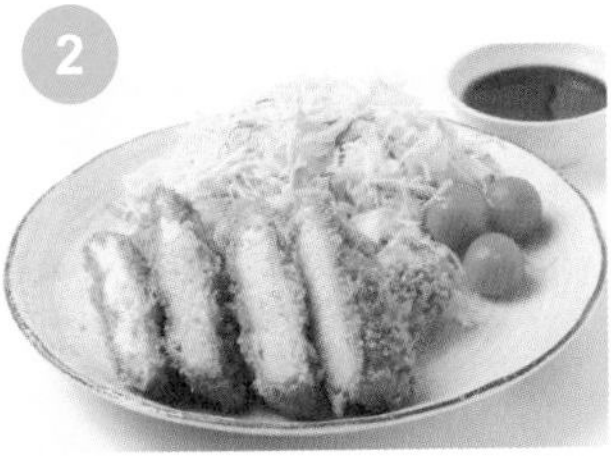

3

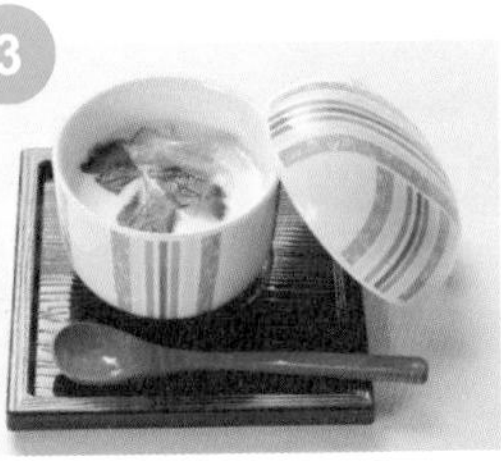

4

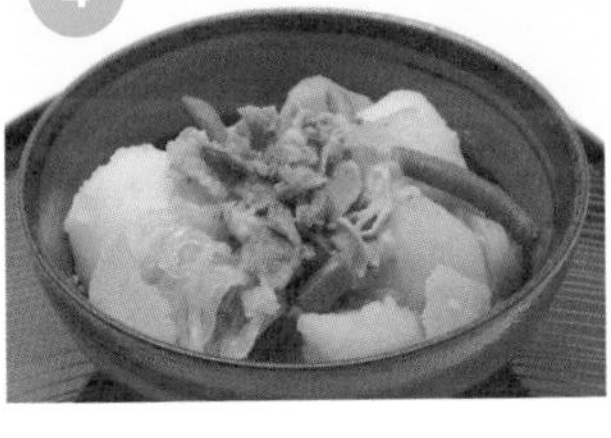

結語

來談談透過當料理小幫手、逐漸成長的一位女孩。大家知道寮國嗎？一直以來大家對寮國的第一印象都是開發中國家的貧窮景象，但近年來寮國已經躍身成為擁有卓越經濟發展的東南亞國家之一。

我到達寮國當天受邀至一位公務人員布塔維先生的家中作客，當天布塔維夫婦與其哥哥嫂嫂，以及他們十歲的女兒妮可都在家。布塔維家的習慣是全家一起做料理，當天的料理有水煮雞肉、加入魚和螞蟻蛋的燉煮料理、有蛤蜊香味的蒸蔬菜、清蒸蔬菜、兩種沾醬、寮國風味生菜沙拉、糯米以及在來米。每道菜都是使用當地食材做成的寮國地方料理。

妮可在大人煮菜時會在旁邊看，也在廚房進進出出當料理小幫手。她會用爐灶烤大蒜、紅蔥頭和薑，而且會注意火候，知道火候太強會燒焦，太弱食物不會熟。在妮可的父親從她身後建議她放入柴火時，她的右手早就已經拿著木材準備好了！接著妮可把烤好的大蒜、紅蔥頭和薑從炭火中拿出來放在香蕉葉上，她知道直接用手拿著會太燙，要讓食材冷卻的話，用香蕉葉最適合！這是爸爸告訴她的嗎？還是她自己察覺到的呢？

之後妮可把辣椒串起來烤，卻烤過頭失敗了。大人們看到失敗的烤辣椒卻沒有生氣，只微笑著說：「哎呀，妮可烤過頭了！」之後，伯父便把辣椒串起來再示範烤一次，伯父的作法不是把辣椒串直接扔進火中，而是注意調整火候，在剛烤好的時間點取出來。而在旁學習的妮可之後也順利烤出好吃的辣椒串了！

像妮可這樣，大人做料理時在旁觀看，問問題之前先觀察，之後再行動。大家都只給妮可簡單的提示，讓妮可自己思考該怎麼做才能做好料理。妮可也非常了解蔬菜和魚等食材，包括它們是怎麼收成？在哪裡被捕獲？

對於把幫忙大人視為理所當然的寮國小朋友來說，他們對自己國家生產的農作物與水產都非常了解。而透過在大人身旁當廚房小助手的過程，不僅學習到火候控制與水分多寡都會影響料理的完成，也慢慢學會了做出好吃的料理，是能夠讓自己和其他人感受到幸福感覺的一種方法。

對於擁有便利的家電與很方便就能使用到電力及瓦斯的我們來說，或許很難體會到妮可他們用爐灶和香蕉葉生活的日子。但是，把切成細條狀的白蘿蔔放在太陽下晒乾後，就成為白蘿蔔乾絲，在蔬菜裡抹鹽後會漸漸變軟等等，料理世界中把許多大自然的恩惠變成美味的技術都是我們在生活中可以學習到的。你想不想和妮可一樣站在廚房裡呢？希望這本書可以讓你透過食物與料理了解人體與食物的關係，體會大自然的奧妙！

日本關西學院大學教育系教授　今津屋直子

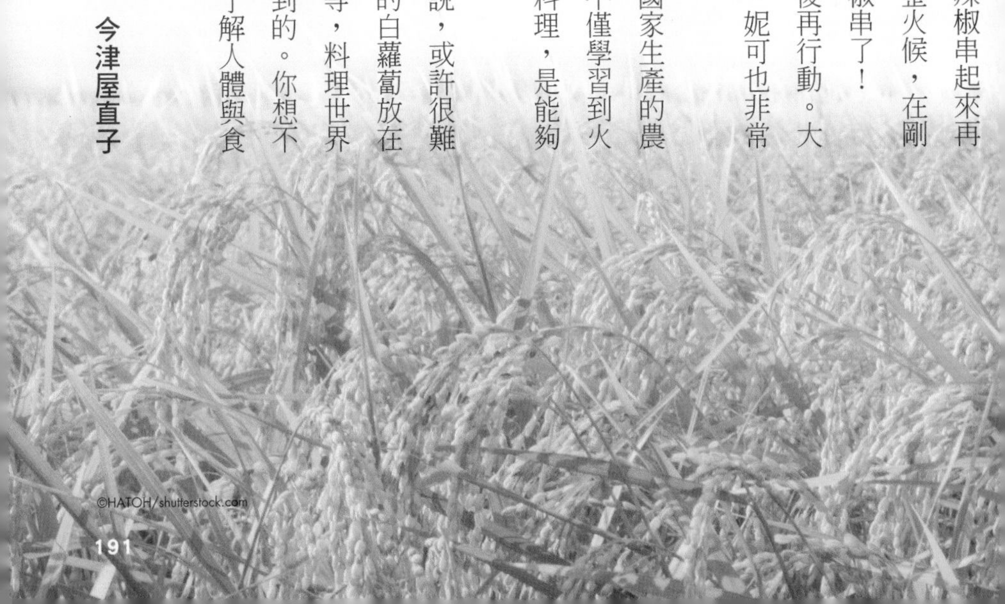

©HATOH/shutterstock.com

哆啦A夢科學任意門 17

無敵點心製造機

●漫畫／藤子・F・不二雄
●原書名／ドラえもん科学ワールド—— 食べ物とお菓子の世界
●日文版審訂／ Fujiko Pro、今津屋直子（關西學院大學教授）
●日文版撰文／小倉宏一（Bookmark）、久保田說子、花谷知子、西村由起子
●日文版版面設計／ bi-rize
●日文版封面設計／有泉勝一（Timemachine）
●插圖／吉田一裕
●日文版編輯／ Fujiko Pro、四井寧

●翻譯／林姿萱
●台灣版審訂／駱菲莉

發行人／王榮文
出版發行／遠流出版事業股份有限公司
地址：104005 台北市中山北路一段 11 號 13 樓
電話：(02)2571-0297　傳真：(02)2571-0197　郵撥：0189456-1
著作權顧問／蕭雄淋律師

2018 年 9 月 1 日 初版一刷　2024 年 4 月 1 日 二版一刷
定價／新台幣 450 元（缺頁或破損的書，請寄回更換）

ISBN 978-626-361-495-6
遠流博識網　http://www.ylib.com　E-mail:ylib@ylib.com

◎日本小學館正式授權台灣中文版
●發行所／台灣小學館股份有限公司
●總經理／齋藤滿
●產品經理／黃馨瑝
●責任編輯／小倉宏一、李宗幸
●美術編輯／連紫吟、曹任華

國家圖書館出版品預行編目 (CIP) 資料

無敵點心製造機 / 藤子・F・不二雄漫畫；日本小學館編輯撰文；林姿萱翻譯．-- 二版．-- 台北市：遠流出版事業股份有限公司，2024.4
面；　公分．--（哆啦A夢科學任意門；17）

譯自：ドラえもん科学ワールド：食べ物とお菓子の世界
ISBN 978-626-361-495-6（平裝）

1.CST: 食物　2.CST: 漫畫

411.3　　113000960

※ 本書為 2017 年日本小學館出版的《食べ物とお菓子の世界》台灣中文版，在台灣經重新審閱、編輯後發行，因此少部分內容與日文版不同，特此聲明。